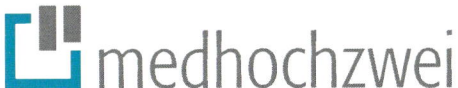

Ihr kostenloses eBook exklusiv unter:
www.medhochzwei-verlag.de/shop/

Mit dem Kauf dieses Buchs erwerben Sie gleichzeitig ohne weitere Kosten für Sie das dazugehörige eBook dieses Werks.

So erhalten Sie Ihr eBook:

Unter www.medhochzwei-verlag.de/shop/ finden Sie das Formular eBook-Download. Hier geben Sie den unten stehenden freigerubbelten Code, Ihren Namen sowie E-Mailadresse ein. Daraufhin erhalten Sie eine E-Mail mit Ihrem persönlichen Download-Link. Nach dem Herunterladen können Sie das eBook mit Ihrem jeweiligen Endgerät (Tablet, Laptop/PC, Smartphone) nutzen.

Code:

Bitte beachten Sie, dass nach Aktivierung des Codes der Ihnen zugeschickte Download-Link nur 30 Tage aktiv ist.

Bei Problemen oder Fragen wenden Sie sich bitte an unseren Kundenservice unter:
Tel.: 07935/ 7189 076
E-Mail: medhochzwei-verlag@sigloch.de

Für PC oder Notebook benötigen Sie einen Reader (z. B. Acrobat Digital Editions). Laden Sie das eBook auf Tablet oder Smartphone, brauchen Sie in der Regel keine weitere Software, da hier ein Reader (App iBooks, App Bluefire Reader, DL Reader) vorinstalliert ist.

Henke/Botzlar/Ehl (Hrsg.)

Approbation – und danach?

Ein Leitfaden zum Berufseinstieg für Ärztinnen und Ärzte

2., neu bearbeitete und erweiterte Auflage

Approbation – und danach?

Ein Leitfaden zum Berufseinstieg für Ärztinnen und Ärzte

2., neu bearbeitete und erweiterte Auflage

Herausgegeben von

Rudolf Henke
Dr. Andreas Botzlar
Armin Ehl

Redaktion

Dr. Uwe K. Preusker

mit Beiträgen von

Dr. Magdalena Benemann
Petra Benesch
Dr. Anne Bunte
Armin Ehl
Hans-Jörg Freese
Dr. Hans-Albert Gehle
Stefanie Gehrlein
Ulrike Hahn
Dr. Uwe K. Preusker
Susanne Renzewitz
Markus Rudolphi
Karl-Heinz Silbernagel
Stefan Strunk
Christian Twardy
Patrick Weidinger
Michael Wessendorf
Ruth Wichmann

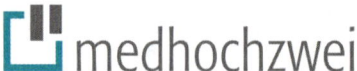

Bibliografische Informationen der Deutschen Nationalbibliothek

Die Deutsche Nationalbibliothek verzeichnet diese Publikation in der Deutschen Nationalbibliografie; detaillierte bibliografische Daten sind im Internet über http://dnb.d-nb.de abrufbar.

Bei der Herstellung des Werkes haben wir uns zukunftsbewusst für umweltverträgliche und wiederverwertbare Materialien entschieden.
Der Inhalt ist auf elementar chlorfreiem Papier gedruckt.

ISBN 978-3-86216-148-5

© 2014 medhochzwei Verlag GmbH, Heidelberg

www.medhochzwei-verlag.de

Dieses Werk, einschließlich aller seiner Teile, ist urheberrechtlich geschützt. Jede Verwertung außerhalb der engen Grenzen des Urheberrechtsgesetzes ist ohne Zustimmung des Verlages unzulässig und strafbar. Dies gilt insbesondere für Vervielfältigungen, Übersetzungen, Mikroverfilmungen und die Einspeicherung und Verarbeitung in elektronischen Systemen.

Satz und Illustration: www.creative-vision.de
Druck: M. P. Media-Print Informationstechnologie GmbH, Paderborn
Titelfoto: Syda Productions/shutterstock.com

Inhalt

Vorwort 9

▶ **Blendende Aussichten: Arbeitsmarkt
und mögliche Tätigkeitsfelder für Ärztinnen und Ärzte** 11

   Ärztemangel bis auf Weiteres 12
   Rosige Zeiten für Ärztinnen und Ärzte 14

▶ **Karriere in der Medizin** 19

   Karriereplanung 20
   Stellensuche und Bewerbung 22

▶ **Berufseinstieg im Krankenhaus** 25

   Zwischen Wettbewerb und „Mildtätigkeit" – Krankenhaus 2014 26
   Daten und Fakten zum Krankenhausbereich – ein Überblick 27
      • Arbeitsfeld kommunales Krankenhaus 30
      • Arbeitsfeld Universitätsklinik 31
      • Arbeitsfeld Privatklinik 32
      • Sonstige Arbeitsfelder 33
   Bedarf an Ärztinnen und Ärzten steigt 34

▶ **Arbeitsfeld ambulante Versorgung – ein Überblick** 41

   Arbeiten als Vertragsärztin oder -arzt 42
      • Zulassung als Vertragsärztin oder -arzt 42
      • Bewerbung um einen ausgeschriebenen Vertragsarztsitz 43
         – Nicht gesperrter Zulassungsbezirk 43
         – Gesperrter Zulassungsbezirk 44
      • Vergütung der Vertragsärzte 44
         – Genehmigungspflichtige Leistungen 44
      • Qualitätsmanagement 45
         – Qualitätszirkel 45
      • Fortbildung 46
      • Individuelle Gesundheits-Leistungen (IGeL) 46
   Berufsausübungsgemeinschaft 47
      • Zulassung 47
      • Örtliche und überörtliche Berufsausübungsgemeinschaften 47
      • Teil-Berufsausübungsgemeinschaft 48
      • Partner-Arzt (Job-Sharing) in der Berufsausübungsgemeinschaft 48
   Teilzulassung 49
   Filial- oder Zweigpraxis 50

Arbeiten im Medizinischen Versorgungszentrum 52
- Gründer und Träger von MVZ 52
- Voraussetzungen 52
- Patienten und MVZ 53
- Voraussetzungen für die Zulassung 53
- Rechtsform 53
- MVZ und Bedarfsplanung 53
- MVZ und Abrechnung 53
- 💬 **Das Interview mit Dr. Peter Velling** 54

Arbeiten als Angestellter in der ambulanten Versorgung 57
- Rahmenbedingungen zur Anstellung in einer Praxis 57

Arbeiten in der Privatpraxis 57
- Niederlassung 58
- Praxisschild 58
- Notfalldienst 59
- Dokumentationspflicht 59
- Arzthaftpflichtversicherung 59
- Vergütung/Abrechnung der Leistungen 59

Weitere Tätigkeitsbereiche 65

Ärztliche Tätigkeit in der Pharmaindustrie 66
Medizin mit anderen Mitteln: Ärzte im Klinikmanagement 72
- 💬 **Das Interview mit Dr. med. Daisy Hünefeld** 74

Tätigkeit im Gesundheitsamt – Vielfalt statt grauem Arbeitsalltag 76
Interessant für Fachärzte:
Der Medizinische Dienst der Krankenversicherung (MDK) 80
- Aufgaben und Organisationsstruktur im MDK 80
- Anforderungsprofil an MDK-Gutachter 81
- Arbeitsbedingungen 81
- Zukunftsaussichten 82

Zusatzqualifikationen – nicht immer, aber immer häufiger 85

Weiterbildung – wichtige Voraussetzung für die berufliche Karriere 89

Arbeitsbedingungen im Krankenhaus 101

Einführung 102
Tarifvertrag 103
- Wirkung eines Tarifvertrages 103
- Günstigkeitsprinzip 104

Wesentliche Inhalte von Tarifverträgen am Beispiel des Tarifvertrages für Ärztinnen und Ärzte an kommunalen Krankenhäusern (TV-Ärzte/VKA) 104

Inhalt

- Allgemeine Arbeitsbedingungen — 104
- Tabelle/Eingruppierung — 105
- Ärztin/Arzt — 106
- Fachärztin/Facharzt — 106
- Oberärztin/Oberarzt — 106
- Arbeitszeit — 107
  - Regelmäßige wöchentliche Arbeitszeit — 107
  - Bereitschaftsdienst — 107
  - Exkurs: Vergütung Bereitschaftsdienst — 108
  - Rufbereitschaft — 109
  - Schicht-/ Wechselschichtdienst — 110

Arbeitsvertrag — 110
- Begründung — 110
- Inhalt — 110
  - Urlaub — 111
  - Entgeltfortzahlung — 111
  - Sonstiges — 112
- Beendigung — 112

„Frau Doktor, übernehmen Sie" – die Medizin wird weiblich — 115

Teilzeit – Chance oder Falle? — 117
Unterstützung durch Mentoring und Netzwerke — 119
Mut machen – die Rolle von Vorbildern — 120

Vereinbarkeit von Beruf, Familie und Freizeit — 123

Arbeitszeit — 125
Kinderbetreuungsmöglichkeiten — 126
Neue Herausforderungen — 127
Wie werden Krankenhäuser familienfreundlich? — 128
💬 Das Interview mit PD Dr. med. Claudia Borelli — 130

Ärztekammern und Kassenärztliche Vereinigungen – Instrumente der ärztlichen Selbstverwaltung — 135

Ärztekammern und Bundesärztekammer — 136
Kassenärztliche Vereinigungen und Kassenärztliche Bundesvereinigung — 137
💬 Das Interview mit Prof. Dr. Frank Ulrich Montgomery — 140

Ärztliche Tätigkeit im Ausland — 143

Motivation — 144
Anerkennung von Diplomen — 144
- Mitgliedstaaten des Europäischen Wirtschaftsraumes/Schweiz — 144
- Länder außerhalb des Europäischen Wirtschaftsraumes/Schweiz — 145

Sprachkenntnisse	146
Ärztegewerkschaften	146
Zeitpunkt	147
Länderinformationen	147
• Schweiz	147
• Schweden	148
• USA	149

▶ Wenn etwas schief läuft:
Behandlungsfehler, Aufklärungsfehler, Versicherungsschutz 153

Warum ist dieses Thema besonders wichtig?	154
Wen kann der Patient in Anspruch nehmen?	154
Für welche Fehler haftet der Arzt?	154
Wer entscheidet, ob eine Behandlung fehlerhaft war?	155
Wer entscheidet, ob ein Risiko aufklärungsbedürftig war?	155
Wie sind die Verjährungsfristen?	155
Wie soll man sich im drohenden Haftungsfall verhalten?	156
Was ist in zivilgerichtlichen Verfahren zu beachten?	157
Wann drohen Strafverfahren?	157
Was ist bei Strafverfahren zu beachten?	158
Welche Risiken sollte man versichern?	158
Welche Haftpflichtversicherung benötigt man als im Krankenhaus angestellter Arzt?	159
Was ist, wenn die Betriebshaftpflichtversicherung eines Krankenhauses wegfällt?	161

▶ Versicherung und Vorsorge 163

Versicherung und Vorsorge – Alterssicherung im ärztlichen Versorgungswerk	164
Versicherung und Vorsorge – Krankenversicherung	169
• Gruppenverträge bieten viele Vorteile	169
• Pflege kann jeden treffen	169
• Das Absicherung bei Verdienstausfall wegen Krankheit	170
Das Absichern gegen Berufsunfähigkeit ist die Grundlage der Altersvorsorge	171
1. Schritt: Berufsunfähigkeitsschutz ohne Wenn und Aber	171
2. Schritt: Vorsorgen mit einer exklusiven Altersvorsorge	172

▶ Anhang

Glossar	176
Hilfreiche Links	190
Herausgeber- und Autorenverzeichnis	196

Vorwort

Wer nach einem langen und zum Teil schwierigen Medizinstudium eine Approbation als Ärztin oder Arzt erhält, kann mit Recht zufrieden sein. Zufrieden sein mit dem Erreichten, aber auch darauf, zukünftig in einem Beruf tätig zu sein, der Menschen hilft, die Hilfe brauchen, der dafür viel Dank und Ansehen erfährt und der – auch im Blick auf seine wachsenden Aufgaben – sehr zukunftssicher ist.

Anders als noch vor ca. 15 Jahren können Ärztinnen und Ärzte heute unter einer großen Anzahl an Stellenangeboten für den Berufseinstieg wählen. Ärztinnen und Ärzte sind ein „knappes Gut" geworden. Das Medizinstudium und die anschließende Weiterbildung eröffnen einen Zugang zu zahlreichen interessanten klinischen und nicht-klinischen Tätigkeitsbereichen.

Zu einem erfolgreichen Einstieg in den Beruf gehören eine gute Planung und Vorbereitung. Es gilt, sich rechtzeitig zu informieren und die richtigen Karriereschritte einzuleiten. So stellt zum Beispiel die Entscheidung für die fachärztliche Weiterbildung oft eine entscheidende Weichenstellung dar. Wichtig ist auch, zu wissen, welche arbeits- bzw. tarifvertragsrechtlichen Fragen in den verschiedenen Krankenhäusern auf Sie zukommen werden. Und nicht zuletzt wird die Thematik der Vereinbarkeit von Beruf, Familie und Freizeit immer bedeutsamer.

Aus den Ärztestatistiken der letzten Jahre geht deutlich hervor, dass der Trend in Richtung einer stationären Tätigkeit geht. Arbeiteten viele Jahre nahezu gleich viele berufstätige Ärztinnen und Ärzte im ambulanten und im stationären Bereich, nahm die Anzahl der „ärztlichen Köpfe" in den Krankenhäusern, insbesondere nach dem vom Marburger Bund vor dem Europäischen Gerichtshof erstrittenen Urteil zum Bereitschaftsdienst („Bereitschaftsdienst ist Arbeitszeit!") 2003, kontinuierlich zu. Aus der Ärztestatistik der Bundesärztekammer 2013 geht hervor, dass 181.000 Ärztinnen und Ärzte stationär und 146.000 Ärztinnen und Ärzte ambulant tätig sind, davon 22.000 wiederum als angestellte Ärzte in Praxen und Medizinischen Versorgungszentren (MVZ).

In der hier nun vorliegenden komplett überarbeiteten und aktualisierten zweiten Auflage wurde daher das Arbeitsfeld ambulante Versorgung durch ein Interview zur Tätigkeit in MVZ ergänzt. Ein Interview mit dem Präsidenten der Bundesärztekammer, Prof. Dr. Frank Ulrich Montgomery, und ein neues Kapitel mit Karrieretipps runden das Buch ab.

Unser Leitfaden informiert also weiterhin über die wesentlichen Aspekte ärztlicher Berufstätigkeit und Berufskarriere und soll ein nützlicher Begleiter für Ihren Berufseinstieg sein.

Rudolf Henke
Dr. Andreas Botzlar
Armin Ehl

Herausgeber

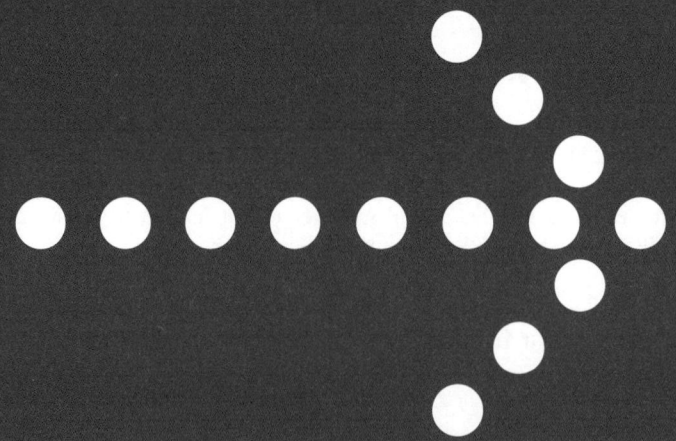

„ Jeder angehende oder junge Mediziner hat heute den Marschallstab im Tornister. Der Beruf ist attraktiv wie selten zuvor, das gesellschaftliche Ansehen der Ärzteschaft ist im Vergleich mit anderen Berufen sehr hoch und die Aussichten sind blendend.

Seit einigen Jahren ist in Deutschland ein Mangel an Ärztinnen und Ärzten deutlich erkennbar. Diese Mangelsituation ist sowohl regional als auch bezogen auf die ärztlichen Fachgebiete unterschiedlich ausgeprägt. Es sind Trends erkennbar, die den Schluss zulassen, dass der Ärztemangel sich eher in einer frühen Phase befindet und mittelfristig verstärken wird.

Dieser Trend bedeutet, dass der Beruf Arzt auf absehbare Zeit sehr attraktiv bleiben wird. Im Krankenhaus, in der Praxis und in vielen medizinnahen Feldern sind Ärztinnen und Ärzte begehrt.

Ein Ausstieg aus der kurativen Medizin muss nicht zwangsläufig eine Entscheidung fürs Leben sein. Die Rückkehr ist zurzeit nahezu problemlos möglich. Die Entscheidung für den Beruf Arzt ist also eine gute Entscheidung, die ein Maximum an Tätigkeitsalternativen bietet.

Blendende Aussichten: Arbeitsmarkt und mögliche Tätigkeitsfelder für Ärztinnen und Ärzte

Armin Ehl

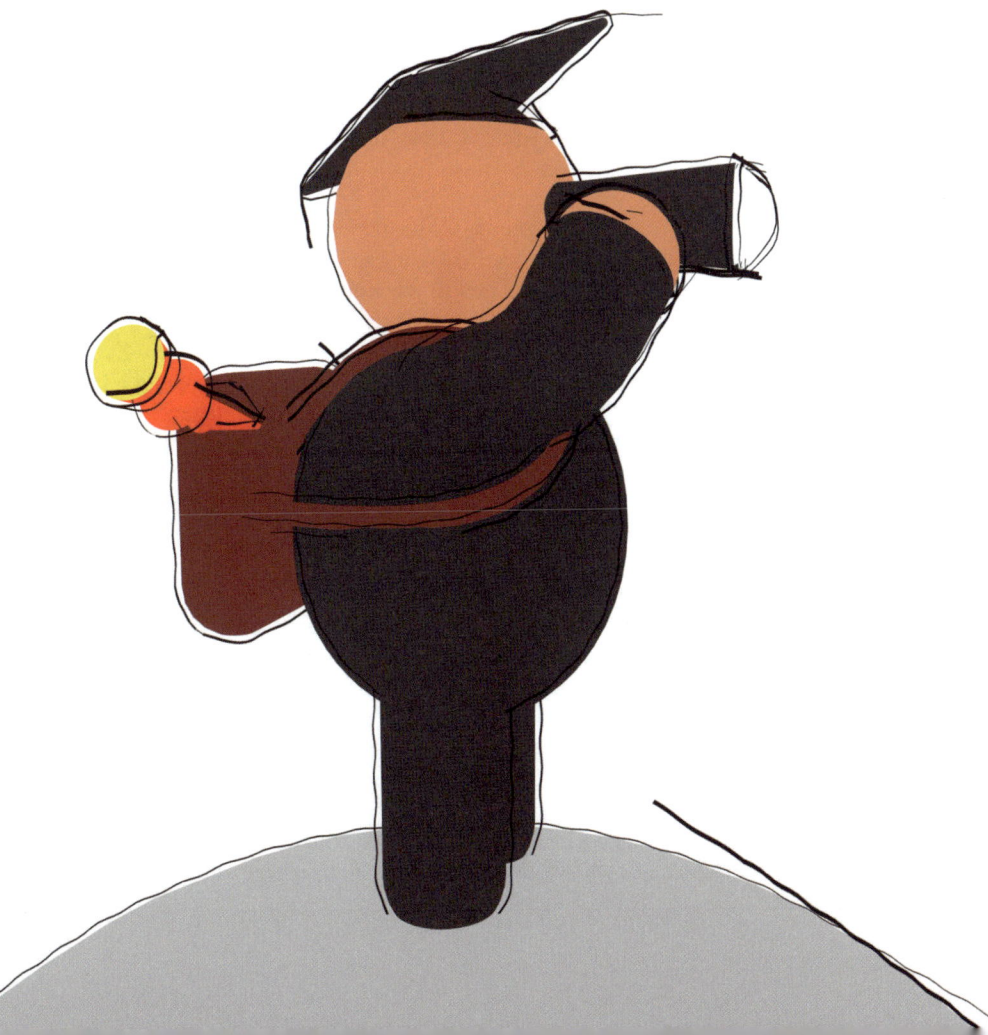

Approbation und danach?

Jeder angehende oder junge Mediziner hat heute den Marschallstab im Tornister. Diese Napoleon I. zugeschriebene sprichwörtliche Redensart beschreibt treffend die beruflichen Perspektiven für Ärztinnen und Ärzte in der Zukunft. Wurde Mitte der neunziger Jahre des vergangenen Jahrhunderts noch eine Ärzteschwemme prognostiziert, die unter anderem zur Einführung des ungeliebten „Arztes im Praktikum" (AiP) führte, so haben sich die Zeiten und damit die Chancen für junge Mediziner in recht kurzer Zeit schlagartig verbessert. Der Beruf ist attraktiv wie selten zuvor, das gesellschaftliche Ansehen der Ärzteschaft ist im Vergleich mit anderen Berufen sehr hoch und die kurz-, mittel- und langfristigen Aussichten sind blendend.

> **Der Beruf ist attraktiv wie selten zuvor**

Ärztemangel bis auf Weiteres

Seit einigen Jahren ist in Deutschland ein Mangel an Ärztinnen und Ärzten deutlich erkennbar. Diese Mangelsituation ist sowohl regional als auch in den ärztlichen Fachgebieten unterschiedlich ausgeprägt. Waren vor einigen Jahren noch ausschließlich die ländlichen Regionen vom Ärztemangel betroffen, können heute bereits in vielen städtischen Zentren – auch des Westens – Stellen nicht mehr besetzt werden. Chirurgen werden gesucht; ebenso Augenärzte oder Anästhesisten und besonders Hausärzte. Es sind Trends erkennbar, die den Schluss zulassen, dass der Ärztemangel sich eher in einer frühen Phase befindet und mittelfristig verstärken wird. Dies wird zu Problemen bei der flächendeckenden medizinischen Versorgung der Bevölkerung führen und die Arbeitssituation der Ärztinnen und Ärzte in den Krankenhäusern und in den Praxen deutlich tangieren.

Für diese Prognose gibt es mehrere Gründe. Einige waren bereits vor Jahren erkennbar. Die Erwähnung des Ärztemangels wurde häufig als Interessen geleitet relativiert oder diffamiert. So wies der Marburger Bund bereits zur Zeit der Ärztestreiks in den Jahren 2005 und 2006 darauf hin, dass sich eine wachsende Zahl von Ärztinnen und Ärzten mit dem Gedanken trägt, dauerhaft eine Tätigkeit im Ausland anzustreben. Die Krankenhausarbeitgeber wiesen dies als Polemik zurück. Die Bereitschaft, zeitlich befristet oder dauerhaft ins Ausland zu gehen, hat sich bei den jüngeren Ärztegenerationen verfestigt. Dabei ist zu unterscheiden zwischen dem positiv zu bewertenden Interesse, Erfahrungen im Ausland zu sammeln, um diese später bei der Arbeit in Deutschland wieder einzusetzen, und dem Auswandern auf Grund schlechter Arbeitsbedingungen in Deutschland. Da Deutschland aufgrund seiner Mittellage in Europa jedoch nicht nur Exporteur sondern auch Importeur von Ärztinnen und Ärzten ist, gleichen sich die Wanderungsbewegungen der Ärzte aus dem Land bzw. nach Deutschland im besten Fall wieder aus. Problematisch wird die Situation, wenn der Wanderungssaldo negativ wird. So teilte die Bundesregierung in ihrer Antwort auf eine kleine Anfrage der Fraktion Die Linke im April 2014 mit, dass zwischen 2007 und 2012 16.882 Ärztinnen und Ärzte Deutschland den Rücken gekehrt hätten, gleichzeitig 11.500 Ärztinnen und Ärzte nach Deutschland einwanderten. Hielte dieser negative Wanderungssaldo dauerhaft an, würde er zu einer Verstetigung des Ärztemangels beitragen.

Die Betrachtung des künftigen „Ersatzbedarfs" an Ärztinnen und Ärzten hat für die Erstellung einer Prognose des künftigen Bedarfs an Ärzten eine signifikante Bedeutung. Laut Statista beträgt der jährliche, demografiebedingte Ersatzbedarf in Deutschland 2014 und 2015 ca. 6.600 Ärztinnen und Ärzte, von 2016 bis 2020 je 7.100, von 2021 bis 2025 je 8.400 und von 2026 bis 2030 je 9.500 Mediziner. Betrachtet man die Zahl der Studienanfänger (ca. 9.900 pro Jahr) im Fach Humanmedizin, könnte der „Ersatzbedarf" durchaus mit Absolventen deutscher medizinischer Fakultäten gedeckt werden. Allerdings kommt weder die Zahl der Studienanfänger noch die geringere Zahl der Absolventen tatsächlich in der kurativen Versorgung an.

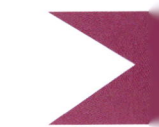

Der Anteil der weiblichen Mediziner an der Versorgung nimmt kontinuierlich zu. Manche sprechen despektierlich von der „Feminisierung" der Medizin. Die Gründe dafür sind vielfältig. Fakt ist, dass der Anteil berufstätiger Ärztinnen nach der Ärztestatistik der Bundesärztekammer im Zeitraum von 1991 bis 2012 von 33,6 % auf 44,3 % anstieg. Der Anteil weiblicher Studenten im Fach Humanmedizin pendelte sich in den vergangen Jahren bei ca. 60 % ein. Eine positive Folge aus dem Anstieg des Ärztinnenanteils in der medizinischen Versorgung ist die Notwendigkeit einer besseren Vereinbarkeit von Familie und Beruf. Bereits in der Zeit der Weiterbildung werden stärker Teilzeitmodelle gefragt, was allerdings die Weiterbildungsdauer verlängert. Teilzeitmodelle bedeuten auch, dass insgesamt mehr Mediziner-„Köpfe" benötigt werden, um die Versorgung sicher zu stellen. Viele Jahrzehnte lang wurde der Wunsch der Ärztinnen und Ärzte nach einem geregelten, „normalen" Familienleben negiert. Es galt der Satz, entweder Karriere im Beruf oder Familie. Hier hat sich innerhalb weniger Jahre vieles zum Positiven gewandelt. Zwei Umfragen des Marburger Bundes unter seinen Mitgliedern belegen diesen positiven Trend. Gaben im Jahre 2007 63 % der Befragten an, dass ihnen die Vereinbarkeit von Familie und Beruf sehr wichtig oder am wichtigsten sei, waren dies 2010 bereits 84 %. Neben der wachsenden Einsicht in die Problematik bewirkt der Rekrutierungsdruck bei den Arbeitgebern die beschleunigte Schaffung familienfreundlicher Arbeitsbedingungen.

Die Medizin wird weiblich

Wir leben in einer älter werdenden Gesellschaft. Der Anteil der 60-Jährigen und Älteren in Deutschland ist laut Statistischem Bundesamt- im Zeitraum von 1991 (20,4 %) über 2007 (25,3 %) bis 2010 (26,3 %) signifikant gestiegen. Der Trend setzt sich fort und hat unmittelbare Auswirkungen auf die Nachfrage nach medizinischen Leistungen. Das ISGF (Fritz Beske Institut für Gesundheits-System-Forschung Kiel) gab 2009 mit seiner Morbiditätsstudie eine Prognose über die quantitative Entwicklung von Krankheiten ab. Als Vergleichszeitraum wurde die Zeitspanne zwischen 2007 und 2050 festgelegt. Danach werden beispielsweise Schlaganfälle um 62 %, Herzinfarkte um 75 %, Demenz um 104 % und die Augenkrankheit Makuladegeneration um 125 % steigen. In absoluten Zahlen bedeutet dies auf die beiden letztgenannten Beispiele bezogen einen Anstieg auf 2,2 Mio. Demenzpatienten und 1,6 Mio. Makuladegeneration-Erkrankungen. Obwohl die statistische Fortschreibung von Krankheitsentwicklungen über einen so langen Zeitraum nicht unproblematisch ist – der medizinische Fortschritt bis zum Jahr 2050 wird enorm sein, neue Behandlungsmethoden werden für viele Krankheiten entwickelt werden – , bedeuten die Zahlen aller Voraussicht nach einen wesentlich höheren Bedarf sowohl an Ärzten als auch an Pflegekräften.

Approbation und danach?

Rosige Zeiten für Ärztinnen und Ärzte

Zusammengefasst bedeuten diese Trends, dass der Beruf Arzt auf absehbare Zeit auch in punkto Arbeitsplatzsicherheit sehr attraktiv bleiben wird. Die oben genannten Prognosen beziehen sich im engeren Sinne auf eine kurative Tätigkeit. Diese ist das Haupttätigkeitsfeld für Mediziner. Die Motivation, heilend am Menschen tätig zu sein, ist hierbei eine wesentliche Voraussetzung, um Berufszufriedenheit zu erlangen. Das Medizinstudium, also die wissenschaftliche und praktische Ausbildung zum Arzt, und die daran anschließende Weiterbildung zum Facharzt sind vergleichsweise lang. Die Regelstudienzeit beträgt 12 Semester und 3 Monate. Nach Erlangung der Approbation beginnt die Facharztweiterbildung, die – abhängig vom Fachgebiet – noch einmal fünf bis sechs Jahre dauert. In der Summe dauern Aus- und Weiterbildung also zusammen 12 bis 15 Jahre, bevor der fertige Arzt sich beispielsweise niederlassen kann. Die vorgeschriebenen Weiterbildungsinhalte und Weiterbildungszeiten sind Mindestanforderungen. Die Weiterbildungszeiten verlängern sich individuell, wenn Weiterbildungsinhalte in der Mindestzeit, aus welchen Gründen auch immer, nicht erlernt werden können. Wichtig ist, dass die Weiterbildung laut Musterweiterbildungsordnung der Bundesärztekammer in angemessen vergüteter hauptberuflicher Ausübung der ärztlichen Tätigkeit an zugelassenen Weiterbildungsstätten durchgeführt wird. Die Weiterbildung ist also bereits ein Teil der ärztlichen Tätigkeit – manche sagen, sie sei ein „Abfallprodukt" – und Voraussetzung beispielsweise für die Niederlassung.

Zumindest ein wesentlicher Teil – in vielen Fächern die gesamte Zeit – der Weiterbildung findet in Krankenhäusern statt. Die jungen Ärztinnen und Ärzte lernen also frühzeitig Struktur und Arbeitsabläufe in den Kliniken kennen. Für viele ist das Krankenhaus daher der Ort, an dem man ein Leben lang arbeiten möchte. Für diese Ärztinnen und Ärzte ist es wichtig, dass sich die Arbeitsbedingungen stetig verbessern. Die arztspezifischen Tarifverträge des Marburger Bundes, erstmals im Jahre 2006 abgeschlossen, sind eine Grundlage, auf der weitere Verbesserungen der Arbeitsbedingungen ansetzen können. Die Vergütung der Ärztinnen und Ärzte muss Ausbildung und Verantwortung entsprechen. Die Arbeitszeiten spielen für die Arbeitsplatzzufriedenheit eine immer wichtigere Rolle. Zwischen den gewünschten Arbeitszeiten (laut einer Umfrage des Marburger Bundes aus dem Jahre 2013 wünschen sich 90 % der Ärztinnen und Ärzte eine wöchentliche Arbeitszeit von maximal 48 Stunden) und der tatsächlich geleisteten Arbeitszeit (laut derselben Umfrage arbeiten 74 % der Befragten länger bzw. wesentlich länger als 48 Stunden pro Woche) liegt immer noch eine große Diskrepanz. Die Vereinbarkeit von Familie und Beruf, die auch unter den Medizinern einen immens hohen Stellenwert erreicht hat, wird den Druck auf eine weitere Reduzierung der Arbeitszeiten ebenfalls erhöhen.

Ziel: Weitere Verbesserung der Arbeitsbedingungen

Die Niederlassung in einer hausärztlichen bzw. fachärztlichen Praxis ist die zweite Option. Aus den Zahlen der Bundesärztekammer und der Kassenärztlichen Bundesvereinigung geht hervor, dass im Jahre 2012 von insgesamt ca. 348.700 berufstätigen Ärztinnen und Ärzten 174.800 stationär und 144.100 ambulant, davon über 20.000 als angestellte Ärztinnen und Ärzte in Praxen und Medizinischen Versorgungszentren, tätig waren. Aufgrund der Altersstruktur der niedergelassenen Ärzte wird auf abseh-

Blendende Aussichten: Arbeitsmarkt und mögliche Tätigkeitsfelder

bare Zeit jeder Mediziner, der einer wirtschaftlich selbständigen Tätigkeit (Anmerkung: alle Ärzte, auch die angestellten, sind freiberuflich tätig, nicht jedoch selbständig im ökonomischen Sinne!) nachgehen möchte, problemlos eine Praxis finden. In unterversorgten Gebieten – insbesondere in ländlichen Gegenden – werden heute bereits gelegentlich Investitionsbeihilfen gezahlt, um Praxisnachfolger anzulocken.

In letzter Zeit wird deutlich, dass die jungen Mediziner weitere Tätigkeitsfelder für sich aufgetan haben. Bereits im Studium bzw. zwischen Studienabschluss und Beginn der Weiterbildung zum Facharzt in einem Krankenhaus gehen viele Jungmediziner der kurativen Tätigkeit verloren. In den Jahren 1996 bis 2001 begannen im Durchschnitt der Jahre 10.252 Studienanfänger das Medizinstudium. 8.419 Absolventen beendeten im Durchschnitt der Jahre 2003 bis 2008 das Medizinstudium.[1] Von diesen 8.419 durchschnittlichen Absolventen erreichten nur 7.444 Erstmeldungen die Ärztekammern im Durchschnitt der Jahre 2003 bis 2008.[2] Neuere Zahlen zu diesem interessanten Phänomen liegen leider nicht vor.

Selbst wenn ein Teil der „Verluste" durch Promotion oder ähnlich Effekte statistisch erklärbar ist, lässt sich dennoch feststellen, dass ein Teil der Medizinstudenten trotz hoher Einstiegshürden zum Studium und einer sehr geringen Quote an „Durchfallern" im abschließenden Examen (vor Änderung der Approbationsordnung mit Einführung des Hammerexamens 2006 unter 5 %, danach zwischen 5 % und 10 %) oder Abbrechern (nach Hochschulinformationsstudien unter 5 %) letztlich in dem angestrebten Beruf Arzt nicht arbeiten will. Die Nachfrage nach approbierten Ärztinnen und Ärzten außerhalb der kurativen Medizin scheint zugenommen zu haben.

Arbeitsfeld Klinikmanagement

Ein naheliegendes Arbeitsfeld, bei dem die Klinik nicht einmal verlassen werden muss, ist das Klinikmanagement. Viele Klinikträger haben erkannt, dass medizinisches Wissen durchaus für die Organisation der Klinikabläufe und die Schaffung effizienter Strukturen von Vorteil sein kann. Für Mediziner, die bereit sind, sich zusätzliche Managementfähigkeiten anzueignen, kommt daher eine Bewerbung auf Stellen im Krankenhausmanagement in Frage. Ärztinnen und Ärzte werden sowohl im Controlling als auch in der Geschäftsführung mit achtbarem Erfolg eingesetzt.

Ein klassisches Arbeitsfeld außerhalb des Krankenhauses bzw. der Praxis ist die Pharmazeutische Industrie. Hier werden Ärzte sowohl unmittelbar nach der Approbation als auch Fachärzte verschiedener Fachgebiete eingesetzt. Bei forschenden Arzneimittelfirmen werden beispielsweise Klinische Pharmakologen geschätzt, um bei klinischen Studien mitzuwirken. Neben Forschung und Vertrieb ist das Management der Pharmafirmen ein attraktives Arbeitsgebiet für Mediziner.

Der Numerus Clausus als Hauptauswahlkriterium für die Aufnahme des Medizinstudiums liegt sehr hoch und lässt den Schluss zu, dass gerade Ärztinnen und Ärzte über sehr gute Lernfähigkeiten verfügen, Probleme strukturiert angehen und grundsätzlich leistungsbereit sind. Insofern sind Absolventen eines Medizinstudiums auch in medizinnahen Feldern, neben der Pharmaindustrie beispielsweise in der Medizininformatik oder im Medizinjournalismus, einsetzbar. Des Weiteren werden Ärztinnen und Ärzte in Ärztekammern und Verbänden des Gesundheitswesens eingesetzt.

Zunehmend versuchen Beratungsfirmen, Ärzte als Mitarbeiter zu gewinnen. Laut einer Pressemitteilung des Bundesgesundheitsministeriums vom März 2014 gaben die gesetzlichen Krankenkassen (GKV) für die Gesundheitsversorgung der Bevölkerung 2013 ca. 194 Mrd. EUR aus. Der finanzielle Bedarf der Patientenversorgung wird allerdings in absehbarer Zeit wieder stärker zunehmen als die Einnahmen der GKV wachsen. Der Bedarf an Beratung zur Steigerung der Effizienz von Einrichtungen im Gesundheitswesen wächst daher rasch; das Marktpotenzial ist enorm groß. Neben den klassischen Beratungsberufen wie Betriebs- und Volkswirten sowie Juristen werden in interdisziplinären Teams im Gesundheitswesen häufig Mediziner eingesetzt. Beratungsfirmen sind darüber hinaus Sprungbretter für den Wechsel in das Klinikmanagement. Auch hier sind zusätzliche Managementfähigkeiten durchaus sinnvoll.

So bietet sich allen Absolventen eines Medizinstudiums heute eine große Vielfalt an Perspektiven sowohl in der kurativen als auch einer medizinnahen Tätigkeit. Da der Bedarf an Ärztinnen und Ärzten gerade in den Krankenhäusern und Praxen kurz- und mittelfristig zunehmen wird, muss ein Ausstieg aus der kurativen Medizin nicht zwangsläufig eine Entscheidung fürs Leben sein. Die Rückkehr ist zurzeit nahezu problemlos möglich. Wenn formale Voraussetzungen fehlen, können diese in absehbarer Zeit nachträglich erworben werden. Es gibt viele Beispiele, die belegen, dass Mediziner selbst nach mehrjähriger Tätigkeit außerhalb der kurativen Medizin den Weg zurück gefunden haben. Die Entscheidung für den Beruf Arzt ist also eine gute Entscheidung, die ein Maximum an Tätigkeitsalternativen bietet. Als Ärztin oder Arzt hat man die Qual der Wahl.

Große Vielfalt an Perspektiven

Quellen:
1 Statistisches Bundesamt, Fachserie 11, Reihe 4.2: Tabelle ZUS-05.
2 Bundesärztekammer: Zugänge von Ärztinnen und Ärzten in den Ärztekammern im Jahre 2003 bis 2008. Tabellen 14.0 und 15.0, Bundesgebiet gesamt, Statistisches Bundesamt, Fachserie 11, Reihe 4.2: Tabelle ZUS-05.

Blendende Aussichten: Arbeitsmarkt und mögliche Tätigkeitsfelder

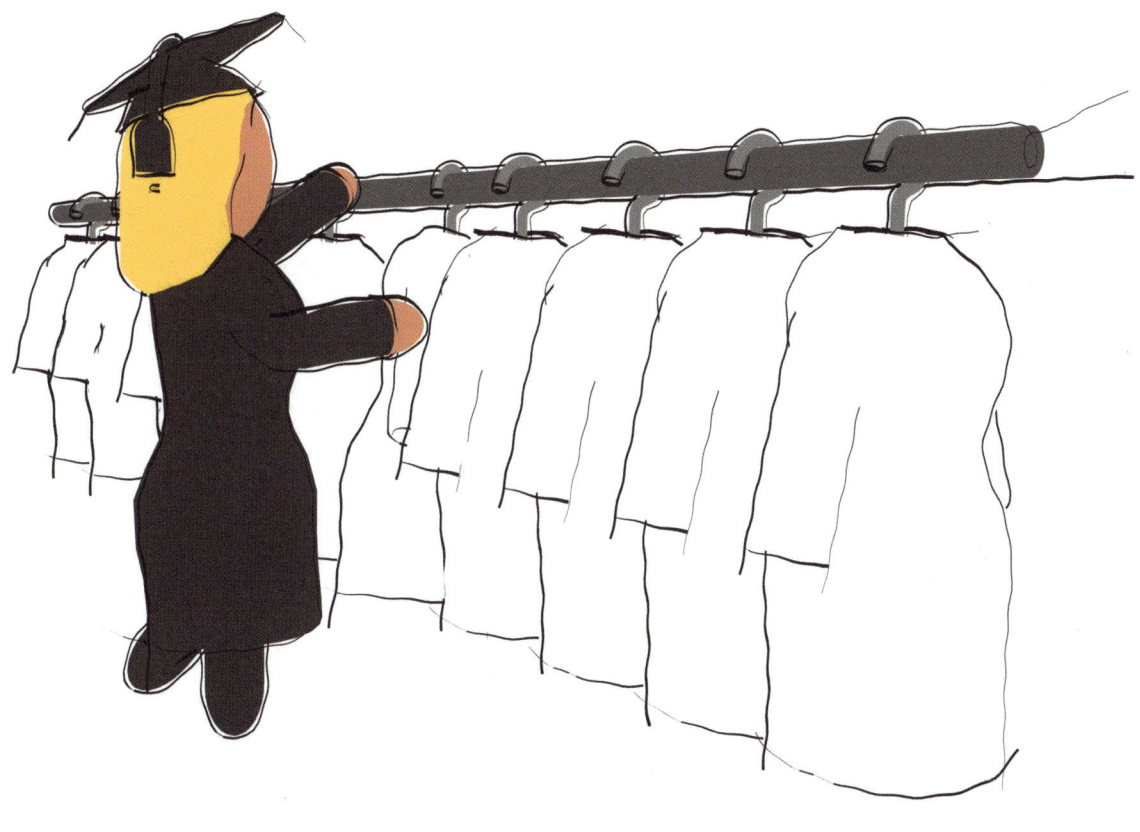

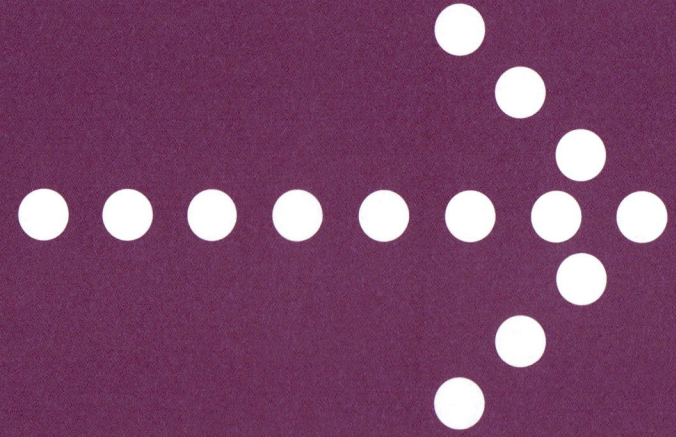

„ Der früher sehr stringente Begriff von Karriere hat sich durch die arbeitsmarktpolitischen und gesellschaftlichen Veränderungen der letzten Jahre gewandelt und zahlreiche Facetten hinzugewonnen. Einigkeit besteht nunmehr darin, dass es kaum noch jemandem gelingt, seinen beruflichen Weg ohne Auf und Ab, ohne Seitwärtsbewegungen und Verzögerungen zu gestalten. Dennoch ist es wichtig seine eigenen beruflichen und privaten Ziele zu erkennen und so einen eigenen individuellen Weg zur Zielerreichung zu finden.

Denn: Karriere ist planbar – nicht im Voraus für das ganze Berufsleben, auch nicht für die nächsten zwanzig Jahre, sehr wohl aber wenn man über die nächsten Schritte und über einen Zeitraum von 5–10 Jahren nachdenkt. Eine Karriereplanung dieser Art sollte sowohl jeder Medizinstudent und jede Medizinstudentin spätestens am Ende des Studiums als auch jede Ärztin und jeder Arzt auf den verschiedenen Stufen der beruflichen Laufbahn eigenständig oder mit fachlicher Begleitung durchführen.

Karriere in der Medizin
Planung
Stellensuche
Bewerbung

Magdalena Benemann

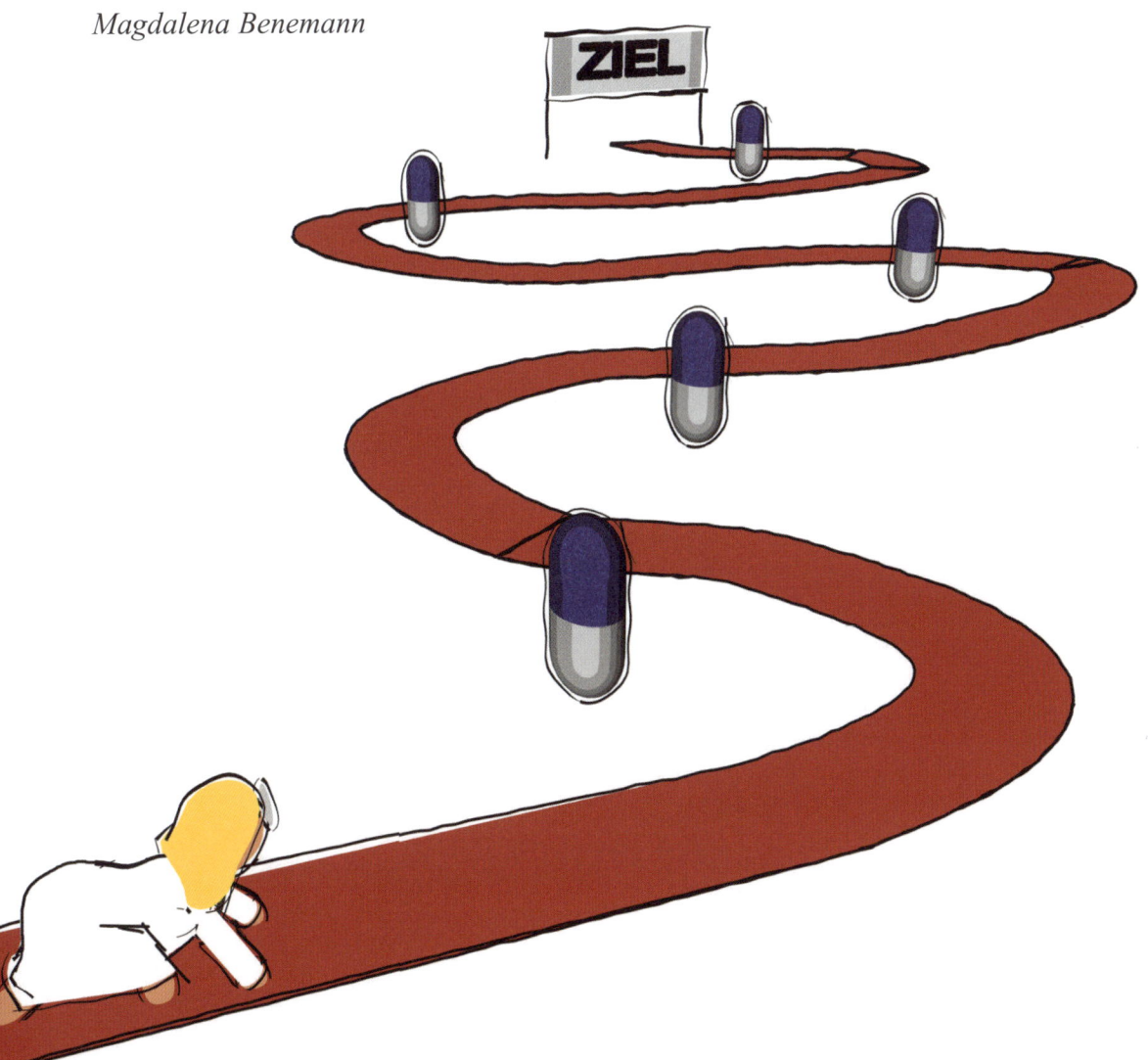

Karriereplanung

Unter dem Begriff „Karriere" wird im Allgemeinen die zügige, stufenweise, hierarchische berufliche Aufwärtsbewegung in einer Organisation oder einem Unternehmen verstanden.
Karriere gemacht hat demnach derjenige, der die oberste hierarchische Stufe in seinem Berufsfeld oder in einem Unternehmen erreicht hat, im medizinischen Bereich also z. B. Chefarzt oder Professor an einer Uniklinik geworden ist.
Damit verbunden ist die Vorstellung von einem Menschen, der viel Verantwortung trägt, viele Mitarbeiter hat und hohen zeitlichen Einsatz bringen muss, aber auch viel Geld verdient.

Allgemein löst der Begriff der Karriere ganz unterschiedliche Assoziationen und Gefühlsregungen aus: zum einen wird Karriere als etwas Bewundernswürdiges, höchst Erstrebenswertes angesehen, zum anderen als zweifelhaft und unsozial empfunden. „Karrieregeil" zu sein ist daher eher ein Schimpfwort als eine Auszeichnung.

Erst mit den vielfältigen arbeitsmarktpolitischen und gesellschaftlichen Veränderungen der letzten Jahre hat sich der früher sehr stringente Begriff von Karriere gewandelt und zahlreiche Facetten hinzugewonnen.

Einigkeit besteht nunmehr darin, dass es kaum noch jemandem gelingt, seinen beruflichen Weg ohne Auf und Ab, ohne Seitwärtsbewegungen und Verzögerungen zu gestalten. Akzeptiert wird, dass es viele Wege zum Erfolg gibt und dass nicht jede Person Karriere im alten Sinne und zu jeder Zeit machen möchte.

Von daher gilt es, seine eigenen beruflichen und privaten Ziele zu erkennen, zu definieren und einen individuellen Weg zur Zielerreichung zu finden.

Geblieben – und immer wieder in der Karriereberatung thematisiert – ist die Frage, ob und wenn ja wie Karriere geplant werden kann.

Wie kann Karriere geplant werden?

Die Antwort lautet: nein, Karriere ist nicht planbar, wenn damit unterstellt wird, man könne sein ganzes Leben und sämtliche möglichen Karrierestufen in den nächsten 10-20 Jahren vorausplanen.
Die Antwort lautet aber ja, Karriere ist planbar, wenn man über die nächsten Schritte und über einen Zeitraum von 5–10 Jahren nachdenkt.

Eine Karriereplanung dieser zweiten Art sollte sowohl jeder Medizinstudent und jede Medizinstudentin spätestens am Ende des Studiums als auch jede Ärztin und jeder Arzt auf den verschiedenen Stufen der beruflichen Laufbahn eigenständig oder mit fachlicher Begleitung durchführen.

Denn Karriere, Erfolg und letztendlich berufliche Zufriedenheit bestehen im Wesentlichen aus dem Dreiklang von
- Zielsetzung/Wollen
- Strategie/Planen
- Aktivitäten/Handeln

Erfahrungen aus der Karriereberatung zeigen immer wieder, wie wichtig alle drei Komponenten dieser Erfolgsformel sind – und wie häufig Menschen in Probleme geraten, wenn sie diesen Zusammenhang nicht erkennen bzw. nicht danach handeln. Dabei ist die fehlende Zielsetzung häufig gekoppelt mit einem ungebremsten Aktionismus und umgekehrt findet man viele Fälle, bei denen zwar ein Ziel (zumindest in Gedanken) vorhanden ist, es aber an den notwendigen Strategien und/oder Aktivitäten zur Umsetzung fehlt.

Der Arbeitsmarkt bietet Ärztinnen und Ärzten nach Jahren der sogenannten Ärzteschwemme nun – und voraussichtlich auch noch in den nächsten Jahren – sowohl ein überaus breites Spektrum an interessanten Tätigkeiten als auch insgesamt eine ausreichend große Zahl an qualifizierten Stellen und Arbeitsmöglichkeiten.

Studium ▶	Weiterbildungsfach ▶	Facharzt
▶	Klinik Akut Uniklinik Rehaklinik	• Oberarzt • Lt. Oberarzt • Chefarzt • Ärztl. Direktor • Professor
▶	Ambulante Tätigkeit	• Eigene Praxis (Einzel-/Ge-meinschaftspraxis) • Angestellter Arzt • MVZ
▶	Sonstige, z. B.	• Gesundheitsamt • Pharmaindustrie • Unternehmensberatung • Management • Krankenkassen/Versicherungen • Verbände/Kammern
▶	Ausland	• Australien/Neuseeland • USA/UK • Schweiz

Zahlreiche Optionen zu haben, führt jedoch häufig zu Unsicherheiten und Entscheidungsproblemen und bedeutet zudem keineswegs, dass eigene Anstrengungen und Aktivtäten entbehrlich sind.

Wie zu erwarten, entstehen viele Probleme an den Schnittstellen von einer beruflichen Stufe zur anderen. Während des Studiums sind alle Kraft und Gedanken auf dessen erfolgreiche Absolvierung gerichtet. Am Ende steht die ersehnte Approbation und mit ihr die sehr wichtige Entscheidung, welches Fachgebiet für eine Weiterbildung gewählt werden soll.

Welches Fachgebiet wählen?

Oberste Priorität bei der Auswahl: Nur ein Fach wählen, zu dem man sich hingezogen fühlt und für das man eine möglichst hohe Empathie empfindet. Diese Empathie sollte möglichst mit Fakten untermauert werden, sodass ein einigermaßen realistisches Bild des zukünftigen Tätigkeitsbereichs entstehen kann. Nicht Mittelpunkt der Überlegungen – aber sicher auch zu berücksichtigen – ist die Frage, welche langfristigen beruflichen und finanziellen Perspektiven mit der Tätigkeit in einem bestimmten Fachgebiet verbunden sind.

Dies gilt in besonderem Maße für Ärztinnen, die bekanntlich bereits in die Wahl ihres Fachgebietes die spätere Option auf Vereinbarkeit von Beruf und Familie miteinbeziehen. U. a. aus diesem Grund findet man unter ihnen besonderes viele in den Fachgebieten Allgemeinmedizin, Innere Medizin und Gynäkologie und nach wie vor weniger in den chirurgisch- operativen Fächern.

Wichtig für alle: Ziel muss es sein, die gewünschte Weiterbildung in angemessener Zeit zu absolvieren und abzuschließen, um sich mit einem Facharzttitel möglichst viele berufliche Optionen offen zu halten. Denn sowohl für eine Niederlassung in eigener Praxis als auch für viele leitende Positionen in Unikliniken und Krankenhäusern ist eine abgeschlossene Weiterbildung zwingende Voraussetzung.
Dies gilt im weiteren Karriereverlauf in ähnlicher Weise sowohl für spezielle fachspezifische Zusatzweiterbildungen als auch für nicht-medizinische Zusatzqualifikationen, wie etwa Management, Rhetorik und Führung.

Stellensuche und Bewerbung

Wer die Stellenanzeigen im Deutschen Ärzteblatt in den letzten Jahren studiert hat, konnte auch dort bestätigt finden, was Ärztestatistik und Arbeitslosenstatistik seit langem zeigen: In Deutschland gibt es immer mehr berufstätige Ärzte und diese treffen auf einen boomenden Stellenmarkt.
Technischer Fortschritt in der Medizin, steigende Patientenzahlen in Verbindung mit sinkenden Arbeitszeiten und einer steigenden Zahl teilzeitbeschäftigter Ärztinnen und Ärzte haben einen erheblichen Zusatzbedarf hervorgerufen, der erst allmählich – auch durch den Zustrom ausländischer Ärztinnen und Ärzte – abgebaut wird.

Stellensuche ist Wettbewerb!

Dennoch: wer eine Stelle sucht – sei es seine erste, eine zur Weiterbildung geeignete und erst recht eine höher qualifizierte –, muss sich darüber im Klaren sein, dass er in einem Wettbewerb mit anderen, ebenfalls gut qualifizierten Kandidatinnen und Kandidaten steht. Daher ist es immer sinnvoll und notwendig, sich gezielt vorzubereiten, die spezifischen Spielregeln von Bewerbungen im medizinischen Bereich zu kennen und eine individuelle geeignete Bewerbungs-Strategie zu entwickeln.

Dabei sind im Wesentlichen fünf aufeinanderfolgende Schritte zu beachten:

1. Analyse und Dokumentation der eigenen Begabungen, Fähigkeiten, Fertigkeiten, Qualifikationen und Kompetenzen. Zu analysieren sind berufliche und private Interessen und Zielsetzungen. Entwicklung eines Stärken/Schwächen-Profils.
2. Möglichst umfangreiche und vielfältige Informationen über mögliche Arbeits-/Weiterbildungschancen bzw. über den potenziellen Arbeitgeber und/oder Chefarzt besorgen. Stellenanzeigen genau lesen, auch „zwischen den Zeilen".
3. Bewerbungsunterlagen zusammenstellen. Jede Bewerbung passgenau und auf den

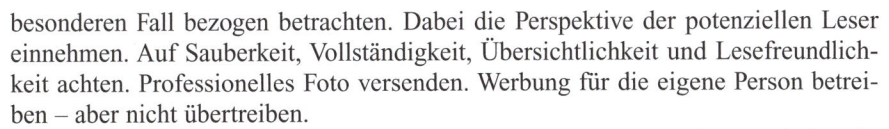

besonderen Fall bezogen betrachten. Dabei die Perspektive der potenziellen Leser einnehmen. Auf Sauberkeit, Vollständigkeit, Übersichtlichkeit und Lesefreundlichkeit achten. Professionelles Foto versenden. Werbung für die eigene Person betreiben – aber nicht übertreiben.
4. Bewerbungsgespräch vorbereiten und durchführen. Kommunikationsregeln beachten. 60-70 % des Erfolgs in einem Bewerbungsgespräch beruhen auf Persönlichkeitsfaktoren und Auftreten, nicht auf der reinen Darstellung von Wissen. Ruhig, motiviert und sympathisch „rüberkommen". Eigene Fragen vorbereiten. Am Ende sollte das Krankenhaus den Bewerber kennen, der Bewerber aber auch das Krankenhaus. D. h. man muss einen ersten Eindruck davon haben, was z. B. in Bezug auf Fort- und Weiterbildungsmöglichkeiten, Arbeitszeiten, Arbeitsinhalte und Arbeitsatmosphäre, Vereinbarkeitsmöglichkeiten etc. angeboten wird.
5. Verhandlungen führen. Arbeitsvertrag ggf. juristisch/tarifpolitisch (Marburger Bund) prüfen lassen und erst dann unterschreiben. Achtung: eine Stelle hat man erst dann, wenn ein von beiden Seiten unterschriebener Vertrag vorliegt.

Obgleich viele der oben genannten Punkte bekannt bzw. eine Selbstverständlichkeit sein sollten, erlebt man als Personalberater immer wieder eklatante Fehler infolge von Unkenntnis, mangelnder Vorbereitung und ist nicht selten überrascht von der Naivität und Sorglosigkeit, mit der manche Bewerber sich in ein Bewerbungsverfahren „stürzen".

Dies gilt auch – und man könnte sagen in besonderem Maße – bei Suche und Bewerbung nach leitenden Positionen, etwa als Leitender Oberarzt/Oberärztin oder Chefarzt. Hier ist der Wettbewerb in der Regel erheblich größer als im Assistenz- oder Facharztbereich. Hier gelten andere, spezifische, aber vielfach undurchschaubare Regeln im Bewerbungsverfahren und Fehler im Verlauf dieses Verfahrens werden vom potenziellen Arbeitgeber schnell bemerkt und selten akzeptiert.

Da es sich bei Bewerbungen um leitende Positionen – insbesondere auf Chefarztebene – häufig um Lebensstellungen handelt, die einen ganz wesentlichen Teil der beruflichen und nicht zuletzt auch der privaten Zukunft tangieren und determinieren, ist hier ganz besonders zu sogfältiger Vorbereitung und ggfs. Beratung zu raten.

Sorgfältige Vorbereitung ist notwendig!

Fassen wir zusammen:
Karriereplanung ist sinnvoll und machbar – nicht in allen Details und bis zum Ende des beruflichen Lebens, aber für überschaubare Zeitabschnitte.

Immer wieder im Laufe des Berufslebens sollte man „innehalten" und grundsätzliche Fragen klären:
Wie schätze ich den Stellenwert von Beruf und Karriere ein? Will ich bis zur Spitze vordringen? Welchen Einsatz kann und will ich leisten? Was ist mir der berufliche Aufstieg wert? Kann/will ich Beruf und Familie vereinbaren? Wie flexibel bin ich in Bezug auf berufliche Veränderungen, regionale Mobilität?

In diesem Sinne ist Karriereplanung immer auch ein Stück Lebensplanung und kann – richtig durchgeführt – zu größerer Sicherheit und beruflicher Zufriedenheit führen, ohne die gleichzeitig notwendige Flexibilität und Offenheit zu gefährden.

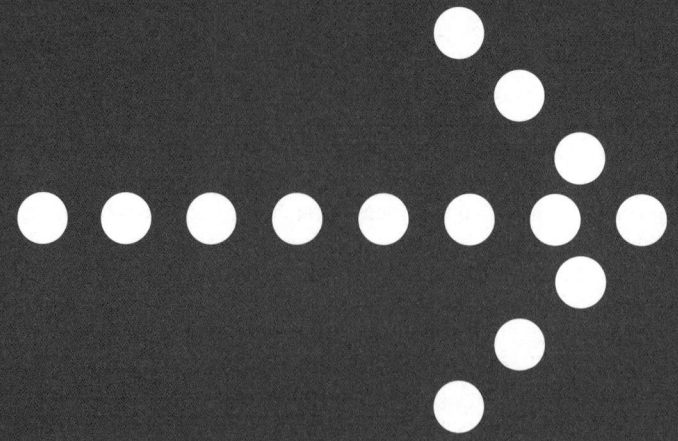

„ Krankenhäuser entwickeln sich unabhängig von der Trägerschaft zu Wirtschaftsbetrieben, die im Wettbewerb bestehen müssen. Die betriebswirtschaftlichen Erfordernisse stehen dabei häufig im Widerspruch zur der Wunschvorstellung einer Medizin mit sozialem Anspruch. Die Krankenhäuser beginnen aber langsam zu erkennen, dass die Gewährleistung guter Arbeitsbedingungen ein echter Wettbewerbsvorteil sein kann. Trotz aller Defizite waren die Voraussetzungen zur Aufnahme einer Tätigkeit im Krankenhaus noch nie so gut wie heute: Ärzte sind gefragt und können deshalb besser noch als vor Jahren ihre „Marktmacht" bei Vertragsverhandlungen einsetzen.

Berufseinstieg im Krankenhaus

Hans-Jörg Freese/Markus Rudolphi

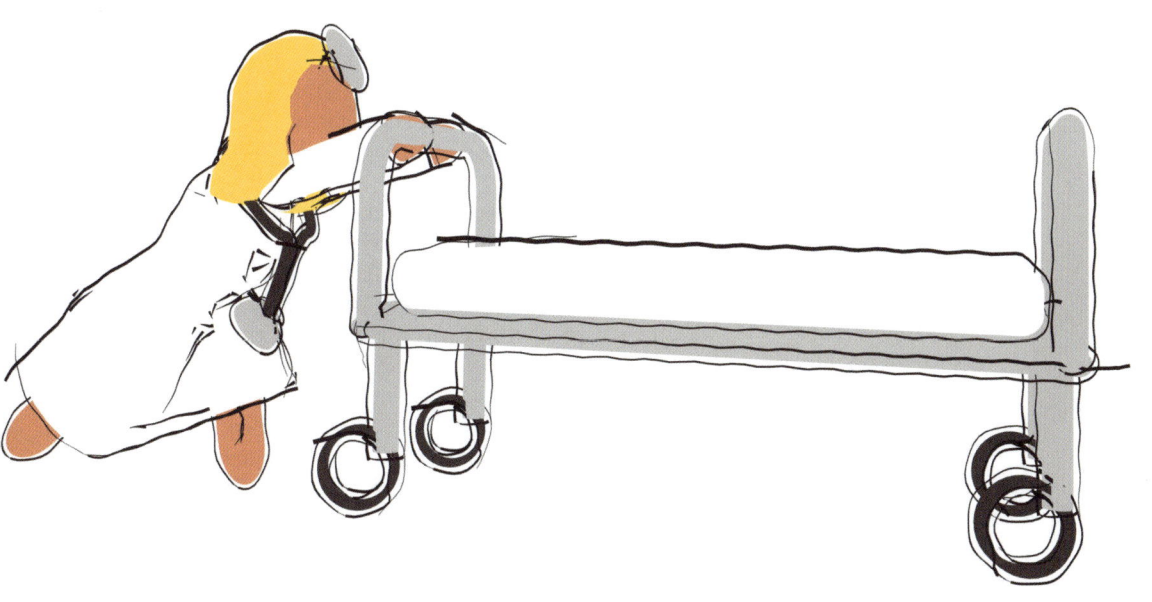

Zwischen Wettbewerb und „Mildtätigkeit" – Krankenhaus 2014

„Statt Mildtätigkeit regiert der Kommerz", brandmarkte vor einigen Jahren der damalige Präsident der Bundesärztekammer, Prof. Dr. Jörg-Dietrich Hoppe, auf einem Deutschen Ärztetag die auf Wettbewerb und Effizienz ausgerichtete Entwicklung im Krankenhauswesen. Verantwortlich für diesen Paradigmenwechsel sei insbesondere die „Scharfschaltung der DRGs". Damit sprach Hoppe eine gesetzgeberische Entscheidung an, die tatsächlich eine Art Revolution im Krankenhausbereich darstellt. In verschiedenen Etappen wurde seit Inkrafttreten des Fallpauschalengesetzes 2002 ein nach australischem Vorbild entwickeltes Abrechnungssystem für allgemeine Krankenhausleistungen eingeführt.

Ziel dieser Umwälzung war es, durch gleiche Preise für gleiche Leistungen den Wettbewerb zwischen den Krankenhäusern anzuregen, die Verweildauer der Patienten zu senken und die Kostenstruktur transparenter zu gestalten. Die bis dato übliche Bezahlung nach Pflegesätzen für jeden Behandlungstag eines Patienten wich einer Vergütung nach diagnosebezogenen Fallpauschalen (DRG – Diagnosis Related Groups).[1] Anstatt einzeln mit den Krankenkassen abzurechnen, bekommen die Kliniken eines jeden Bundeslandes nunmehr „Festpreise" für die Behandlung bestimmter Krankheiten. Sämtliche ärztlichen und pflegerischen Leistungen sollen mit der Pauschale abgegolten sein.

Medizinische und ökonomische Dimension

Die DRG haben zweifellos den Wettbewerb zwischen den Krankenhäusern angeheizt und die Ökonomisierung vorangetrieben. Aber sie sind nur ein Faktor unter vielen, die aus Krankenhäusern alter Prägung moderne „Dienstleistungsunternehmen" machen sollen. Das „neue Denken" brachte die Bundesärztekammer schon 2007 in einem Bericht über die zunehmende Privatisierung von Krankenhäusern kritisch auf den Punkt: „Über Gewinn und Verlust entscheiden die Qualität des Managements, die Motivation, die Kompetenz der Mitarbeiter und der Zuspruch der ‚Kunden'."[2]

Zur medizinischen Dimension des Krankenhauses ist also eine immer dominanter werdende ökonomische getreten: das Krankenhaus als aufstrebender Wirtschaftsbetrieb. Mit rund 65 Mrd. EUR Umsatz sind die deutschen Krankenhäuser ein bedeutender Wirtschaftsfaktor im Wachstumsmarkt Gesundheitswesen. In vielen Regionen ist das Krankenhaus der größte Arbeitgeber. Die betriebswirtschaftlichen Erfordernisse und das Effizienzstreben des „Unternehmens Krankenhaus" geraten dabei häufig in Widerspruch zu der Auffassung, Krankenhäuser primär als Einrichtungen der Daseinsvorsorge zu begreifen, die einen sozialen Auftrag erfüllen. Im ärztlichen Alltag wird dieser Widerspruch besonders evident, wenn Zeit für eine zuwendungsorientierte Patientenbehandlung fehlt, weil die Personaldecke zu dünn ist und die DRG-Dokumentation weitere Zeitreserven bindet.

Verwaltungsaufgaben und Auseinandersetzungen mit dem Medizinischen Dienst der Krankenkassen (MDK) über die Kostenübernahme einer Behandlung prägen häufig den Arbeitsalltag. Dies ist auch eines der Ergebnisse aus der Befragung von 12.000 Mitgliedern der Ärztegewerkschaft Marburger Bund im Zeitraum September/Oktober 2010. Mehr als die Hälfte der angestellten Ärzte gab an, täglich mehr als zwei Stunden für Verwaltungstätigkeiten zu benötigen. Insgesamt sagten 18 % der Befragten, dass sie an ihrer Tätigkeit am meisten die Bürokratie stört.[3]

Die zunehmende Bürokratie im Krankenhaus ist dabei maßgeblich Folge externer Vorgaben wie beispielsweise gesetzlichen Dokumentationspflichten, Qualitätsvereinbarungen, DRG-/OPS-Kodierungen[4] und MDK-Anfragen. Gefordert sind deshalb vor allem die Politik und die Krankenkassen, Dokumentationsvorgaben zu reduzieren. Aber auch die Kliniken selbst können durch krankenhausinterne Prozessoptimierungen und Delegation von Dokumentationstätigkeiten (medical coding), die Einrichtung von Stationssekretariaten oder durch effiziente technische Lösungen erheblich zum Abbau der Schreibtischarbeit beitragen.

Das Problem scheint von vielen Kliniken inzwischen aber erkannt worden zu sein. Ärztinnen und Ärzte sollen durch speziell ausgebildete Fachkräfte stärker von bürokratischen Tätigkeiten entlastet werden. In Zeiten des Ärztemangels sind mehr und mehr Krankenhäuser bemüht, ein attraktiveres Arbeitsumfeld zu bieten, um bei der Akquise von neuem Personal nicht ins Hintertreffen zu geraten. Die Krankenhäuser beginnen langsam zu erkennen, dass die Gewährleistung guter Arbeitsbedingungen ein echter Wettbewerbsvorteil sein kann.

> **Gewährleistung guter Arbeitsbedingungen kann ein echter Wettbewerbsvorteil sein**

Trotz aller Unzulänglichkeiten und Defizite der Arbeitsbedingungen waren die Voraussetzungen zur Aufnahme einer Tätigkeit im Krankenhaus noch nie so gut wie heute: Ärzte sind gefragt und können deshalb besser noch als vor Jahren ihre „Marktmacht" bei Vertragsverhandlungen einsetzen. Da die Attraktivität des ärztlichen Arbeitsplatzes maßgeblich von den tariflichen Grundlagen mitbestimmt wird, ist allein schon die Existenz eines vom Marburger Bund geschlossenen arztspezifischen Tarifvertrages ein Qualitätsnachweis. Junge Ärztinnen und Ärzte sollten sich deshalb vor Vertragsabschluss ein möglichst genaues Bild von der Situation machen, die sie erwartet – im Krankenhaus ihrer Wahl und darüber hinaus.

Daten und Fakten zum Krankenhausbereich – ein Überblick

Die deutsche Krankenhauslandschaft ist seit Jahrzehnten von einem Nebeneinander dreier Trägergruppen geprägt: den öffentlichen, freigemeinnützigen und privaten Krankenhäusern. In Verbindung mit dem Sicherstellungsauftrag der Länder und Kommunen für die Krankenhausversorgung hat diese Trägerpluralität zu einem flächendeckenden, leistungsstarken stationären Versorgungssystem geführt.

Zwei Trends prägen die derzeitige Krankenhauslandschaft: Die Zahl der Krankenhäuser und Krankenhausbetten sinkt, währenddessen die Zahl der Patienten steigt. Innerhalb von 13 Jahren ging die Anzahl der Krankenhäuser von 2.252 auf 2.017 im Jahr 2012 zurück. Die Anzahl der stationären Behandlungsfälle erhöhte sich von rund 17,1 Mio. (1999) auf 18,6 Mio. (2012). Hinzu kommen noch etwa 18 Mio. ambulante Behandlungsfälle, die in den Krankenhäusern versorgt werden.

	1999	2001	2003	2005	2007	2009
Krankenhäuser	2252	2240	2197	2139	2087	2080
Krankenhausbetten in Tausend	565,3	552,7	541,9	523,8	507,0	503,4
Bettenauslastung in Prozent	82,2	81,1	77,6	75,6	77,2	77,5
Belegungstage in Millionen	169,7	163,5	153,5	144,6	142,9	142,4
Fallzahlen in Millionen	17,1	17,3	17,3	16,5	17,2	17,8
Verweildauer durchschnittliche Tage	9,9	9,4	8,9	8,6	8,3	8,0

Tab. 1: Weniger Betten, geringere Auslastung, kürzerer Klinikaufenthalt
Quelle: Statistisches Bundesamt.

Immer mehr Patienten werden in immer kürzerer Zeit im Krankenhaus behandelt.[5] Auch dies ist ein Indikator für die von der Politik geforderte „Effizienzsteigerung" mit der Folge höherer Leistungsverdichtung. Im Durchschnitt bleiben Patienten nur acht Tage im Krankenhaus, vor zwanzig Jahren betrug die durchschnittliche Verweildauer noch 14 Tage. Mit der Einführung der DRG hat sich dieser Trend weiter verstärkt.

Auch die fortgesetzte Verringerung der Bettenanzahl zeugt von einer auf Wirtschaftlichkeit getrimmten Krankenhauspolitik im Bund und in den Ländern. Ein Viertel der Krankenhausbetten ist seit 1991 eingespart worden. Trotz des Bettenabbaus, von dem am stärksten die Fachabteilungen Augenheilkunde und Frauenheilkunde betroffen sind, liegt die Bettenauslastung in den Krankenhäusern noch unter der von 1991. In der Augenheilkunde liegt der Abbau beispielsweise daran, dass heute mehr Behandlungen ambulant durchgeführt werden. Diese Entwicklung ist auch in anderen Fächern zu beobachten. Es ist damit zu rechnen, dass bei steigendem Behandlungsbedarf und einer zunehmenden Ausweitung der medizinischen Möglichkeiten eine Fülle von Leistungen in Zukunft ambulant erbracht werden wird.

Das wirtschaftliche Wohlergehen der Krankenhäuser wird auch davon abhängen, wie viele dieser Leistungen komplett von entsprechend qualifizierten niedergelassenen Ärzten oder Medizinischen Versorgungszentren übernommen werden und welche auch von den Kliniken selbst ambulant erbracht werden können. Wird das Krankenhaus weiterhin nur Zentrum für hochspezialisierte Leistungen sein, die meist eine stationäre Behandlung erfordern oder wird es zum „integrierten Dienstleistungszentrum" für stationäre und ambulante Leistungen ausgebaut, wie es der Deutsche Krankenhausgesellschaft vorschwebt? Die politische Antwort auf diese Grundsatzfrage steht noch aus. Eine engere Zusammenarbeit zwischen den Versorgungsbereichen in Form einer sektorübergreifenden Bedarfsplanung steht allerdings ganz weit oben auf der politischen Agenda.

Und noch ein Trend ist bemerkenswert: die zunehmende Privatisierung der Krankenhäuser. Die schwierige Haushaltslage der Länder und Kommunen hat diesen Trend zweifellos befördert. Viele Städte und Gemeinden haben einen Verkauf von Kliniken nur dadurch verhindert, dass sie ihre Krankenhäuser zu größeren Einheiten zusammenführten und privatrechtlich organisierten. In anderen Fällen wurde das Krankenhaus aber zum Verkauf an einen privaten Anbieter freigegeben. Die Finanzmisere öffentlicher Einrichtungen gereicht den privaten Klinikkonzernen zum Vorteil: Sie können sich gegenüber öffentlichen oder freigemeinnützigen Kliniken bisher leichter mit Kapital versorgen. Eine Vielzahl kommunaler Einrichtungen und sogar ein Universitätsklinikum (Marburger/Gießen) haben in den vergangenen Jahren den Besitzer gewechselt und werden privatwirtschaftlich geführt. Ende 2012 lagen die privaten Kliniken bei der bloßen Anzahl der Einrichtungen an zweiter Stelle (697 Krankenhäuser). Nur die Gruppe der freigemeinnützigen Träger hat mehr Häuser (719). Die öffentlichen Träger rangieren mit 601 Kliniken inzwischen auf dem dritten Platz.

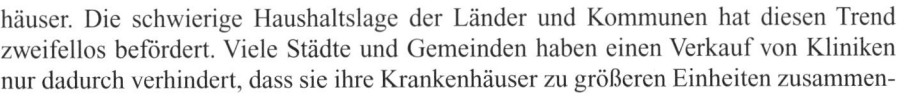

Zunehmende Privatisierung

In jüngster Zeit ist allerdings eine Verlangsamung des Privatisierungstrends zu beobachten. Kommunale und freigemeinnützige Krankenhäuser haben privatwirtschaftliche Managementmethoden übernommen und entsprechend qualifiziertes Personal eingestellt, um im Wettbewerb mit den privaten Kliniken bestehen zu können. Zudem ist vielen Kommunalpolitikern bewusst geworden, dass sie mit einer Privatisierung sämtlichen Einfluss auf die Gesundheitsversorgung ihrer Region verlieren würden. Sie versuchen daher andere Lösungswege zu beschreiten und setzen vor allem auf Fusionen von Krankenhausbetrieben.
Bei der Anzahl der Betten liegen die öffentlichen Krankenhäuser noch vorn. Von den bundesweit 501.489 Krankenhausbetten entfällt fast die Hälfte der Betten auf kommunale Krankenhäuser und Universitätskliniken. Die Bettenzahl in freigemeinnützigen Häusern lag 2012 bei etwa 171.170, Krankenhäuser privater Klinikkonzerne verfügten über rund 90.044 Betten.

Die große Mehrheit (86 %) der deutschen Krankenhäuser sind Plankrankenhäuser (inklusive Psychiatrien); Universitätskliniken machen 2 % der Krankenhäuser aus, bei einem deutlich überproportionalen Anteil an ärztlichen Vollkräften von nahezu 20 %. Vier Fünftel der deutschen Krankenhäuser liegen in den alten Bundesländern und etwa ein Fünftel in den neuen Ländern (inklusive Berlin). Da die Häuser im Osten im Durchschnitt größer sind, stellen sie aber rund 20 % der ärztlichen Vollkräfte. Zudem befinden sie sich aufgrund der Modernisierungen und Neubauten seit der Deutschen Einheit 1990 vielfach bautechnisch in einem besseren Zustand als viele Krankenhäuser in den alten Bundesländern.

Arbeitsfeld kommunales Krankenhaus

Die an der Bettenzahl gemessen größte Gruppe unter den Krankenhausträgern sind die von den öffentlichen Körperschaften getragenen Kliniken. In dieser Gruppe sind die Krankenhäuser der Städte und Gemeinden am stärksten vertreten. Unter regionalwirtschaftlichen Aspekten sind die kommunalen Kliniken der zentrale Arbeitgeber im Krankenhaussektor. Die stationäre Grundversorgung findet überwiegend in diesen Häusern statt. Im Vergleich zu anderen Trägern werden in den Krankenhäusern der Städte und Gemeinden die meisten Patienten versorgt. Darüber hinaus sind kommunale Krankenhäuser und auch freigemeinnützige Kliniken Garanten der Nachwuchssicherung beim nicht-medizinischen Personal. Trotz rückläufiger Beschäftigtenzahlen sind die kommunalen Kliniken führend nach Personalzahlen und stellen den höchsten Anteil an Ausbildungsplätzen.[6] Etwa 50.000 Ärztinnen und Ärzte sind an kommunalen Krankenhäusern beschäftigt.

Kommunale Krankenhäuser weisen für einen Berufseinstieg einige Vorteile auf: Ärztinnen und Ärzte aus diesen Häusern berichten von einer guten klinischen Weiterbildung, in denen Rotationen und Fortbildungen zeitnah absolviert werden können. Der Arbeitsalltag ist hauptsächlich von klinischer Patientenversorgung geprägt. Umfang und Art der zu diagnostizierende Fälle sind abhängig von den Patientenzuweisungen der niedergelassenen Ärztinnen und Ärzte. Entsprechend eng gestaltet sich die Zusammenarbeit zwischen behandelnden Klinikärzten und niedergelassenen Kolleginnen und Kollegen. Solche Kontakte können später als weitere Kooperationsbasis durchaus nützlich sein, wenn ein Wechsel aus der kommunalen Klinik in die Niederlassung angestrebt wird.

> **Die klinische Tätigkeit steht im kommunalen Krankenhaus im Vordergrund**

Die klinische Tätigkeit steht im kommunalen Krankenhaus im Vordergrund, Forschung spielt vielfach eine untergeordnete Rolle und ist meist auf die Teilnahme an klinischen Studien begrenzt. Die Konzentration auf den klinischen Betrieb führt zu einer geringeren zeitlichen Belastung als in Universitätskliniken. Das Arbeitspensum ist dennoch groß: In der Mitgliederbefragung 2010 des Marburger Bundes gaben 55 % der Ärztinnen und Ärzte aus kommunalen Kliniken an, dass sie pro Monat 5 bis 9 Bereitschaftsdienst leisten.

Durch den zwischen Marburger Bund und kommunalen Arbeitgebern geschlossenen arztspezifischen Tarifvertrag haben sich die Arbeits- und Vergütungsbedingungen aber stetig verbessert. Ärzte in der Weiterbildung verdienen im 1. Jahr ihrer Berufstätigkeit monatlich rund 4.000 EUR brutto. Ab dem 5. Jahr sind es rund 4.900 EUR brutto bei einer wöchentlichen Arbeitszeit von 40 Stunden.[7] Seit dem Tarifabschluss im Jahr 2010 werden auch die Dienste zu ungünstigen Zeiten deutlich besser bezahlt. Die Stundenvergütung im Bereitschaftsdienst wurde bei Berufsanfängern um 12 % angehoben. Zusätzlich zu dem Bereitschaftsdienstentgelt erhalten Ärzte an kommunalen Kliniken in den Nachtstunden (21 Uhr bis 6 Uhr) pro Stunde einen Zeitzuschlag in Höhe von 15 % des Bereitschaftsdienstentgelts.

Dank des MB-Tarifvertrages werden mittlerweile in drei Viertel der kommunalen Krankenhäuser sämtliche Arbeitszeiten systematisch erfasst, in 45 % inzwischen sogar elektronisch. Auch bei der Vereinbarkeit von Familie und Beruf zeichnet sich ab, dass die kommunalen Krankenhäuser gegenüber anderen Klinikträgern häufig besser aufgestellt sind. In der Mitgliederbefragung 2010 des Marburger Bundes erklärten immerhin 45 % der Ärztinnen und Ärzte an kommunalen Kliniken, dass ihr Arbeitgeber ausreichend Möglichkeiten biete, Familie und Beruf zu vereinbaren, beispielsweise durch Kinderbetreuung und Teilzeitstellen. Bei anderen Trägern war der Anteil geringer.

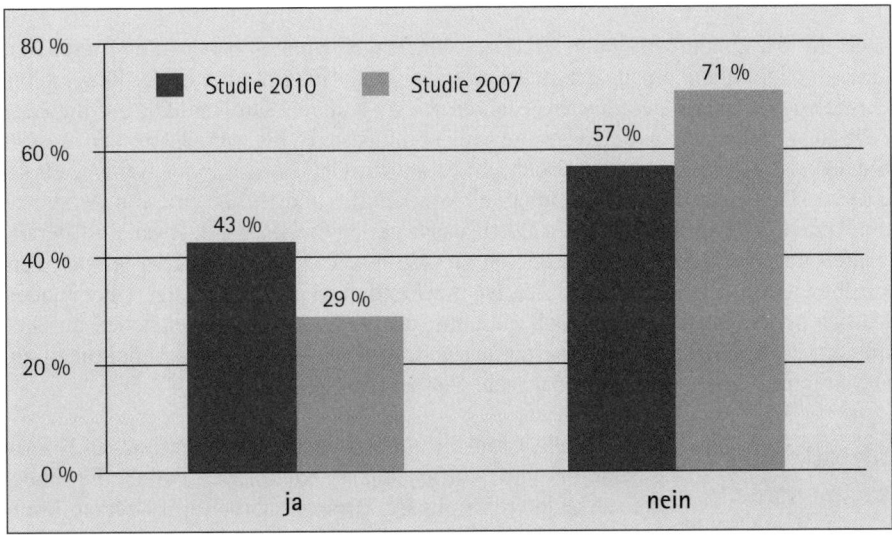

Abb. 1: Detailanalyse der Frage: Bietet Ihr Arbeitgeber ausreichend Möglichkeiten, Familie und Beruf zu vereinbaren (z. B. Kinderbetreuung, Teilzeitstellen)?
Quelle: Ergebnisbericht Mitgliederbefragung Marburger Bund 2010. Analyse der beruflichen Situation der angestellten und beamteten Ärztinnen und Ärzte in Deutschland. 2010, S. 40.

Fazit: Eine wissenschaftliche Karriere ist in kommunalen Krankenhäusern kaum möglich. Legt man jedoch mehr Wert auf eine gute klinische Ausbildung und/oder strebt nach der Weiterbildung eine Niederlassung an, so ist ein kommunales Krankenhaus ein interessanter Arbeitsplatz.

Arbeitsfeld Universitätsklinik

Die 34 Universitätskliniken in Deutschland stehen gleichermaßen für Hochleistungsmedizin, Lehre und Forschung. Etwa 26.000 Ärztinnen und Ärzte arbeiten dort. Hochschulkliniken stellen Spitzenmedizin für schwersterkrankte Patienten bereit, gleichzeitig konkurrieren sie mit anderen Krankenhäusern um Patienten der Regelversorgung. Bei der Einführung von Innovationen ins Gesundheitswesen – sei es durch **Hochleistungsmedizin, Lehre und Forschung** Forschung, Anwendung der Ergebnisse am Patienten oder bei der Aus- und Weiterbildung von Ärzten – spielen die Universitätskliniken eine herausragende Rolle. Die Unikliniken sind wie die psychiatrischen Landeskrankenhäuser Einrichtungen der Länder. Eine Sonderstellung nehmen die nichtlandeseigenen Unikliniken an der Universität Bochum ein, das Uniklinikum Mannheim, das sich in städtischer Hand befindet, sowie das Uniklinikum Gießen und Marburg im Besitz eines privaten Klinikkonzerns.

Die Verdienstmöglichkeiten haben sich seit der ersten Tarifvereinbarung zwischen dem Marburger Bund und der Tarifgemeinschaft deutscher Länder im Jahr 2006 kontinuierlich verbessert. Ärzte in der Weiterbildung verdienen im 1. Jahr monatlich rund 4.200 EUR brutto bei einer 42-Stunden-Woche. Ab dem 5. Jahr erhalten Assistenzärzte knapp 5.300 EUR brutto monatlich. Der Tarifvertrag gilt auch bei einem Wechsel zu forschenden Tätigkeiten, wenn diese eine Dauer von zwölf Monaten nicht übersteigen.

Nach der Mitgliederbefragung 2010 des Marburger Bundes haben drei Viertel der Ärzte in Unikliniken einen befristeten Arbeitsvertrag. Es gibt aber in der Regel keine Kurzzeit-Arbeitsverträge unter zwei Jahren wie an anderen Kliniken. Die auf die erste Befristung folgenden Arbeitsverträge sollen mindestens bis zum Ende der Weiterbildungszeit gelten. Teilzeitangebote gibt es an den Unikliniken indes weniger als an anderen Häusern. Auch die Vereinbarkeit von Familie und Beruf wird von Ärztinnen und Ärzten in den Unikliniken vergleichsweise gering eingeschätzt. Zwar sind Bereitschafts- und Nachtdienste im Vergleich zu „kleineren" Krankenhäusern je nach Personalbesetzung seltener, doch dafür ist in Unikliniken der Anteil der Überstunden deutlich höher. Auffallend ist auch die hohe Zahl unbesetzter Vollzeitstellen an Unikliniken. In der MB-Mitgliederbefragung gaben 19 % der Ärzte aus Unikliniken an, dass in ihren Abteilungen vier oder mehr Stellen unbesetzt seien.

Starke interdisziplinäre Zusammenarbeit

Die klinische Tätigkeit umfasst ein breites Spektrum an Krankheitsbildern und häufig seltene, komplexe „Fälle". Es findet eine starke interdisziplinäre Zusammenarbeit mit anderen Fachgebieten statt. Es gibt gute Forschungsmöglichkeiten, man muss dafür aber Freizeit opfern. Die Doppelbelastung aus Stationsbetrieb und Forschung führt zu einem nicht unerheblich hohen Anteil unbezahlter Überstunden, da man häufig noch „nebenbei" im Labor arbeitet oder klinische Studien betreut.

In der Uniklinik finden regelmäßig Fortbildungsveranstaltungen statt. Man bekommt zudem die Chance, an nationalen und internationalen Kongressen teilzunehmen, um dort eigene Forschungsarbeiten zu präsentieren oder neue Therapiekonzepte kennen zu lernen. Außerdem erhalten Ärzte hier neben der praktischen klinischen Ausbildung die Möglichkeit zu habilitieren und eine wissenschaftliche Karriere in der Medizin einzuschlagen.

Arbeitsfeld Privatklinik

Ausgangspunkt für die Entstehung privater Klinikketten war die Ablösung des sogenannten Selbstkostendeckungsprinzips in der Krankenhausfinanzierung 1993, die den Kliniken zugleich die Möglichkeit einräumte, Gewinne erzielen zu können. In Deutschland hat die Zahl der Krankenhäuser in privater Trägerschaft von 1996 bis 2007 um 41,6 % zugenommen, ihr Marktanteil beträgt heute rund 28 %. Bei vielen Krankenhäusern in privater Trägerschaft handelt es sich um kleinere Einrichtungen.

Private Kliniken sind im Besitz gewinnorientierter Unternehmen. Das Management ist entsprechend stark am wirtschaftlichen Erfolg interessiert. „Da die Eigentümer für ihr eingesetztes Kapital eine marktübliche Rendite erwarten, erhöht sich der Druck auf das Management, Effizienzreserven zu heben und sich dadurch bedingten innerbetrieblichen

Anpassungserfordernissen zu stellen." So charakterisieren die Autoren der RWI-Studie „Bedeutung der Krankenhäuser in privater Trägerschaft" erfolgsorientiertes Management in privaten Krankenhauskonzernen.[8] Die Unternehmen geben den einzelnen Häusern und Abteilungen Kennziffern als Zielgrößen vor, die sie aus internen Benchmarks gewonnen haben. Die Vergütung der Beschäftigten orientiert sich vielfach stärker an der Leistung und am betrieblichen Erfolg. Außerdem organisieren die Unternehmen einen hausübergreifenden Wissenstransfer, von dem alle Kliniken gleichermaßen profitieren. Auch beim zentralen Einkauf von Produkten und Geräten sind sie gegenüber öffentlichen und freigemeinnützigen Einrichtungen häufig noch im Vorteil. Allerdings haben die anderen Träger inzwischen dazugelernt, sodass die Unterschiede nicht mehr so ins Gewicht fallen. Viele der Maßnahmen zur Hebung von Wirtschaftlichkeitsreserven, beispielsweise der zentrale Einkauf von Sachmitteln und -leistungen, sind auch von Betriebsleitungen anderer Trägerformen weitgehend übernommen worden.

> **Hausübergreifender Wissenstransfer**

Nach wie vor bieten viele private Kliniken im Vergleich zu öffentlichen Einrichtungen häufig ein engeres spezialisiertes Leistungsspektrum und konzentrieren sich auf eine Auswahl an Erkrankungsarten. Im Hinblick auf die Sicherstellung einer flächendeckenden Versorgung ist der Anteil ländlicher Krankenhäuser bei privaten Trägern aber höher als beispielsweise bei freigemeinnützigen.[9]

Der Forschung kommt in privaten Klinikkonzernen im Vergleich zu den Universitätskliniken eine geringere Bedeutung zu, sieht man von einigen größeren Kliniken ab. Der wirtschaftliche Erfolg steht im Vordergrund. Die ärztliche Arbeit muss sich deshalb nicht zuletzt am jeweiligen DRG-Erlös orientieren. Private Kliniken legen aber auch zunehmend Wert auf eine transparente Darstellung der Qualität medizinischer Leistungen.[10] Über Befragungen der Patienten und Zuweiser erfolgen Qualitätsüberprüfungen. Darüber hinaus werden Ärzte oftmals in ihrer Verwaltungstätigkeit, der Blutabnahme und auch in speziellen Therapiemaßnahmen von Arztassistenten unterstützt.

Sonstige Arbeitsfelder

Unter den übrigen Klinikträgern haben besonders die kirchlichen Krankenhäuser einen hohen Marktanteil. Die Ärztegewerkschaft Marburger Bund bemüht sich, für kirchliche Krankenhäuser tarifliche Vereinbarungen zu treffen, die den Arzt-Tarifverträgen an den öffentlichen Einrichtungen und privaten Kliniken entsprechen. Die Angleichung an die tarifpolitischen Ergebnisse anderer Träger gestaltet sich in den kirchlichen Häusern allerdings sehr schwer. Der Grund dafür ist der sogenannte Dritte Weg. Das Grundgesetz räumt den Kirchen Sonderrechte zur eigenständigen Gestaltung der Arbeitsbedingungen ein. Die Kirchen nutzen dieses Sonderrecht, indem sie die Arbeitsbedingungen im Rahmen des Dritten Weges über die Arbeitsrechtlichen Kommissionen regeln. In diesen Kommissionen sind Dienstnehmer- und Dienstgeberseite gleichermaßen vertreten. Es bestehen bei den Kirchen deshalb keine Tarifverträge, sondern so genannte Arbeitsvertragsrichtlinien (AVR). Die Weigerung, Arzt-Tarifverträge mit dem Marburger Bund zu verhandeln, ist ein großes Hindernis auf dem Weg zur Normalität der Arbeitsbeziehungen und steht auch im Widerspruch zu dem hohen ethischen Anspruch der kirchlichen Träger.

> **Je nach Landeskirche bestehen unterschiedliche Tarifstrukturen**

Je nach Landeskirche bestehen aber unterschiedliche Tarifstrukturen. So haben beispielsweise die Diakonischen Werke Rheinland, Westfalen, Lippe und Mecklenburg-Vorpommern die Vergütung den Vorgaben der MB-Tarifverträge angenähert. Für viele andere Ärzte gelten im Vergleich zu den Einkommensmöglichkeiten in Häusern mit arztspezifischem Tarifvertrag bis dato niedrigere Vergütungen. Eine Trendwende ist nicht absehbar. Immerhin hat jüngst die Arbeitsrechtliche Kommission der Caritas beschlossen, Bestandteile des Tarifvertrages für die Ärzte an kommunalen Kliniken (TV-Ärzte/VKA) zu übernehmen. Inwieweit dies tatsächlich auf regionaler Ebene umgesetzt wird, bleibt abzuwarten.

Auch viele Kliniken des Deutschen Roten Kreuzes bieten ein breites Spektrum der Allgemeinen und Inneren Medizin an. Darüber hinaus gibt es eine Reihe von DRK-Spezialkliniken. Mit DRK-Kliniken bestehen ebenso Vereinbarungen über arztspezifische Tarifverträge wie mit berufsgenossenschaftlichen Kliniken. Zu ihnen gehören die großen Unfallkrankenhäuser. Gemeinsam mit zwei Kliniken für Berufskrankheiten und zwei Unfallbehandlungsstellen sichern sie bundesweit die umfassende und nachhaltige Versorgung schwerverletzter und kranker Menschen.

Auswahlmöglichkeiten sind groß

Eine Vielzahl weiterer Akutkliniken, Bundeswehrkrankenhäuser, psychiatrische Kliniken sowie Rehabilitationseinrichtungen bieten Ärzten berufliche Perspektiven. Die Auswahlmöglichkeiten sind groß, die Chancen, das Richtige zu finden, nicht viel kleiner. Es lohnt der genaue Blick auf die Arbeitsbedingungen und Karrierechancen.

Bedarf an Ärztinnen und Ärzten steigt

Es gibt derzeit kaum einen anderen Beruf, der vermutlich so krisensicher ist wie der des Arztes. Tausende von unbesetzten Arztstellen sprechen eine klare Sprache: Ärztinnen und Ärzte werden vielerorts – nicht nur in Deutschland – händeringend gesucht. Der Bedarf wird weiter steigen, weil Patienten immer älter werden und im Alter häufiger stationär und ambulant behandelt werden müssen.
Aufgrund des demografischen Wandels in Deutschland wird sich das Durchschnittsalter der Patientinnen und Patienten, die stationär in Krankenhäusern versorgt werden, sukzessive erhöhen. Diese Veränderungen betreffen vor allem die Altersgruppen der 60- bis 80-Jährigen sowie der über 80-Jährigen. Die demografische Verschiebung wird sich nach allgemeiner Auffassung der Experten bereits im Jahr 2020 bemerkbar machen.

Der schon jetzt spürbare Mangel an Ärzten wird nicht von heute auf morgen zu beheben sein. Dies wird auch daran deutlich, dass trotz höherer Arztzahlen das Arbeitsstundenvolumen nicht in gleichem Maße steigt. Arbeitszeiten unterliegen heute – anders als noch vor zehn Jahren – klaren Höchstgrenzen, die nach dem Arbeitszeitgesetz von 2005 nicht überschritten werden dürfen. Auch entscheiden sich zunehmend mehr Ärztinnen und Ärzte für eine Teilzeitbeschäftigung. Die Vereinbarkeit von Familie und Beruf, wie beispielsweise Kinderbetreuung, Teilzeitmodelle und zeitversetzte Dienste, sind in diesem Zusammenhang von entscheidender Bedeutung. Auch die Tatsache, dass der Anteil der Ärztinnen deutlich zugenommen hat, muss in den Planungen der Krankenhäuser besondere Berücksichtigung finden.

Etwa 130.000 Ärztinnen und Ärzte sind vollzeitbeschäftigt, die Teilzeitquote im Ärztlichen Dienst liegt bei nur 15 %. Drei Viertel der ärztlichen Vollkräfte sind in Kliniken ab 300 Betten beschäftigt, die knapp 28 % aller Krankenhäuser umfassen. Rund 56 % der stationär tätigen Ärzte arbeiten in Krankenhäusern öffentlicher Trägerschaft, 30 % in freigemeinnützigen und 14 % in privaten Kliniken. Von den rund 140.000 hauptamtlich im Krankenhaus tätigen Ärzten (Vollzeit- und Teilzeitbeschäftigte) sind 9 % Chefärzte, 22 % Oberärzte, 23 % Fachärzte und 47 % Ärzte in Weiterbildung.

Wirtschaftsforscher gehen bis 2020 von einem deutlich weiter wachsenden Bedarf im Ärztlichen Dienst (8 %), im Pflegedienst (4 % bis 5 %) und in den anderen medizinischen Diensten (5 % bis 6 %) aus. „Da die Gesundheitsbranche auch im Wettbewerb mit anderen Branchen steht und der Krankenhausbereich im Wettbewerb mit anderen Gesundheitssektoren, dürfte qualifiziertes Personal im neuen Jahrzehnt zum Engpass werden. Die Wettbewerbsfähigkeit von Krankenhäusern wird entscheidend von der erfolgreichen Akquise und Weiterbildung von Personal bestimmt werden. Dies dürfte weiterhin zu überproportional steigenden Löhnen für ärztliches und nicht-ärztliches Personal führen", schreibt das RWI Essen in einer Expertise.[11]

Steigende Gehälter allein werden aber nicht ausreichen, um den Arbeitsplatz Krankenhaus dauerhaft attraktiv zu gestalten. Die Arbeitgeber müssen insgesamt für bessere Rahmenbedingungen sorgen, die den Ärzten mehr Fortbildungsmöglichkeiten gibt, flexible Arbeitszeiten ermöglicht und eine zeitlich stringente und inhaltlich gute Weiterbildung garantiert. Auch Aspekte wie Kinderbetreuung und Gesundheitsförderung zeichnen gute Krankenhäuser im Wettbewerb um junge Ärztinnen und Ärzte besonders aus.

> **Kinderbetreuung und Gesundheitsförderung zeichnen gute Krankenhäuser aus**

Aus der Mitgliederbefragung 2010 des Marburger Bundes geht hervor, dass im Mittel 1,5 Stellen in den Abteilungen unbesetzt sind. Die tatsächliche Anzahl unbesetzter Stellen in den deutschen Krankenhäusern lässt sich nicht genau festlegen, dürfte aber deutlich über den Angaben des Deutschen Krankenhausinstituts liegen, das im Jahr 2010 von einem Sofortbedarf von bundesweit 6.000 Ärztinnen und Ärzten in den Krankenhäusern ausging. Viele Stellen werden aushilfsweise von Honorarärzten besetzt, die nicht in den organisatorischen Gesamtablauf des Krankenhauses eingebunden sind. Außerdem werden nicht alle vakanten Stellen sofort, nachdem sie frei geworden sind, ausgeschrieben. Oftmals versuchen die Krankenhäuser das Besetzungsproblem durch „Aussitzen" zu beheben – zu Lasten des ärztlichen Personals.

Am schwersten tun sich die Krankenhäuser mit der Besetzung der Weiterbildungsstellen für Assistenzärzte; 57 % der deutschen Krankenhäuser können Stellen für Ärzte in der Weiterbildung nicht besetzen.[12] Unter den ausgewählten „größeren" Fachrichtungen ist der Anteil der Fachabteilungen mit Stellenbesetzungsproblemen in der Chirurgie und der Inneren Medizin mit jeweils rund zwei Dritteln am höchsten. In der Anästhesie und der Psychiatrie weist jeweils jede zweite Abteilung entsprechende Probleme auf. Im Vergleich dazu fällt der Anteil der Abteilungen mit Stellenbesetzungsproblemen in der Gynäkologie und Geburtshilfe (42,9 %) sowie der Pädiatrie (27,2 %) unterproportional aus.[13]

Vom Ärztemangel sind vor allem kleinere Krankenhäuser bis 300 Betten, Psychiatrien und Krankenhäuser in ländlichen Räumen überproportional betroffen. Eher unterdurchschnittlich fällt dagegen der Ärztemangel vor allem in Universitätsklinika und bei Krankenhäusern in privater Trägerschaft aus. Unter regionalen Aspekten fällt der Ärztemangel in den südlichen Bundesländern Bayern und Baden-Württemberg etwas niedriger aus als im übrigen Bundesgebiet. Dagegen gibt es zwischen alten und neuen Bundesländern keine Unterschiede mehr (jeweils 4,1 % offene Stellen).[14]

Der Ersatzbedarf an Ärzten bis 2019 wird von Experten der Bundesärztekammer und des Deutschen Krankenhausinstituts auf mehr als 100.000 geschätzt. Durch die altersbedingte Berufsaufgabe von rund 19.000 Krankenhausärzten und mehr als 50.000 Vertragsärzten werden große Lücken entstehen, wenn nicht in ausreichender Zahl junge Ärztinnen und Ärzte nachrücken. Auch durch Abwanderungen ins Ausland sowie altersbedingte Berufsaufgaben von Ärzten in sonstigen ambulanten Tätigkeiten, in Rehabilitationseinrichtungen, bei Behörden, Körperschaften und andere Bereichen entsteht Ersatzbedarf. Außerhalb des Krankenhauses ist die Nachfrage nach stationär tätigen Ärzten ebenfalls groß, vor allem in Rehabilitationskliniken. Ende 2008 gab es in den deutschen Vorsorge- und Rehabilitationseinrichtungen 9.270 hauptamtlich tätige Ärzte. Für den altersbedingten Ersatzbedarf wurde hier derselbe Prozentsatz unterstellt, wie für die Krankenhäuser (14 %). Dies entspricht einem Ersatzbedarf von 1.300 Ärzten.

Ersatzbedarf bis 2019 wird auf mehr als 100.000 geschätzt

Der Mehrbedarf an Ärzten liegt nach Angaben des Deutschen Krankenhausinstituts bis 2019 liegt bei knapp 31.000 Ärzten.[15] Ein weiterer Einflussfaktor des künftigen Bedarfs an Ärzten ist die Altersentwicklung der Bevölkerung bzw. die daraus resultierende Entwicklung der zu erwartenden Behandlungsfälle im Krankenhaus. Ein Mehrbedarf an Ärzten entsteht schließlich auch dadurch, dass die Anzahl teilzeitbeschäftigten Ärzte, insbesondere der Ärztinnen, stetig zunimmt.

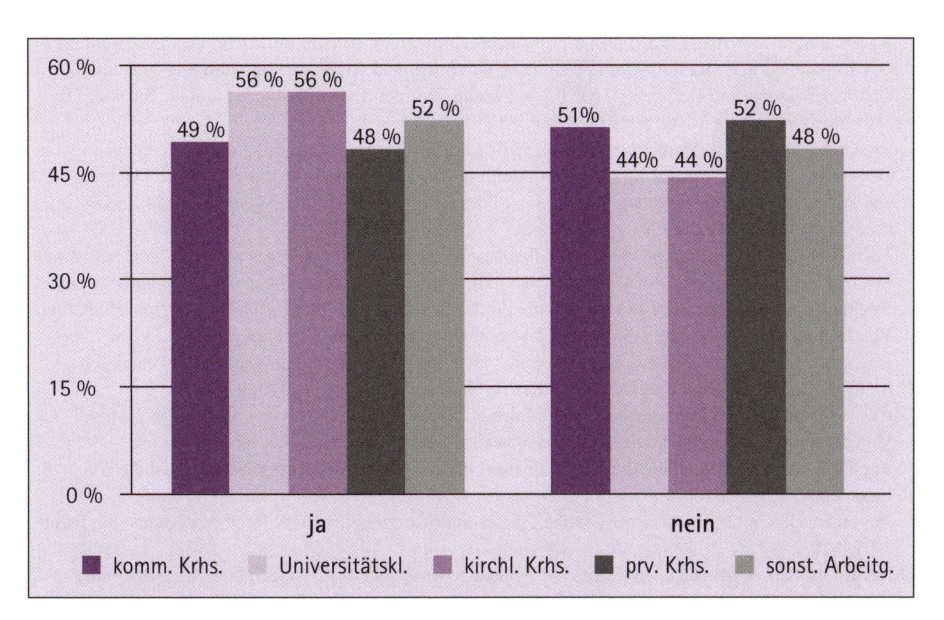

Abb. 2: Detailanalyse der Frage: In Weiterbildung: Ermöglichen Ihnen die Arbeitsbedingungen, die Weiterbildung in der vorgegebenen Zeit zu absolvieren?
Quelle: Ergebnisbericht Mitgliederbefragung Marburger Bund 2010. Analyse der beruflichen Situation der angestellten und beamteten Ärztinnen und Ärzte in Deutschland. 2010, S. 41.

Mehr als die Hälfte der unbesetzten Arztstellen in deutschen Krankenhäusern betreffen Ärztinnen und Ärzte in der Weiterbildung. Instrumente und Maßnahmen zur Förderung der ärztlichen Weiterbildung haben deswegen eine besondere Bedeutung. Am weitesten verbreitet sind standardisierte Weiterbildungspläne, regelmäßige Weiterbildungsgespräche und Zusagen zur Einhaltung der vorgesehenen Weiterbildungszeiten. Dagegen sind vor allem Tutoren- oder Mentorensysteme sowie feste Lernziele je Weiterbildungsperiode deutlich seltener anzutreffen. Krankenhäuser, welche Instrumente zur Förderung der ärztlichen Weiterbildung standardmäßig einsetzen, haben einen etwas geringeren Ärztemangel als die übrigen Einrichtungen.

Zusagen zur Einhaltung der vorgesehenen Weiterbildungszeiten

Auch dies sollte beim Berufseinstieg bedacht werden: Kliniken mit einer guten und transparenten Organisation der Weiterbildung haben die Zeichen der Zeit erkannt und dürften deshalb bei der Wahl des zukünftigen Arbeitgebers klar im Vorteil sein.

Quellen:
1 DRG bilden ein Patientenklassifikationssystem, mit dem einzelne stationäre Behandlungsfälle anhand bestimmter Kriterien (Diagnose nach dem ICD-Schlüssel/ICD 10, Schweregrad der Erkrankung, Alter des Patienten, Komplikationen, Entlassungsgrund u. ä.) zu Fallgruppen zusammengefasst werden. Die Zuweisung eines Behandlungsfalls zu einer Fallgruppe erfolgt in einem definierten Verfahren. Es werden solche Behandlungsfälle zusammengefasst, die medizinisch ähnlich und hinsichtlich des Behandlungskostenaufwands möglichst homogen sind.
2 Bundesärztekammer: Zunehmende Privatisierung von Krankenhäusern in Deutschland. Folgen für die ärztliche Tätigkeit. Berlin 2007, S. 13.

3 Angaben nach der Gesamtauswertung der Mitgliederbefragung des Marburger Bundes 2010 zur beruflichen Situation der angestellten und beamteten Ärztinnen und Ärzte, durchgeführt vom Institut für Qualitätsmessung und Evaluation (IQME) in Landau. Online: www.marburger-bund.de, Suchbegriff: „Mitgliederbefragung 2010" [abgerufen am 9.3.2011].
4 Der Operationen- und Prozedurenschlüssel (OPS) wurde vom Deutschen Institut für Medizinische Dokumentation und Information (DIMDI) erstellt und seit 1996 zunächst nur zur Verschlüsselung operativer Eingriffe angewendet. Seit 2004 wird der OPS eingesetzt, um allgemein medizinische Prozeduren im Krankenhaus zu verschlüsseln.
5 Nach dem Krankenhaustyp ist zwischen Allgemeinkrankenhäusern und Psychiatrien zu unterscheiden. Etwa 12 % der Krankenhäuser in Deutschland halten ausschließlich psychiatrische, psychotherapeutische oder neurologische Betten vor. Rund 4 % der Krankenhausärzteschaft ist in Psychiatrien beschäftigt.
6 Vgl. Hanneken, A. u. a.: Das erfolgreiche kommunale Krankenhaus. Forschungsgutachten des Deutschen Krankenhausinstituts im Auftrag des Interessenverbandes kommunaler Krankenhäuser e.V. (IVKK). Abschlussbericht des Deutschen Krankenhausinstituts. Berlin 2010, S. 13.
7 Alle Angaben zum Gehalt beziehen sich auf den Tarifvertrag, den der Marburger Bund mit der Vereinigung der kommunalen Arbeitgeberverbände abgeschlossen hat (TV-Ärzte/VKA).
8 Augurzky, B. u. a.: Bedeutung der Krankenhäuser in privater Trägerschaft. RWI: Materialien 52. Essen 2009, S. 13.
9 Augurzky, B. u. a.: Bedeutung der Krankenhäuser in privater Trägerschaft. RWI: Materialien 52. Essen 2009, S. 23.
10 Das Deutsche Krankenhaus Verzeichnis (www.deutsches-krankenhaus-verzeichnis.de) bietet einen Überblick über die aktuelle medizinische Angebotsstruktur und die individuellen Leistungsschwerpunkte sowie das breite Service- und Betreuungsangebot der Krankenhäuser. Neben den Informationen aus den Qualitätsberichten stehen weitere Informationen, wie z. B. Krankenhausleitung, leitende Ärzte, detaillierte Bettenzahlen oder Verkehrsanbindung zur Verfügung.
11 Rheinisch-Westfälisches Institut für Wirtschaftsforschung (Hrsg.): Krankenhaus Rating Report 2010. Executive Summary, RWI: Materialien 59. Essen 2010, S. 6.
12 Blum, K./Löffert, S. (DKI): Ärztemangel im Krankenhaus. Ausmaß, Ursachen, Gegenmaßnahmen. Forschungsgutachten im Auftrag der Deutschen Krankenhausgesellschaft. Düsseldorf 2010, S. 70.
13 Blum, K./Löffert, S. (DKI): Ärztemangel im Krankenhaus. Ausmaß, Ursachen, Gegenmaßnahmen. Forschungsgutachten im Auftrag der Deutschen Krankenhausgesellschaft. Düsseldorf 2010, S. 74.
14 Blum, K./Löffert, S. (DKI): Ärztemangel im Krankenhaus. Ausmaß, Ursachen, Gegenmaßnahmen. Forschungsgutachten im Auftrag der Deutschen Krankenhausgesellschaft. Düsseldorf 2010, S. 126.
15 Der Mehrbedarf betrifft den zusätzlichen Bedarf an Ärzten über den aktuellen Bestand hinaus.

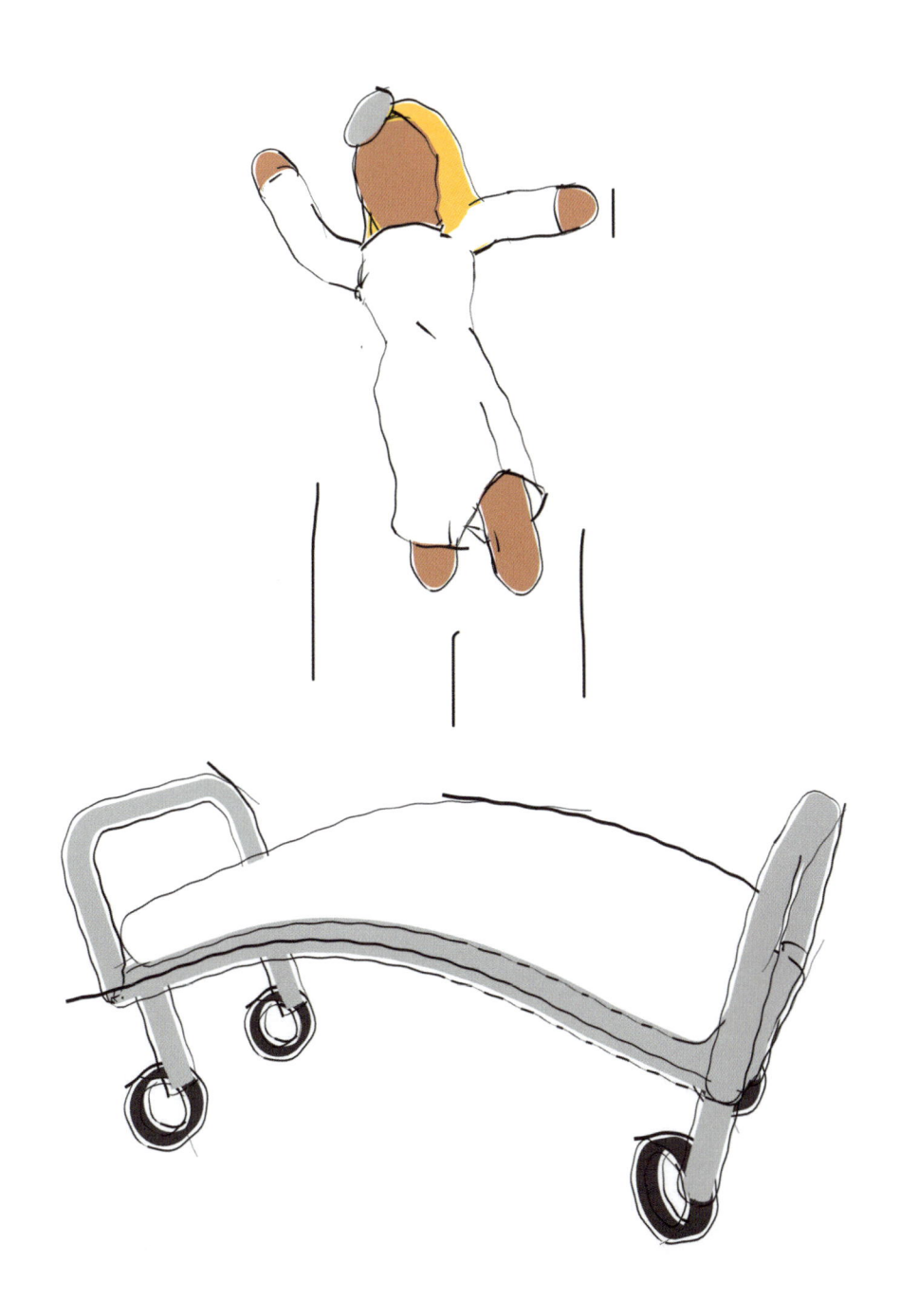

Berufseinstieg im Krankenhaus

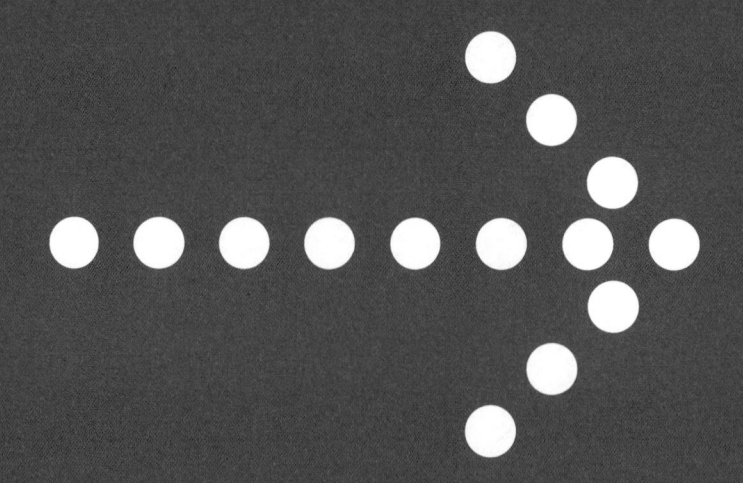

„ Anders als noch vor wenigen Jahren gibt es heute eine Vielzahl von Möglichkeiten, in der ambulanten Versorgung zu arbeiten: Die häufigste Form ist allerdings nach wie vor die Tätigkeit als in eigener Praxis niedergelassener Arzt – meist als Vertragsärztin oder -arzt, deutlich seltener in einer reinen Privatpraxis. Für Vertragsärztinnen und -ärzte gibt es dabei auch die Möglichkeit einer Teilzulassung oder die Tätigkeit als Partner-Arzt (auch Job-Sharing-Arzt genannt). Darüber hinaus ist es mittlerweile auch möglich, als

- angestellte/r Ärztin/Arzt in einem Medizinischen Versorgungszentrum,
- in einer Berufsausübungsgemeinschaft
- oder einer Filialpraxis zu arbeiten.

Diese heute gegebene Vielzahl von Möglichkeiten hat vor allem das Vertragsarztrechtsänderungsgesetz (VÄndG) eröffnet, das Anfang 2007 in Kraft getreten ist. Medizinische Versorgungszentren dagegen sind bereits seit dem Inkrafttreten des GKV-Modernisierungsgesetzes (GMG) Anfang 2004 möglich geworden.

Arbeitsfeld ambulante Versorgung – ein Überblick

Uwe K. Preusker

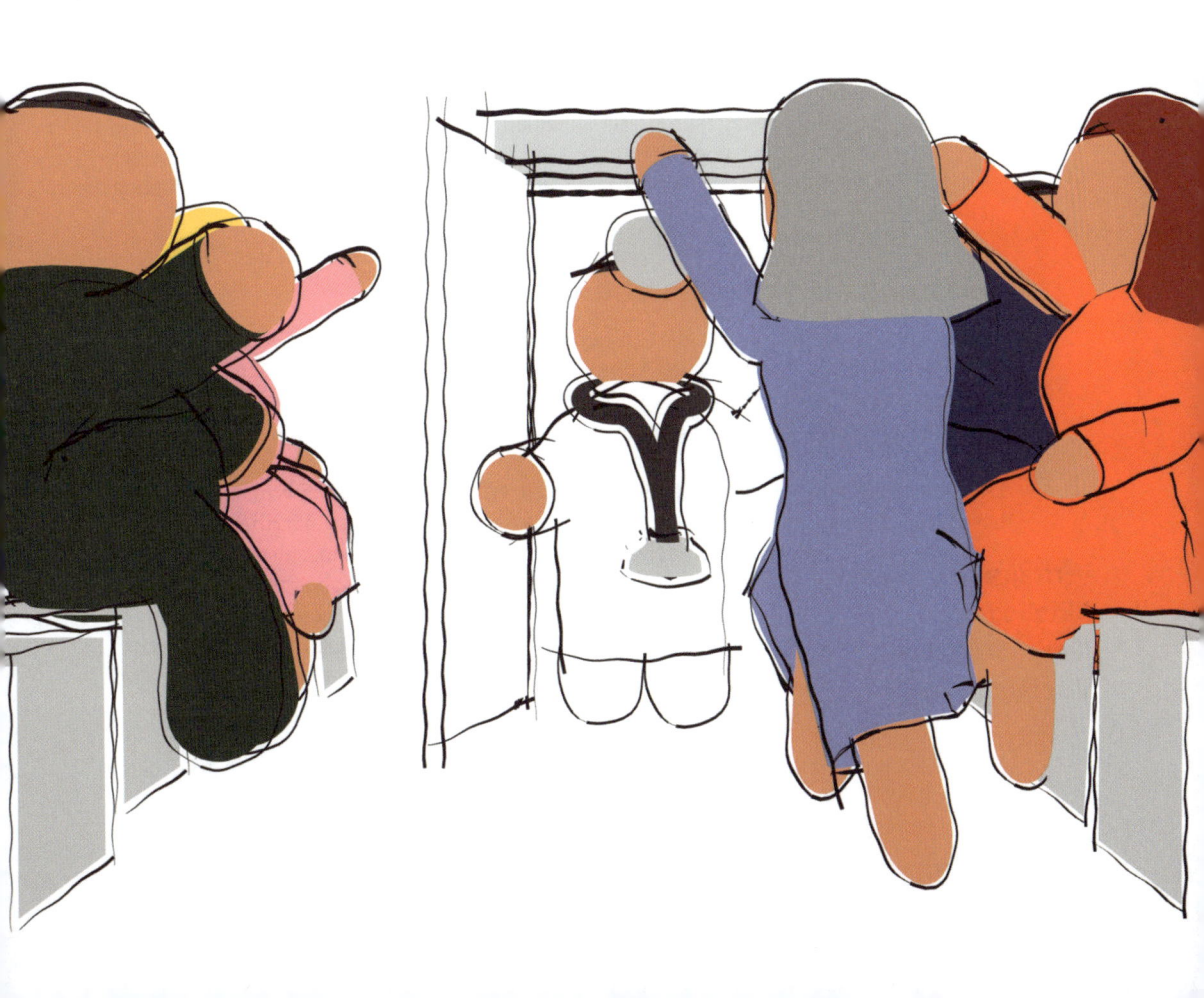

Arbeiten als Vertragsärztin oder -arzt

Zulassung zur vertragsärztlichen Tätigkeit

Um als Vertragsärztin bzw. als Vertragsarzt arbeiten zu können, ist eine Zulassung zur vertragsärztlichen Tätigkeit erforderlich. Erst dann dürfen Vertragsärzte Leistungen zu Lasten der gesetzlichen Krankenversicherung (GKV) erbringen, also gesetzlich krankenversicherte Patientinnen und Patienten behandeln.

Vertragsärzte können neben ihrer Praxistätigkeit auch als Belegärzte in einem Krankenhaus arbeiten (Belegärztliche Tätigkeit). Diese Ärzte betreuen ihre Patienten nicht nur ambulant, sondern zum Teil auch stationär. Dazu stehen ihnen im Krankhaus Belegbetten zur Verfügung.

Immer häufiger werden jedoch Verträge zwischen niedergelassenen (Vertrags-)Ärzten und Krankenhäusern geschlossen, nach denen die niedergelassenen Ärzte an Krankenhäusern als so genannte Konsiliarärzte tätig werden. Im Unterschied zum Belegarzt erbringt der Konsiliararzt seine ärztlichen Dienstleistungen im Krankenhaus dann auf der Basis einer Honorierung durch das Krankenhaus. Das Krankenhaus wiederum refinanziert diese Kosten durch die Fallpauschale, die es für die Behandlung des Patienten erhält.

Auch Krankenhausärzte können sich an der ambulanten medizinischen Versorgung in der gesetzlichen Krankenversicherung beteiligen, wenn sie vom Zulassungsausschuss eine Ermächtigung erhalten. Mit dem am 1. Januar 2012 in Kraft getretenen GKV-Versorgungsstrukturgesetz wurde die Residenzpflicht für Vertragsärzte, also die gesetzliche Verpflichtung von Vertragsärzten, ihren Wohnsitz so zu wählen, dass der Arzt für die Versorgung der Versicherten an seinem Vertragsarztsitz zur Verfügung steht, aufgehoben.

Zulassung als Vertragsärztin oder -arzt

Um die Zulassung als Vertragsarzt zu bekommen, müssen bestimmte Voraussetzungen erfüllt sein. Der Arzt muss seine Approbation erlangt haben, er muss eine Weiterbildung absolviert haben, er muss in das Arztregister eingetragen sein und Einführungsveranstaltungen zur GKV besucht haben.

Die Zulassung zur vertragsärztlichen Tätigkeit erfolgt durch gemeinsame, paritätisch besetzte Zulassungsausschüsse der Krankenkassen und der Kassenärztlichen Vereinigungen. Die Zulassung muss beim Zulassungsausschuss schriftlich beantragt werden. Der Zulassungsausschuss prüft und bewilligt den Antrag auf der Grundlage der Regelung des Sozialgesetzbuches V (SGB V) und der Zulassungsverordnung-Ärzte. Nach Bewilligung der Zulassung darf sich der Arzt Vertragsarzt nennen.

Vertragsärzte müssen Mitglied der Kassenärztlichen Vereinigung sein

Dabei haben die Zulassungsausschüsse neben den allgemeinen Vorschriften des Zulassungsrechtes auch die Regelungen zur Überversorgung zu beachten (siehe Bedarfsplanung). Neue Zulassungen zur vertragsärztlichen Tätigkeit sind danach nur in solchen

Regionen zulässig, für die keine Überversorgung festgestellt wurde. Mit dem GKV-Versorgungsstrukturgesetz ist die Bedarfsplanung insbesondere im Hinblick auf die demografische Entwicklung reformiert worden. Konkretisiert wurden außerdem die Voraussetzungen für Sonderbedarfszulassungen als Instrument der Feinsteuerung der Versorgungssituation vor Ort: Solche Sonderbedarfszulassungen sind nur möglich, wenn sie unerlässlich sind, um in einem Versorgungsbereich einen zusätzlichen lokalen oder qualifikationsbezogenen Versorgungsbedarf zu decken.

Vertragsärzte müssen Mitglied der Kassenärztlichen Vereinigung sein, in deren Gebiet sie ihre vertragsärztliche Tätigkeit ausüben.

Bewerbung um einen ausgeschriebenen Vertragsarztsitz

Die Kassenärztlichen Vereinigungen empfehlen Bewerbern für eine Niederlassung als Vertragsarzt, sich nach der Eintragung ins Arztregister in die Warteliste für eine Zulassung in dem jeweiligen Fachgebiet eintragen zu lassen. Denn damit dokumentiert die Ärztin/der Arzt sein nachhaltiges Interesse an einer Niederlassung. Die Dauer der Eintragung auf der Warteliste hat später bei der Entscheidung des Zulassungsausschusses über die Vergabe eines Vertragsarztsitzes in einem gesperrten Zulassungsbezirk Bedeutung, wenn sich mehrere Ärztinnen und Ärzte um diesen Vertragsarztsitz bewerben.

Besitzt ein Arzt mehrere abgeschlossene Facharztweiterbildungen, kann er sich auch für mehrere Fachgebiete auf die Warteliste beim Arztregister setzen lassen. Den Antrag auf Eintragung in die Warteliste stellen Ärzte und Psychotherapeuten formlos an das Arztregister der zuständigen KV.

Grundsätzlich gibt es zwei Möglichkeiten, eine Vertragsarztpraxis zu übernehmen:
• Übernahme einer Vertragsarztpraxis in einem nicht gesperrten Zulassungsbezirk.
• Übernahme einer Vertragsarztpraxis in einem gesperrten Zulassungsbezirk.

In beiden Fällen ist es sinnvoll sich um einen ausgeschriebenen Vertragsarztsitz zu bewerben. Denn unabhängig davon, ob die betreffende Praxis in einem gesperrten oder nicht gesperrten Zulassungsbezirk liegt, kann die Kassenärztliche Vereinigung den Vertragsarztsitz öffentlich ausschreiben, wenn Vertragsärztinnen und -ärzte ihre Praxis an einen Nachfolger übergeben wollen. Für Praxisübergaben in Planungsbereichen, die von Zulassungsbeschränkungen betroffen sind, ist allerdings die öffentliche Ausschreibung gesetzlich vorgeschrieben.

Nicht gesperrter Zulassungsbezirk

Für nicht gesperrte Planungsbereiche können interessierte Ärztinnen und Ärzte, die die Voraussetzungen zur Zulassung als Vertragsarzt erfüllen, jederzeit einen eigenen Zulassungsantrag stellen, um sich in eigener Praxis als Vertragsarzt neu niederzulassen, ohne eine bereits bestehende Vertragsarztpraxis zu übernehmen.

Übernahme einer Vertragsarztpraxis

Möglich ist auch die Übernahme einer Vertragsarztpraxis in Absprache mit dem abgebenden Vertragsarzt. Ist der Vertragsarztsitz dagegen von der KV ausgeschrieben, muss sich der Interessent bei der KV um den Vertragsarztsitz bewerben (siehe unten).

Gesperrter Zulassungsbezirk

In gesperrten Zulassungsbezirken müssen freiwerdende Vertragsarztsitze von der KV ausgeschrieben werden. Selbst wenn der abgebende Vertragsarzt bereits eine Nachfolgerin oder einen Nachfolger ausgewählt hat, muss dieser die offizielle Bewerbung um den frei werdenden Vertragsarztsitz in einem gesperrten Zulassungsbezirk bei der KV einreichen – eine Vereinbarung mit dem abgebenden Vertragsarzt allein reicht nicht aus! Eine Neuregelung durch das GKV-Versorgungsstrukturgesetz schreibt vor, dass der Zulassungsausschuss bereits im Vorfeld eines in überversorgten Planungsbereichen vorgesehenen Nachbesetzungsverfahrens darüber entscheiden kann, ob ein Nachbesetzungsverfahren überhaupt erfolgen soll. Entscheidet er sich dagegen, erhält der ausscheidende Vertragsarzt von der KV eine Entschädigung in der Höhe des Verkehrswertes der Praxis; die Praxis wird dann also nicht neu besetzt.

Nachbesetzungsverfahren

Wird ein Nachbesetzungsverfahren eingeleitet, muss die schriftliche Bewerbung um einen ausgeschriebenen Vertragsarztsitz vom Bewerber an die zuständige KV-Bezirksgeschäftsstelle gerichtet werden. Mit der Bewerbung muss der Bewerber folgende Unterlagen einreichen:
- Auszug aus dem Arztregister, falls der Bewerber nicht in dem Bereich der zuständigen Bezirksgeschäftsstelle ins Arztregister eingetragen ist;
- einen unterschriebenen Lebenslauf

Sofern es mehrere Bewerbungen auf einen Vertragsarztsitz in einem gesperrten Zulassungsbezirk gibt, entscheidet der Zulassungsausschuss nach folgenden Bewerberkriterien:
- berufliche Eignung,
- familiäre Bindung des Praxisbewerbers (Ehegatte oder Kind),
- Tätigkeit als Job-Sharing-Partner (Partner-Arzt) des bisherigen Vertragsarztes, soweit die Tätigkeit fünf Jahre besteht,
- Dauer der ärztlichen Tätigkeit,
- Dauer der Facharztanerkennung,
- Approbationsalter,
- Eintrag auf der Warteliste des Arztregisters,
- bei einer Gemeinschaftspraxis: Einverständnis der Partner.

Vergütung der Vertragsärzte

Die Vergütung der Vertragsärzte erfolgt im Wesentlichen über den Einheitlichen Bewertungsmaßstab (EBM) – ein Vertragswerk, in dem die Kassenärztliche Bundesvereinigung (KBV) und der Spitzenverband Bund der Krankenkassen (GKV-Spitzenverband) gemeinsam in Bewertungsausschüssen den Wert der Leistungen von niedergelassenen Vertragsärzten festgelegen.

Genehmigungspflichtige Leistungen

Ist der Zulassungsantrag erfolgreich genehmigt und die Vertragsarztpraxis neu eingerichtet oder eine bestehende übernommen, gilt es noch, sich um die Vielzahl der speziellen, genehmigungspflichtigen Leistungen zu kümmern, die ein Vertragsarzt erbringen kann.

Denn ein großer Anteil der diagnostischen und therapeutischen Kassenleistungen (rund zwei Drittel) unterliegt der Genehmigungspflicht und einer zusätzlichen Qualitätskontrolle durch die jeweilige Kassenärztliche Vereinigung. Das Spektrum reicht vom ambulanten Operieren über Ultraschalluntersuchungen und Schmerztherapie bis zur Zytologie.

Ärzte und Psychotherapeuten, die eine oder mehrere qualitätsgesicherte Leistungen erbringen wollen, müssen:
- einen Antrag auf Abrechnungsgenehmigung bei der KV stellen und
- besondere fachliche, apparative und gegebenenfalls auch räumliche Voraussetzungen nachweisen.

Erst nach Erteilung der schriftlichen Genehmigung sind diese Leistungen abrechnungsfähig und werden damit auch honoriert.

Qualitätsgesicherte Leistungen

Für viele dieser genehmigungspflichtigen Leistungen (z. B. Darmspiegelung, invasive Kardiologie, Schmerztherapie) werden Qualitätsprüfungen vorgenommen. Dazu werden Praxisbegehungen, Hygienekontrollen oder stichprobenartige Prüfungen der Untersuchungsergebnisse durchgeführt.

Qualitätsmanagement

Vertragsärzte sind wie inzwischen alle Leistungserbringer im Gesundheitswesen nach den Bestimmungen des SGB V zur Sicherung und Weiterentwicklung der Qualität der von ihnen erbrachten Leistungen verpflichtet. Die Leistungen müssen dem jeweiligen Stand der wissenschaftlichen Erkenntnisse entsprechen und in der fachlich gebotenen Qualität erbracht werden. Nach § 135a SGB V ist für Vertragsärzte, medizinische Versorgungszentren, zugelassene Krankenhäusern, Erbringer von Vorsorgeleistungen oder Rehabilitationsmaßnahmen und Einrichtungen, mit denen ein Versorgungsvertrag nach § 111a besteht (Einrichtungen des Müttergenesungswerks oder gleichartige Einrichtungen oder für Vater-Kind-Maßnahmen geeignete Einrichtungen), vorgeschrieben, einrichtungsintern ein Qualitätsmanagement einzuführen und weiterzuentwickeln.

Qualitätszirkel

Neben der vorgeschriebenen Einrichtung eines internen Qualitätsmanagements existiert in der ambulanten ärztlichen Versorgung seit langem das Instrument der Qualitätszirkel (QZ). Dabei schließen sich Ärzte freiwillig in QZ zusammen, um im strukturierten Erfahrungs- und Wissensaustausch ihre Therapiepraxis zu verbessern. Grundlage für die Errichtung solcher QZ in der vertragsärztlichen Versorgung sind die „Richtlinien der KBV für Verfahren zur Qualitätssicherung nach § 75 Abs. 7 SGB V (Qualitätssicherungs-Richtlinien)" aus dem Jahr 1994. Gegenwärtig sind nach Informationen der KBV bundesweit regelmäßig mehr als 8.000 solche Qualitätszirkel aktiv. Mit der Teilnahme an anerkannten Qualitätszirkeln können Fortbildungspunkte gemäß § 95d SGB V erworben werden.

Qualitätszirkel arbeiten
- auf freiwilliger Basis,
- mit selbstgewählten Themen,

- erfahrungsbezogen,
- auf der Grundlage des kollegialen Diskurses („peer review"),
- mit Moderator/-in,
- mit Evaluation ihrer Ergebnisse, soweit möglich auf einer hinreichenden Basis empirischer Daten aus der ambulanten Versorgung,
- kontinuierlich,
- mit festem Teilnehmerkreis,
- mit Ärzten gleicher oder unterschiedlicher Fachrichtung; mit Psychotherapeuten; z. T. unter Einbeziehung des Praxispersonals.

In der ambulanten medizinischen Versorgung verstehen sich Qualitätszirkel als Gruppen von Vertragsärzten und/oder -psychotherapeuten, die durch kritische Überprüfung der eigenen Tätigkeit und eines auf den Erfahrungen der Teilnehmenden aufbauenden Lernprozesses zur Qualitätsentwicklung nach dem Best-Practice-Prinzip beitragen. Im interkollegialen Erfahrungsaustausch werden Versorgungsroutinen bewusst gemacht und eine Analyse und Bewertung der eigenen Tätigkeit ermöglicht.

> Best-Practice-Prinzip

Fortbildung

> Vertragsärzte, in MVZ tätige Ärzte sowie ermächtigte Ärzte müssen alle fünf Jahre 250 Fortbildungspunkte nachweisen.

Seit der Gesundheitsreform 2004 gibt es im SGB V für Vertragsärzte eine gesetzliche Fortbildungsverpflichtung (§ 95d SGB V). Danach ist der Vertragsarzt verpflichtet, sich in dem Umfang fachlich fortzubilden, wie es zur Erhaltung und Fortentwicklung der zu seiner Berufsausübung in der vertragsärztlichen Versorgung erforderlichen Fachkenntnisse notwendig ist. Vertragsärzte, in MVZ tätige Ärzte sowie ermächtigte Ärzte müssen alle fünf Jahre gegenüber ihren Kassenärztlichen Vereinigungen 250 Fortbildungspunkte nachweisen.

Wird der Fortbildungsnachweis nicht erbracht, drohen empfindliche Strafen:
- Erbringt ein Vertragsarzt den Fortbildungsnachweis nicht oder nicht vollständig, ist die Kassenärztliche Vereinigung verpflichtet, das zu zahlende Honorar aus der Vergütung vertragsärztlicher Tätigkeit für die ersten vier Quartale um 10 % und ab dem darauf folgenden Quartal um 25 % zu kürzen.
- Erbringt ein Vertragsarzt den Fortbildungsnachweis nicht spätestens zwei Jahre nach Ablauf des Fünfjahreszeitraums, soll die Kassenärztliche Vereinigung unverzüglich gegenüber dem Zulassungsausschuss einen Antrag auf Entziehung der Zulassung stellen.

Individuelle Gesundheits-Leistungen (IGeL)

> IGeL-Liste

Vertragsärztinnen und -ärzte können in der Vertragsarztpraxis den Patienten der gesetzlichen Krankenversicherung solche Leistungen, die nicht von der GKV erstattet werden, als so genannte Individuelle Gesundheits-Leistungen (IGeL) anbieten. Sie müssen, sofern sie vom Patienten in Anspruch genommen werden, von den Versicherten privat bezahlt werden. Dazu existiert ein von der Kassenärztlichen Bundesvereinigung (KBV) und freien ärztlichen

Berufsverbänden erarbeitete Liste (IGeL-Liste). Die IGeL-Liste wird ständig erweitert. Es gibt inzwischen einige private Zusatzkrankenversicherungen, die bestimmte Leistungen aus der IGeL-Liste erstatten.

Berufsausübungsgemeinschaft

Seit Anfang 2007 ist es den Vertragsärztinnen und -ärzten auch möglich, in einer Berufsausübungsgemeinschaft tätig zu werden. Dabei handelt es sich um eine spezielle Form der gemeinschaftlichen Berufsausübung für Vertragsärzte (und Vertragspsychotherapeuten), die durch das am 1. Januar 2007 in Kraft getretene Vertragsarztrechtsänderungsgesetz (VÄndG) eingeführt wurde.

> Spezielle Form der gemeinschaftlichen Berufsausübung für Vertragsärzte

Diese neue Organisationsform ersetzt im Prinzip den Begriff der Gemeinschaftspraxis und erweitert gleichzeitig die Möglichkeiten der Zusammenarbeit für Vertragsärzte.

Eine Berufsausübungsgemeinschaft wird gebildet, indem sich zwei oder mehr Vertragsärzte oder -psychotherapeuten zu einer Praxis zusammenschließen und eine wirtschaftliche und organisatorische Einheit bilden. Die beteiligten Ärzte führen eine gemeinsame Patientenkartei, rechnen über eine gemeinsame Abrechnungsnummer ab und haften gemeinsam. Als Rechtsform müssen sie eine Gesellschaft bürgerlichen Rechts (GbR) wählen. Dabei können Vertragsärzte gleicher ebenso wie unterschiedlicher Fachgruppen eine Berufsausübungsgemeinschaft gründen.

Zulassung

Die Berufsausübungsgemeinschaft muss durch den Zulassungsausschuss genehmigt werden. Dafür müssen bestimmte Voraussetzungen erfüllt sein. So nennt zum Beispiel die KV Berlin als Rahmenbedingungen für die Gründung einer Berufsausübungsgemeinschaft:
- Arztregistereintrag und Zulassung der beteiligten Ärzte oder Psychotherapeuten,
- Gesellschaft bürgerlichen Rechts (GbR) als Rechtsform,
- Zustimmung des Zulassungsausschusses,
- gemeinsamer Praxissitz,
- Gesellschaftervertrag.

Örtliche und überörtliche Berufsausübungsgemeinschaften

Nach § 33 Ärzte-Zulassungsverordnung gibt es sowohl die örtliche als auch die überörtliche Berufsausübungsgemeinschaft. Die örtliche Berufsausübungsgemeinschaft zeichnet sich durch einen gemeinsamen Vertragsarztsitz aus, während die überörtliche Berufsausübungsgemeinschaft dagegen durch eine gemeinsame Berufsausübung bei unterschiedlichen Vertragsarztsitzen der Mitglieder der Gemeinschaft gekennzeichnet ist. Bei einer solchen überörtlichen Zusammenarbeit unterscheidet das Vertragsarztrecht wiederum die Variante einer Berufsausübungsgemeinschaft innerhalb des Bezirkes einer KV und solchen mit Mitgliedern in verschiedenen KVen. Für KV-übergreifende Berufsausübungsgemeinschaften hat die KBV eine eigene Richtlinie erlassen

> Die örtliche Berufsausübungsgemeinschaft zeichnet sich durch einen gemeinsamen Vertragsarztsitz aus

(Richtlinie der Kassenärztlichen Bundesvereinigung über die Durchführung der vertragsärztlichen Versorgung bei einer den Bereich einer Kassenärztlichen Vereinigung übergreifenden Berufsausübung – KV-übergreifende Berufsausübungs-Richtlinie).

Auch bei überörtlichen Gemeinschaften müssen sich die Mitglieder auf einen Hauptsitz oder Hauptbetriebsstätte einigen; die anderen Vertragsarztsitze werden zu Nebenbetriebsstätten der überörtlichen Berufsausübungsgemeinschaft.

In einer überörtlichen Berufsausübungsgemeinschaft können die Partner ohne besondere Genehmigung wechselseitig an den anderen Vertragsarztsitzen der Berufsausübungsgemeinschaft tätig werden. Dabei muss der Tätigkeitsumfang am eigenen Vertragsarztsitz bei mindestens 20 Sprechstunden pro Woche liegen und den Umfang aller vertragsärztlichen Tätigkeiten außerhalb des eigenen Vertragsarztsitzes insgesamt überwiegen.

Eine überörtliche Berufsausübungsgemeinschaft erhält einen gemeinsamen Honorarbescheid, die Partner haften gemeinsam.

Teil-Berufsausübungsgemeinschaft

Außerdem können Ärzte und Psychotherapeuten auch so genannte Teil-Berufsausübungsgemeinschaften gründen. Diese sind dadurch gekennzeichnet, dass sie nur bestimmte abgrenzbare Leistungen anbieten, so etwa zur fachübergreifenden gemeinschaftlichen Betreuung einer bestimmten Patientengruppe. Sie kann auch örtlich oder überörtlich organisiert sein.

Partner-Arzt (Job-Sharing) in der Berufsausübungsgemeinschaft

In der Berufsausübungsgemeinschaft gibt es eine spezielle Form, die als Job-Sharing bezeichnet wird. Dabei handelt es sich um eine besondere Form der Berufsausübungsgemeinschaft mit einem Senior- und einem Juniorpartner. Dazu erhält der hinzukommende Arzt oder Psychotherapeut in Juniorposition eine beschränkte Zulassung, auch wenn Zulassungsbeschränkungen im Fachgebiet vorliegen. Sie ist zeitlich unbefristet, aber an die Berufsausübungsgemeinschaft gebunden. Damit gilt sie nur für die gemeinsame ärztliche Tätigkeit. Nach zehn Jahren der Zusammenarbeit oder bei Entsperrung des Planungsbereichs wandelt sich die beschränkte in eine vollwertige Zulassung um.

Beide Ärzte müssen beim Job-Sharing eine Gesellschaft bürgerlichen Rechts (GbR) bilden. Auch der Junior-Partner wird Mitgesellschafter und haftet gemeinsam mit dem Seniorpartner für die Praxis. Beide teilen sich ein Honorarbudget.

Die Grundlage für die Berechnung bildet in der KV Berlin zum Beispiel die Gesamtpunktzahl aller bei der KV abgerechneten Leistungen des entsprechenden Vorjahresquartals, drei Prozent des Fachgruppendurchschnitts werden dazu addiert. Bis zu dieser Grenze kann der Arzt mit dem neu hinzukommenden Partner seine Leistungen bei der Kassenärztlichen Vereinigung (KV) Berlin abrechnen. Als Kooperationsform eignet sich das Jobsharing gut zur Praxisabgabe oder -übergabe, aber auch für Ärztinnen und Ärzte, die zum Beispiel wegen Kinderbetreuung über längere Zeit gemeinsam tätig werden wollen.

> **Jobsharing eignet sich gut zur Praxisabgabe oder -übergabe**

Rahmenbedingungen zum Job-Sharing in einer Praxis sind:
- identische Fachgruppe bei beiden Ärzten,
- Arztregistereintrag des hinzukommenden Arztes,
- Gesellschaft bürgerlichen Rechts (GbR) als Rechtsform,
- Abschluss eines Gemeinschaftspraxisvertrages,
- Erweiterung des bisherigen Punktevolumens um maximal drei Prozent des Fachgruppendurchschnitts.

Teilzulassung

Als weiterer Schritt zur Flexibilisierung des Vertragsarztrechtes wurde zum 1. 1. 2007 durch das Vertragsarztrechtsänderungsgesetz die Möglichkeit der Teilzulassung eingeführt. Darunter ist die Zulassung als Vertragsärztin oder -arzt mit hälftigem Versorgungsauftrag zu verstehen. Eine solche Zulassung wird in der Bedarfsplanung entsprechend mit dem Anrechnungsfaktor 0,5 gewertet.

Eine solche Möglichkeit besteht nicht nur bei einer Neuzulassung: Auch bereits zugelassene Ärzte können ihren Versorgungsauftrag durch schriftliche Erklärung gegenüber dem Zulassungsausschuss auf die Hälfte beschränken. Bei der (Neu-)Zulassung kann von vorneherein ein Antrag auf Teilzulassung zur vertragsärztlichen Versorgung gestellt werden.

> **Zulassung als Vertragsärztin oder -arzt mit hälftigem Versorgungsauftrag**

Diese Flexibilisierung soll unter anderem einer besseren Vereinbarkeit von Familie und Beruf dienen. Mit einer solchen Teilzulassung wird aber zum Beispiel auch eine hälftige Tätigkeit als angestellter Arzt in einem Krankenhaus neben einer Teilzulassung als Vertragsarzt möglich.

Zunächst war umstritten, ob solche halben Vertragsarztsitze, die von einer Vertragsärztin oder einem Vertragsarzt zurückgegeben werden, von den KVen auch ausgeschrieben werden müssen. Dazu hat es mittlerweile im GKV-Organisationsweiterentwicklungsgesetz zum 1. Januar 2009 eine gesetzliche Klarstellung gegeben. Danach haben Kassenärztliche Vereinigungen auch halbe Versorgungsaufträge auszuschreiben, die von niedergelassenen Vertragsärzten zurückgegeben werden. Nach den Beschlüssen des Bewertungsausschusses (bestehend aus Kassenärztlicher Bundesvereinigung und GKV-Spitzenverband) sind zusätzliche Honorarbegrenzungen bei Übernahme einer Teilzulassung nicht vorgesehen.

Filial- oder Zweigpraxis

Ebenfalls zur Flexibilisierung des Vertragsarztrechtes ist mit dem VÄndG auch die Möglichkeit eingeführt worden, Filial- bzw. Zeigpraxen zu eröffnen. Dabei handelt es sich präzise um die Erlaubnis der Errichtung weiterer Praxen ohne Beschränkung (Filialbildung nach § 98 Abs. 2 Nr. 13 SGB V bzw. nach § 24 Abs. 3 ZV-Ärzte). Danach kann der Inhaber einer Vertragsarztpraxis weitere Vertragsarztsitze kaufen und Filialen auch in anderen KV-Bereichen oder in einem Krankenhaus gründen. Auf diesen neuen Sitzen können dann Ärzte für die Filialpraxis angestellt werden. Die Abrechnung erfolgt dabei jeweils über die „Stamm"-Vertragsarztpraxis.

> **Erlaubnis der Errichtung weiterer Praxen ohne Beschränkung**

Solche Filialpraxen müssen durch die jeweils zuständige KV genehmigt werden. Soll die Errichtung der Zweigpraxis jedoch in einem anderen KV-Bereich liegen, so wird eine Ermächtigung des dort örtlich zuständigen Zulassungsausschusses nötig. Allgemeine Voraussetzung für die Zulassung bzw. Genehmigung ist, dass sich die Versorgung der Versicherten am ursprünglichen Praxissitz nicht verschlechtert und sich kumulativ die Versorgung der Patienten am neuen Standort verbessert. Näheres hierzu ist in den Bundesmantelverträgen geregelt. Anträge auf Filialbildung müssen genehmigt werden, wenn dies zu einer objektiven Verbesserung der Versorgung führt – etwa durch ein verbessertes Leistungs- oder Sprechstundenangebot. Ein Anspruch auf Ermächtigung für die Eröffnung einer Filialpraxis in einem anderen KV-Bereich besteht unter denselben Voraussetzungen wie für eine Filialpraxis, die innerhalb desselben KV-Bereiches betrieben werden soll.

Die Zweigpraxis darf nicht mit den ausgelagerten Praxisräumen verwechselt werden. Diese sind neu in der Zulassungsverordnung § 24 Abs. 5 Ä-ZV geregelt. So genannte ausgelagerte Praxisräume sind in der Nähe der Hauptpraxis ausdrücklich zugelassen, wenn dort der Vertragsarzt spezielle Untersuchungs- und Behandlungsleistungen erbringt.

In den ausgelagerten Praxisräumen darf aber keine Sprechstunde abgehalten werden und keine Rezeption vorhanden sein, insbesondere dürfen diese Räume über keine neue Telefonnummer verfügen, anderenfalls handelt es sich um eine Zweigpraxis.

Die KV Bayerns fordert zum Beispiel folgende Voraussetzungen für eine Filialgründung:
- Verbesserung der Versorgung – Begründung erforderlich, z. B. Verkürzung der Wege-/Wartezeiten, nicht angebotene Leistungen/Sprechzeiten,
- Versorgung am Ort der Stammpraxis nicht beeinträchtigt – Mindestpräsenzzeit in der Stammpraxis von 20 Std./Woche,
- Vertragsärztliche/-psychotherapeutische Versorgung am Ort der Stammpraxis überwiegt in zeitlicher Hinsicht gegenüber der vertragsärztlichen/-psychotherapeutischen Tätigkeit an dem weiteren Ort/an den weiteren Orten,
- Gewährleistung der Versorgung am Ort der Filiale insbesondere bei invasiv tätigen Fachgebieten auch außerhalb der dort angebotenen Sprechzeiten.

Als beispielhafte Begründungen für die Beantragung einer Filialpraxis nennt die KVB:
- Angebot von Leistungen, die am Ort der Filiale nicht angeboten werden,
- Angebot besonderer Sprechzeiten,
- Reduzierung von Wegstrecken für eingeschränkt mobile Patienten (z. B. in Heimen).

Dort wird ebenfalls darauf hingewiesen, dass nach berufsrechtlichen Einschränkungen nur bis zu zwei weitere Praxen (Filialen) möglich sind. Dabei ist die Sicherstellung der ordnungsgemäßen Patientenversorgung an jedem Ort erforderlich, insbesondere durch räumliche Nähe der weiteren Praxen zum Praxissitz.

> Bis zu zwei weitere Praxen (Filialen) möglich

Die Eröffnung von Filialpraxen birgt für den Vertragsarzt eine Reihe von zusätzlichen Möglichkeiten, sich am Markt zu positionieren und zu etablieren, so zum Beispiel:
- Rekrutierung neuer Patienten,
- Leistungserbringung in ansonsten gesperrten Planungsbereichen möglich,
- bessere räumliche Abdeckung des Einzugsbereichs der Praxis,
- Nutzung von Marketingeffekten,
- Kostenoptimierung,
- der Vertragsarzt ist berechtigt, sowohl in der Stamm- als auch der der Filialpraxis auch angestellte Ärztinnen und Ärzte zu beschäftigen.

Im Frühjahr 2011 hat das Bundessozialgericht mehre Streitfälle entschieden, bei denen es um die Genehmigung von Zweitpraxen von Medizinischen Versorgungszentren und von Vertragsärzten ging, und dabei Grundsätze zur Genehmigung von Zweigpraxen entwickelt. Die zentralen Inhalte dieser gerichtlichen Entscheidungen sind mit dem GKV-Versorgungsstrukturgesetz in geltendes Recht übernommen worden. In seinen Urteilen betonte das BSG unter anderem:
Die Ausübung der vertragsärztlichen bzw. vertragszahnärztlichen Tätigkeit an weiteren Orten außerhalb des Vertragsarztsitzes (Zweigpraxis) ist zulässig, wenn und soweit die Versorgung der Versicherten an den „weiteren Orten" verbessert und die ordnungsgemäße Versorgung der Versicherten am Ort des Vertragsarztsitzes nicht beeinträchtigt wird.

Die Führung von Zweigpraxen bedarf der Genehmigung, entweder der Kassenärztlichen Vereinigung (KÄV) bzw. Kassenzahnärztliche Vereinigung (KZÄV) – bei Zweigpraxen im Bezirk der KÄV bzw. KZÄV, deren Mitglied der Arzt/Zahnarzt ist – oder des Zulassungsausschusses, der für den Ort außerhalb des Bezirks dieser KÄV/KZÄV zuständig ist, an dem die Zweigpraxis betrieben werden soll.

> Die Führung von Zweigpraxen bedarf der Genehmigung

Den zuständigen Behörden steht bei der Beurteilung der Verbesserung der Versorgung am Ort der Zweigpraxis und der Beeinträchtigung der Versorgung am Vertragsarztsitz ein Beurteilungsspielraum zu. Die Ausübung dieser Beurteilungsermächtigung ist nur eingeschränkt gerichtlich nachprüfbar.

Die berufsrechtliche Beschränkung der Ausübung der niedergelassenen ärztlichen Tätigkeit auf höchstens zwei Standorte neben der Hauptpraxis gilt nicht für Medizinische Versorgungszentren. Diese können auch mehr als zwei Zweigpraxen führen; jeder in einem Medizinischen Versorgungszentrum tätige Arzt darf aber an höchstens drei Standorten des Medizinischen Versorgungszentrums tätig sein.

Wenn ein Kinderarzt regelmäßig an einem Tag der Woche nicht oder zeitlich nur ganz beschränkt an seinem Vertragsarztsitz tätig und dort für seine Patienten auch nicht erreichbar ist, weil er sich an einem über 120 km entfernten „weiteren Ort" zur Führung einer Zweigpraxis aufhält, kann darin eine Beeinträchtigung der Versorgung der Kinder und Jugendlichen am Vertragsarztsitz gesehen werden.

Das Angebot kieferorthopädischer Behandlungen lediglich an Freitagen und Samstagen muss für sich genommen noch keine Verbesserung der Versorgung darstellen, weil an den anderen Wochentagen der Kieferorthopäde bei Komplikationen nicht eingreifen kann, wenn er sich am Ort seiner ca. 500 km entfernten Hauptpraxis aufhält. Diese möglichen Qualitätseinschränkungen müssen nur hingenommen werden, wenn am Ort der Zweigpraxis ein erhebliches tatsächliches Versorgungsdefizit herrscht.[1]

Arbeiten im Medizinischen Versorgungszentrum

Medizinische Versorgungszentren (MVZ) haben als erste Organisationsform der ambulanten vertragsärztlichen Versorgung die Möglichkeit gegeben, mehrere Vertragsarztsitze organisatorisch zu bündeln. Die Möglichkeit zur Gründung bzw. Einrichtung von MVZ ist Anfang 2004 mit dem GKV-Modernisierungsgesetz (GMG) geschaffen worden. Dabei handelt es sich um fachübergreifende ärztlich geleitete Einrichtungen, in denen Ärzte als Angestellte oder Vertragsärzte tätig sein können. Für Ärztinnen und Ärzte bieten MVZ die Chance, als Angestellte an der vertragsärztlichen ambulanten Versorgung gesetzlich Versicherter teilzunehmen, ohne die mit einer Praxisgründung verbundenen wirtschaftlichen Risiken tragen zu müssen.

Mehrere Vertragsarztsitze organisatorisch bündeln

Gründer und Träger von MVZ

Gründer und Träger eines medizinischen Versorgungszentrums können seit Inkrafttreten des GKV-Versorgungsstrukturgesetzes nur noch zugelassene Ärzte, zugelassene Krankenhäuser, Erbringer nichtärztlicher Dialyseleistungen oder gemeinnützige Träger, die auf Grund einer Zulassung oder Ermächtigung an der vertragsärztlichen Versorgung teilnehmen, sein. Als Rechtsformen sind nur noch die Gesellschaft bürgerlichen Rechts, die GmbH und die Genossenschaft zugelassen. Ein medizinisches Versorgungszentrum muss vom Zulassungsausschuss zugelassen werden.

Voraussetzungen

In diesen neuen Einrichtungen müssen nach dem Gesetzeswortlaut Ärztinnen und Ärzte von mindestens zwei oder mehr Fachrichtungen zusammenarbeiten. Medizinische Versorgungszentren müssen von einer Ärztin oder einem Arzt geleitet sein. Dies muss bereits in den jeweiligen Verträgen zur Gründung eines MVZ festgeschrieben werden, also zum Beispiel im Gesellschaftsvertrag.

Patienten und MVZ

Patienten können die in einem MVZ tätigen Ärztinnen und Ärzte ebenso in Anspruch nehmen wie zum Beispiel einen in einer Einzelpraxis niedergelassenen Arzt oder die Ärzte in einer Gemeinschaftspraxis. Der Unterschied ist, dass das Medizinische Versorgungszentrum in jedem Fall mindestens zwei Fächer unter einem Dach vereint – das Behandlungsangebot ist also größer als in einer Einzelpraxis. Häufig gibt es auch eine enge Zusammenarbeit mit einem benachbarten Krankenhaus. MVZ bieten damit eine fachübergreifende ambulante Versorgung aus einer Hand und unter einem Dach an.

Voraussetzungen für die Zulassung

- Voraussetzungen für die Zulassung eines MVZ sind:
- fachübergreifende Tätigkeit,
- Gesellschafter mit der erforderlichen Gründereigenschaft,
- Vorlage eines Gesellschaftsvertrags,
- Benennung eines ärztlichen Leiters,
- alle beteiligten Ärzte bzw. Psychotherapeuten müssen an einem Standort arbeiten.

Außerdem:
- Ärzte oder Psychotherapeuten, die im Angestelltenverhältnis arbeiten wollen, müssen ins Arztregister eingetragen sein.
- Die Anstellung von Ärzten bedarf der Genehmigung durch den Zulassungsausschuss.

Rechtsform

Mögliche Rechtsformen für MVZ:
- Gesellschaft bürgerlichen Rechts (GbR),
- Genossenschaft,
- Gesellschaft mit beschränkter Haftung (GmbH).

In der Realität überwiegen mittlerweile MVZ in der Rechtsform der GmbH mit einem Anteil von fast 60 %, gefolgt von der GbR mit 25 % (Stand 31.12.2012).

MVZ und Bedarfsplanung

Durch die Gründung eines MVZ können keine neuen Arztsitze in einem Planungsbezirk geschaffen werden. Vielmehr muss es freie Arztsitze für die im MVZ vorgesehenen Fachrichtungen geben. Ein MVZ kann
- sich zur Gründung oder Erweiterung auf ausgeschriebene Vertragsarztsitze bewerben,
- sich erweitern durch Vertragsärzte, die auf ihre Zulassung verzichten, um sich vom MVZ anstellen lassen. Der auf diesem Sitz anzustellende Arzt muss auch am MVZ-Standort als Angestellter tätig werden.

MVZ und Abrechnung

MVZ rechnen wie eine fachübergreifende Gemeinschaftspraxis ab. Jeder im MVZ tätige Arzt erhält ein Regelleistungsvolumen (RLV) zugewiesen. Die RLV werden zusammengerechnet und bilden die Obergrenze für das gesamte MVZ. Dabei gilt: Wenn ein

Arzt weniger Leistungen erbracht hat, als sein RLV gestattet, kann ein anderer Kollege mehr tun, ohne dass das Honorar abgestaffelt wird. Wenn die Leistungen der gesamten Praxis die RLV allerdings überschreiten, wird das Honorar abgestaffelt. Dabei bildet das RLV allerdings nur einen Teil des ärztlichen Einkommens, neben dem es eine Reihe von Leistungen gibt, die Ärzte zusätzlich abrechnen können.

Das Interview mit
Dr. Peter Velling

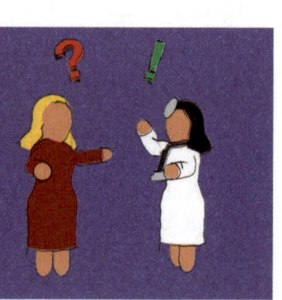

Dr. med. Peter Velling
Facharzt für Innere Medizin, Vorstandsmitglied des Bundesverbandes Medizinische Versorgungszentren – Gesundheitszentren – Integrierte Versorgung e.V. und seit 2009 ärztlicher Leiter der MVZ gGmbH der Ev. Lungenklinik Berlin
im Gespräch mit Dr. Uwe K. Preusker

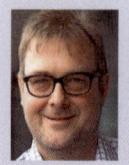

> Dr. med. Peter Velling ist Facharzt für Innere Medizin und seit 2009 ärztlicher Leiter der MVZ gGmbH der Ev. Lungenklinik Berlin. In seiner Zeit der Facharztweiterbildung an der Med. Univ. Poliklinik Bonn hat er sich auf die Fragen Asthma und Allergien fokussiert und durch die Weiterbildung an einer Poliklinik die ambulante Patientenbetreuung zusätzlich kennengelernt. Von 1996 bis Ende 2008 war er in Bonn in hausärztlicher Gemeinschaftspraxis niedergelassen. 2009 bekam er das Angebot, sich auf seinen Behandlungsschwerpunkt inkl. Wissenschaft im MVZ widmen zu dürfen, aber auch als angestellter Arzt die Erfahrungen aus seiner Vertragsarzttätigkeit in einer Krankenhaus MVZ GmbH einzubringen.

? Herr Dr. Velling, Medizinische Versorgungszentren (MVZ) sind vor allem für junge Ärztinnen und Ärzte offenbar ein hochattraktiver Arbeitsplatz. Woran liegt das?

Velling: Ich denke, nicht nur für Berufsanfänger, sondern auch für Kollegen, die ihre Selbstständigkeit schrittweise aufgeben wollen, ist die Anstellung oder Einbringung ihrer Einzelpraxis im MVZ attraktiv. Hier bietet das MVZ mit seiner Teamorientierung Vorteile, solche Ärzte zu integrieren und ihre Arbeitskraft für die Patienten und die Gesellschaft zu erhalten.

Das kooperative Arbeiten mehrerer Ärzte ermöglicht Arbeitszeitmodelle, die in Vertragsarztpraxen auch für angestellte Ärzte nicht angeboten werden können. Zudem müssen MVZ mindestens zwei Fachgruppen umfassen, real sind aber mehr Fachrichtungen beteiligt. Die dadurch entstehende kooperative Behandlungssituation und das kollegiale Gespräch funktionieren ähnlich wie im Krankenhaus – nur ohne Wochenend- und Nachtdienste. Durch das Zusammentreffen im funktionierenden Praxisteam mit sehr erfahrenen Kollegen, die wissen, wie die Abläufe organisiert werden, und die die Patienten kennen, mit den gerade ausgebildeten Fachärzten, die das aktuelle Erkrankungswissen einbringen, ist die ambulante Patientenversorgung entspannter zu lernen. Der Wechsel von einer nur kurzzeitigen Versorgung schwerkranker Patienten im Krankenhaus hin zu langjährigen Arzt-Patienten-Beziehungen in der ambulanten Praxis ist für Wechsler eine völlig neue Aufgabe.

? Die rechtlichen Rahmenbedingungen für MVZ sind in der kurzen Zeit ihres Bestehens bereits mehrfach verändert worden. Hatte das auch Einfluss auf die Attraktivität der Arbeitsplätze in MVZ?

Velling: Ich sehe keinen Bruch in der Attraktivität der MVZ, das zeigen auch die permanent steigenden Zahlen der angestellten Ärzte in MVZ, zuletzt ca. 11.000. Insgesamt ist die Zahl im ambulanten Bereich angestellt tätiger Ärzte zum Jahresende 2013 auf 23.000 gestiegen, wobei mit steigender Tendenz seit 2007 jährlich etwa 2.000 neue Anstellungsverhältnisse hinzukommen.
Die gesetzlichen Änderungen haben zwei Zielrichtungen. Die klassischen Niederlassungspraxen sollen durch die Möglichkeit der Anstellung attraktiver werden. Meist sind diese Berufsausübungsgemeinschaften aber fachgleich, so dass der fachübergreifende Austausch fehlt. Zum anderen zielte die Politik in der letzten Legislaturperiode darauf ab, Zulassung und Betrieb von MVZ einzuschränken, wobei hier Unterschiede zwischen MVZ in Ärzteträgerschaft und solchen in Trägerschaft von Krankenhäusern oder anderer GKV-Leistungserbringer gemacht wurden. Vertragsärzte und angestellte Ärzte bzw. deren Arbeitgeber werden hier ungleich behandelt und letzte durch viele Detailregelungen benachteiligt.
Diese Einschränkungen sind bei dem beklagten Ärztemangel nicht verständlich, von daher bleibt nur zu hoffen, dass sich hier eine Gleichbehandlung durchsetzt.

? Wo Licht ist, ist auch Schatten, sagt man: Was sind die negativen Aspekte der ärztlichen Tätigkeit im MVZ?

Velling: Der Vorteil der Anstellung, dass sie gerade keine Verpflichtung auf Lebenszeit darstellt, ist auch der größte Nachteil für Patienten, Personal und Träger. Die Freiheit der Arbeitszeitmodelle führt – relativ gesehen – zu häufigeren Wechseln der angestellten Ärzte als bei Vertragsärzten und damit zu einer Mehrbelastung des MVZ durch die Fluktuation.
Nachbesetzungen sind zwar einfacher möglich als die Suche und Ausschreibung eines Nachfolgers bei Praxisaufgabe, aber geeignete Kollegen stehen auch bei den wenigsten MVZ vor der Tür und warten. Für die Beendigung einer Anstellung gibt es vorrangig zwei Gründe: Entweder das ärztliche Arbeiten gefällt so gut, dass eine eigene Praxis oder eine andere Kooperationsform gesucht wird. Oder man geht doch zurück auf eine Facharztstelle im Krankenhaus. Insbesondere Patienten erwarten aber (lebens-)lang-

jährige Beziehungen zu „ihrem" Arzt; wenn dieser häufig wechselt, suchen sie ihn in den klassischen Praxen.
Grundsätzlich gilt, dass das Personal einer „Firma" inkl. Verwaltung zusammenpassen muss, sonst macht es keinen Spaß zu arbeiten. Ich habe dies so allgemein gesagt, weil es nicht nur für MVZ oder in der Medizin gilt. MVZ bilden oft Strukturen, die deutlich oberhalb von zehn Mitarbeitern liegen und daher sicher in Probleme kommen, wenn die Chemie im Team nicht stimmt. Einzelpraxen mit dem einen Arzt als Chef können – besonders für den Chef – angenehmer bzw. einfacher zu steuern sein.

? Was ist Ihr Rat an angehende Ärztinnen und Ärzte, die direkt nach dem Studium überlegen, wo sie ihren Berufsweg starten sollen: direkt ins MVZ oder besser erst ein paar Jahre ins Krankenhaus?

Velling: Im gesamten Bereich der Niederlassung gilt der Facharztstandard, daher ist nach der Approbation ein Beginn der Facharztweiterbildung im Krankenhaus sicher sinnvoller und breiter bildend. Für alle Ärzte, die sich auch ambulante Medizin vorstellen können, ist es ausgesprochen sinnvoll, Teile ihrer Facharztausbildung im MVZ oder in Praxen zu machen – was in fast allen Fachbereichen möglich und zulässig ist. Gerade wenn die ambulanten Weiterbildungsärzte mit dem Ausbildungsträger kooperieren, z. B. wenn es sich um ein an ein Krankenhaus angebundenes MVZ handelt, ist dadurch ein guter Einblick möglich, ob die persönliche Zukunft in der ambulanten Medizin liegen kann.
Im Übrigen heißt flexible Arbeitszeitmodelle häufig auch, dass Ärzte zwar Vollzeit tätig sind, dies aber jeweils in Teilzeit im Krankenhaus und im ambulanten Bereich. Bei solchen Arbeitsplatzangeboten sind MVZ in Krankenhausträgerschaft oft Vorreiter und bieten hier Ärzten und Patienten eine Verknüpfung der Behandlung über die Sektorengrenze hinweg.

? MVZ als Lebensarbeitsplatz – ist das – noch – eine Illusion?

Velling: Für mich ist es Realität, ich werde nicht mehr wechseln, da ich den für mich optimalen Arbeitsplatz gefunden habe. Für mich ist das MVZ ein guter Weg, meine Arbeit zusammen mit den Kollegen zufrieden und mit der nötigen Zeit für meine Patienten auszuführen. Meine Verwaltung unterstützt mich gerade durch Zeitersparnis bei sonst nötigen, ungeliebten Verwaltungsaufgaben.
Ich sehe darin aber ein Modell, das es so erst seit 2004 gibt und das gleichberechtigt neben anderen Möglichkeiten, als Arzt seinen Beruf auszuüben, stehen sollte. Die Stärke der heute bestehenden Vielfalt an Praxisformen liegt darin, dass sie den Ärzten, Medizinischen Fachangestellten und Patienten einen bunten Strauß an Wahlmöglichkeiten und Berufsoptionen bieten.
Es sollte keine Konkurrenz zwischen den Formen geben oder herbeigeredet werden. Das Schöne ist doch, dass so jeder Beschäftigte oder Patient die jeweils für sich passende Option finden kann, gegebenenfalls auch durch Ausprobieren der ein oder anderen Stelle.

Arbeiten als Angestellter in der ambulanten Versorgung

Neben den neuen Möglichkeiten, in einem Medizinischen Versorgungszentrum (MVZ) oder einer Filialpraxis als angestellte Ärztin/angestellter Arzt zu arbeiten, haben Vertragsärzte durch das VÄndG und das GKV-Versorgungsstrukturgesetz deutlich mehr Möglichkeiten erhalten, Ärztinnen und Ärzte – auch fachgebietsübergreifend – einzustellen (§ 95 Abs. 9 SGB V).

Danach kann der Vertragsarzt mit Genehmigung des Zulassungsausschusses Ärzte, die in das Arztregister eingetragen sind, anstellen, sofern für die Arztgruppe, der der anzustellende Arzt angehört, keine Zulassungsbeschränkungen angeordnet sind. Sind Zulassungsbeschränkungen angeordnet, ist ebenfalls eine Beschäftigung von angestellten Ärztinnen und Ärzten möglich, wenn sich der Vertragsarzt gegenüber dem Zulassungsausschuss zu einer Leistungsbegrenzung verpflichtet, die den bisherigen Praxisumfang nicht wesentlich überschreitet. Darüber hinaus gibt es Ausnahmen von der Leistungsbegrenzung, soweit und solange dies zur Deckung eines zusätzlichen lokalen Versorgungsbedarfs erforderlich ist.

Genauer geregelt ist dies in der Zulassungsverordnung-Ärzte (Ärzte-ZV). Nach § 32b der Ärzte-Zulassungsverordnung können Ärzte auch als Angestellte befristet oder unbefristet in einer Praxis arbeiten. Dies ist allerdings nur möglich, wenn der Planungsbereich entweder nicht gesperrt ist, die Arztgruppe nicht der Bedarfsplanung unterliegt oder der anzustellende Vertragsarzt eine Genehmigung vom Zulassungsausschuss zur Anstellung des Arztes hat. Möglich ist auch die Anstellung eines Arztes, der einer anderen Fachgruppe angehört als der Praxisbesitzer.

Rahmenbedingungen zur Anstellung in einer Praxis

Bei der Anstellung von Ärztinnen und Ärzten in einer Praxis sind bestimmte Rahmenbedingungen zu berücksichtigen. So nennt die KV Berlin zum Beispiel die folgenden Rahmenbedingungen:
- vorhandener Arztsitz für den einzustellenden Arzt (andernfalls ist nur eine Anstellung im Rahmen einer Job-Sharing-Partnerschaft als Partner-Arzt möglich),
- gleiche Facharztgruppe, wenn für den anzustellenden Arzt kein Arztsitz zur Verfügung steht,
- Leistungsobergrenze: bisherige Praxiswerte plus 3 % des Fachgruppendurchschnitts,
- Arztregistereintrag des anzustellenden Arztes,
- Genehmigung des Zulassungsausschusses.

Arbeiten in der Privatpraxis

Nach wie vor ist die Arbeit als Ärztin oder Arzt in einer reinen Privatpraxis eher die Ausnahme als die Regel. Dennoch entscheiden sich immer wieder Ärztinnen und Ärzte dafür, Patienten ausschließlich im Rahmen einer Privatpraxis zu behandeln. In den meisten Fällen wird jedoch die Privatpraxis neben der Tätigkeit als Vertragsarzt betrieben, so dass die Behandlung von GKV-Patienten ebenso wie die von Privatpatienten parallel möglich ist.

Eher die Ausnahme

Niederlassungsfreiheit Bei der Niederlassung als Privatarzt bestehen im Gegensatz zur Tätigkeit als Vertragsarzt keine Zulassungsbeschränkungen. Es gilt vielmehr die Niederlassungsfreiheit. Als fachliche Qualifikation für eine Niederlassung als Privatarzt bzw. -ärztin einer Privatpraxis ist die Approbation erforderlich.

Nach den Heilberufsgesetzen der Länder und der Berufsordnung für Ärzte ist die Ausübung des ärztlichen Berufes in eigener Praxis an die Niederlassung gebunden. So heißt es in § 17 der Muster-Berufsordnung: „Die Ausübung ambulanter ärztlicher Tätigkeit außerhalb von Krankenhäusern einschließlich konzessionierter Privatkliniken ist an die Niederlassung in einer Praxis (Praxissitz) gebunden, soweit nicht gesetzliche Vorschriften etwas anderes zulassen."

Anders als bei einer Niederlassung als Vertragsarzt sind für die Niederlassung als Privatarzt die Ärztekammern zuständig.

Niederlassung

Sich als Arzt niederzulassen, bedeutet die Ausübung der ärztlichen Tätigkeit an einem bestimmten Ort. Dieser Niederlassungsort entspricht dem Vertragsarztsitz für den Vertragsarzt. Ort und Zeitpunkt der Niederlassung hat der Arzt nach den Regelungen der Berufsordnung der Ärztekammer anzuzeigen.

Über den Praxissitz hinaus ist es Ärztinnen und Ärzten nach den heutigen berufsrechtlichen Vorschriften möglich, an zwei weiteren Orten als Privatarzt tätig zu sein (Filialbildung). Voraussetzung ist allerdings, dass die Ärztinnen und Ärzte Vorkehrungen für eine ordnungsgemäße Versorgung ihrer Patientinnen und Patienten an allen Orten ihrer Tätigkeit treffen. Die rein privatärztlich ausgerichtete Zweigpraxis ist nicht genehmigungspflichtig. Sie muss aber, ebenso wie die Niederlassung selbst, der zuständigen Ärztekammer angezeigt werden.

Praxisschild

Praxissitz Der Praxissitz muss durch ein Praxisschild kenntlich gemacht werden. Ärztinnen und Ärzte haben auf ihrem Praxisschild
- den Namen,
- die Facharztbezeichnung,
- die Sprechzeiten (oder den Hinweis „Sprechzeiten nach Vereinbarung") sowie gegebenenfalls,
- die Zugehörigkeit zu einer Berufsausübungsgemeinschaft anzugeben.
  Darüber hinaus kann der Privatarzt auf seinem Praxisschild eine ganze Reihe von weiteren freiwilligen Angaben machen, so etwa:
- Gebiets-, Schwerpunkts- und Zusatzbezeichnungen,
- weitere Qualifikationen, die von einer Ärztekammer verliehen wurden (zum Beispiel Zertifikate zur verkehrsmedizinischen Qualifikation, Ernährungsmedizin, Rettungsdienst etc.),
- Tätigkeitsschwerpunkte (zum Beispiel Reisemedizin oder Traditionelle chinesische Medizin),

- Akademische Grade,
- Zulassung zu den Krankenkassen,
- „Durchgangsärztin"/"Durchgangsarzt" oder „D-Ärztin"/"D-Arzt", „H-Ärztin"/"H-Arzt",
- „Belegärztin"/"Belegarzt", gegebenenfalls unter Angabe des Krankenhauses, in dem er die belegärztliche Tätigkeit ausübt,
- "Ambulante Operationen",
- „Praxisklinik",
- Bereitschaftsdienst oder Notfallpraxis.

Notfalldienst

Auch für den ausschließlich in einer Privatpraxis tätig werdenden Arzt besteht nach den Heilberufsgesetzen der Länder sowie der Berufsordnung die Verpflichtung, am ärztlichen Notfalldienst teilzunehmen. Für die Organisation des Notfalldienstes ist in den allermeisten Fällen nach der gemeinsamen Notfalldienstordnung die Kassenärztliche Vereinigung zuständig. Dort hat sich auch der niedergelassene Privatarzt für den Notfalldienst anzumelden.

Dokumentationspflicht

Wichtiger Bestandteil der privatärztlichen Tätigkeit ist die in der Berufsordnung festgelegte Dokumentationspflicht. Danach ist der Arzt verpflichtet, die erforderlichen Aufzeichnungen über Diagnose und Therapie zu erstellen und diese mindestens für die Dauer von 10 Jahren nach Abschluss der Behandlung aufzubewahren, soweit nicht nach gesetzlichen Vorschriften eine längere Aufbewahrungspflicht (so etwa für Röntgenunterlagen) besteht. Der Arzt ist verpflichtet, auch nach Aufgabe der Praxis für die Aufbewahrung der Dokumentationsunterlagen und deren Zugangsmöglichkeit zu sorgen. Bei Beendigung der ärztlichen Tätigkeit ist der zuständigen Ärztekammer mitzuteilen, wie und wo die Aufbewahrung erfolgt.

Arzthaftpflichtversicherung

Jeder Arzt ist verpflichtet, eine Arzthaftpflichtversicherung in ausreichender Höhe abzuschließen. Dabei geht die Ärztekammer Baden-Württemberg zum Beispiel davon aus, dass eine Haftpflichtversicherung für freiberufliche Tätigkeit dann ausreichend ist, wenn folgende Deckungssummen abgeschlossen wurden:
Je nach Fachgebiet 3 oder 5 Mio. EUR für Personen- und Sachschäden sowie 300.000 EUR für Vermögensschäden.

Vergütung/Abrechnung der Leistungen

Gebührenordnung für Ärzte

Die Abrechnung der erbrachten Leistungen der Privatpraxis erfolgt nach den Regelungen der amtlichen Gebührenordnung für Ärzte (GOÄ), die Teil des Behandlungsvertrages zwischen Privatpatient und Arzt ist. Bei Patienten, die eine private Krankenversicherung abgeschlossen haben, werden die vom Arzt in Rechnung gestellten Gebühren im Rahmen des jeweiligen Krankenversicherungsschutzes von der privaten Krankenversicherung des Patienten erstattet. Vertragspartner für den Arzt ist in aller Regel aber der Patient und nicht die private Krankenversicherung.

> **Grundsatz der persönlichen Leistungserbringung**

Nach § 1 Absatz 2 GOÄ darf der Arzt Vergütungen nur für Leistungen berechnen, welche nach den Regeln der ärztlichen Kunst für eine medizinisch notwendige ärztliche Versorgung erforderlich sind. Leistungen, die über dieses Maß hinausgehen, darf er nur berechnen, wenn sie auf Verlangen des Patienten erbracht worden sind. Weiterhin gilt auch für den Privatarzt der Grundsatz der persönlichen Leistungserbringung. Der Arzt darf also nur Leistungen abrechnen, die er selbst erbracht hat oder die unter seiner Aufsicht nach fachlicher Weisung erbracht wurden. Ausnahmen stellen hier bestimmte Laborleistungen dar.

Quellen:
1 Aktenzeichen der entschiedenen Fälle: B 6 KA 7/10 R / B 6 KA 12/10 R / B 6 KA 3/10 R.

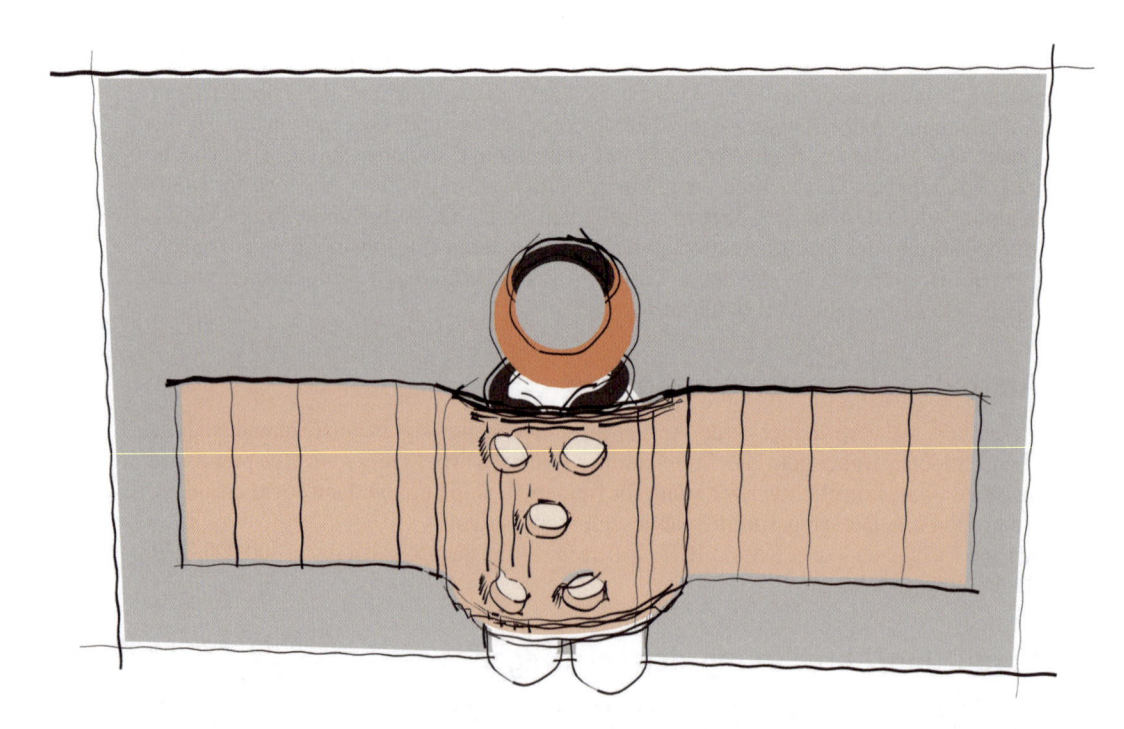

Arbeitsfeld ambulante Versorgung – ein Überblick

PRAXIS UND FAMILIE

„Ein großer logistischer Aufwand, der sich lohnt und sehr schön ist!"

Wie können niedergelassene Ärztinnen und Ärzte sich ihren Wunsch nach Familie und beruflicher Karriere erfüllen? Welche Hürden gilt es zu meistern und wie haben KVB-Mitglieder den Spagat zwischen Praxis und Familie geschafft? Wir haben einige von ihnen besucht und sie nach ihren persönlichen Erfahrungen und Erfolgsrezepten befragt. Den Anfang machen wir in dieser Ausgabe mit Dr. Ursula Gaisbauer-Riedl aus Simbach am Inn.

Der Abdruck erfolgt mit freundlicher Genehmigung der Kassenärztlichen Vereinigung Bayerns (KVB). Erschienen im KVB-Mitgliedermagazin KVB FORUM, Ausgabe 9/2011

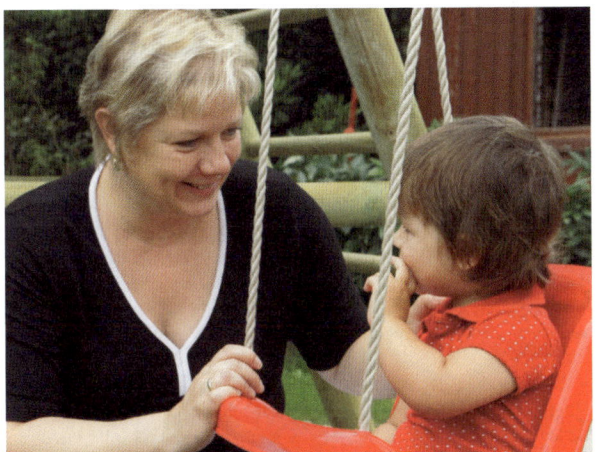

Mittwoch ist Franziska-Tag: Dr. Ursula Gaisbauer-Riedl und ihre zweijährige Tochter genießen die Zeit zu zweit im Garten.

Die kleine Franziska ist zwei Jahre alt und balanciert ein Schälchen Johannisbeeren durch den Garten. Dann stellt sie es auf den Tisch, an den ihre Mutter und ich uns für unser Gespräch zurückgezogen haben. Plötzlich kommt ihr die Idee, die Johannisbeeren in ihrem Wasserglas zu versenken. Sie freut sich und kichert über jede einzelne Beere, die in ihrem Sprudelwasser untergeht. Ab und zu macht sie ihre Mutter auf das bunte Beerentreiben aufmerksam. Dr. Ursula Gaisbauer-Riedl lobt die Kleine und genießt es ganz offensichtlich, dass sie am heutigen Mittwoch nicht in die Praxis muss. Die Fachärztin für Kinder- und Jugendmedizin liebt ihre Mutterrolle, genauso wie sie ihren Beruf liebt. Weder auf das eine noch auf das andere möchte sie verzichten. Zum Glück muss sie das auch nicht: Nicht nur, dass sich ihre Praxis und ihre Wohnung in einem Gebäude befinden, sodass sie im Notfall schnell von der einen in die andere Welt wechseln kann, sie kann sich auch voll und ganz darauf verlassen, dass die Gemeinschaftspraxis, die sie seit 1999 zusammen mit ihrem Bruder betreibt, bei ihm während ihrer Abwesenheit in den besten Händen ist.

Weiterbildungsassistent gesucht

Doch dafür mussten zunächst einige Voraussetzungen geschaffen werden. Denn ganz allein war der Praxisbetrieb für Dr. Stephan Gaisbauer während der Elternzeit seiner Schwester nicht zu stemmen. „Gleich als ich schwanger wurde, haben wir uns bei der KVB über die verschiedenen Vertretungsmöglichkeiten informiert, denn es war klar, dass mein Bruder bei unserem Patientenaufkommen unbedingt Unterstützung braucht." Die Gaisbauers entscheiden sich, einen Weiterbildungsassistenten einzustellen, was sich auf dem Land als schwieriges Unterfangen erweist. Erst kurz vor Franziskas Geburt tritt ein junger Assistenzarzt aus der nahegelegenen Kinderklinik seinen Dienst an. Ursula Gaisbauer-Riedl hat genau eine Woche Zeit, um ihn einzuarbeiten. Rückblickend meint sie, dass diese Lösung für alle Beteiligten gut funktioniert hat. So kann die frischgebackene Mutter die ersten sechs Monate nach der Geburt unbesorgt zu Hause bei ihrem Kind bleiben. Danach steigt sie langsam – zwei bis drei

Tage pro Woche – wieder in den Praxisbetrieb ein. Dafür nimmt sich ihr Mann drei Monate Eltern(aus-)zeit.

Inzwischen steht Dr. Ursula Gaisbauer-Riedl wieder dreieinhalb bis vier Tage pro Woche in der Praxis. Mittwochs allerdings nicht – da ist Franziska-Tag. Ihr Mann, Wirtschaftsinformatiker beim Landratsamt Passau, hat nach seiner dreimonatigen Elternzeit seine Fünf-Tage-Woche dauerhaft um zwei Tage reduziert. Für die Zeiten, die die Eltern nicht abdecken können, kommt eine Kinderfrau ins Haus. So kann Franziska in ihrer gewohnten Umgebung bleiben. Und im Notfall ist ihre Mutter in der Praxis ja nur eine Tür weit entfernt. Was sich so einfach anhört, ist trotz allem eine logistische Meisterleistung, zumal die Mutter der Ärztin an Demenz erkrankt ist und ebenfalls zu Hause betreut werden muss. Zwischendurch musste auch noch ein neuer Weiterbildungsassistent gesucht werden. Monate vergingen, bis eine junge Ärztin gefunden war. Im September kommt Franziska nun in den Kindergarten, das macht die Organisation im Hause Gaisbauer wieder etwas einfacher. Da ist es gut, dass sich bis dahin die Freistellung vom Bereitschaftsdienst Stress mindernd auf das Berufsleben der 47-Jährigen auswirkt. „Ich mache zurzeit keine Nachtdienste. Ab und zu übernehme ich einen Samstagsdienst. Aber eher selten, sodass mir durch die Befreiung einfach mehr Zeit für die Familie bleibt."

Beratung aus einer Hand

Wie gut hat sie sich insgesamt zum Thema „Praxis und Familie" von der KVB unterstützt und beraten gefühlt? „Im Grunde sehr gut. Ich engagiere mich ja seit vielen Jahren bei der KV und

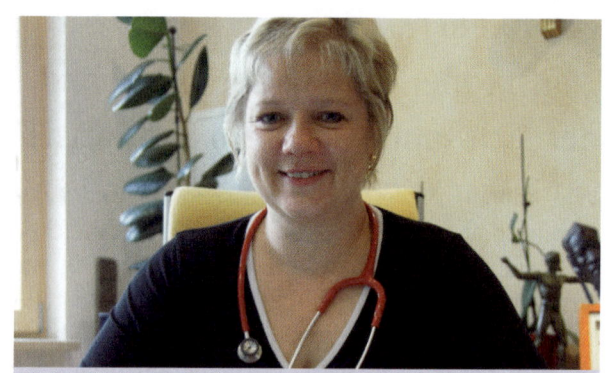

Die Fachärztin für Kinder- und Jugendmedizin in ihrer Praxis in Simbach am Inn. Derweil spielt ihre Tochter nur eine Tür weiter.

weiß daher, an wen ich mich zu welchem Thema wenden muss. Aber als Jungniedergelassene würde ich mich aufgrund der vielen Ansprechpartner bei der KV manchmal schwer tun." Die Simbacher Ärztin plädiert deshalb für eine Beratung aus einer Hand. „Es sollte bei der KVB für einen Themenkomplex immer nur einen Ansprechpartner geben. In diesem Fall einen, der sowohl wirtschaftlich beraten kann, als auch bei der Beantragung des Elterngeldes hilft. Und der auch weiß, dass man die Ärzteversorgung aussetzen kann und welche Bescheinigungen dafür notwendig sind. Da gibt es so viele ungeklärte Fragen, für die benötigt man einfach eine umfassende Unterstützung."

„Finanzielle Abstriche sind normal"

Welche Verbesserungen für Niedergelassene mit Kindern wünscht sich Dr. Ursula Gaisbauer-Riedl von der Politik? Die Niederbayerin überlegt lange und meint dann: „Mehr Geld. Mit 1.800 Euro Elterngeld kommt man nicht weit, wenn man nicht noch einen Mann hat, der dazu verdient und den Großteil der Haushaltsführung übernimmt. Ich bezahle ja schon allein 500 Euro für die Krankenversicherung. Dazu kommt die Ärzteversorgung – es sei denn, man setzt mit den Beiträgen aus. Als Alleinerziehende könnte ich davon nicht leben. Da sollte sich die Politik schon was überlegen."

Sollten junge Ärztinnen den Schritt ins Familienleben also gründlich überdenken? Nur insofern, als dass sie vor Eintritt einer Schwangerschaft ihren Facharzt in der Tasche haben sollten, meint Dr. Ursula Gaisbauer-Riedl. „Es ist einfach sehr schwierig, Teilzeitstellen während der Facharztausbildung zu bekommen." Aber danach sei es sowohl im Angestelltenverhältnis als auch als Selbstständige durchaus möglich, Familie und Beruf unter einen Hut zu kriegen. „Es ist und bleibt ein großer logistischer Aufwand, und man muss natürlich auch finanzielle Abstriche machen. Aber es rentiert sich und es ist sehr schön!"

Informationen zum Thema Vereinbarkeit von Praxis und Familie finden Sie unter www.kvb.de in der Rubrik Praxis/Praxisführung/Praxis und Familie. Hier haben Sie auch Gelegenheit, sich kostenlos die KVB-Broschüre „Ärztinnen in der vertragsärztlichen Versorgung" herunterzuladen.

Marion Munke (KVB)

Text und Bilder: Kassenärztliche Vereinigung Bayern, KVB FORUM 9/2011

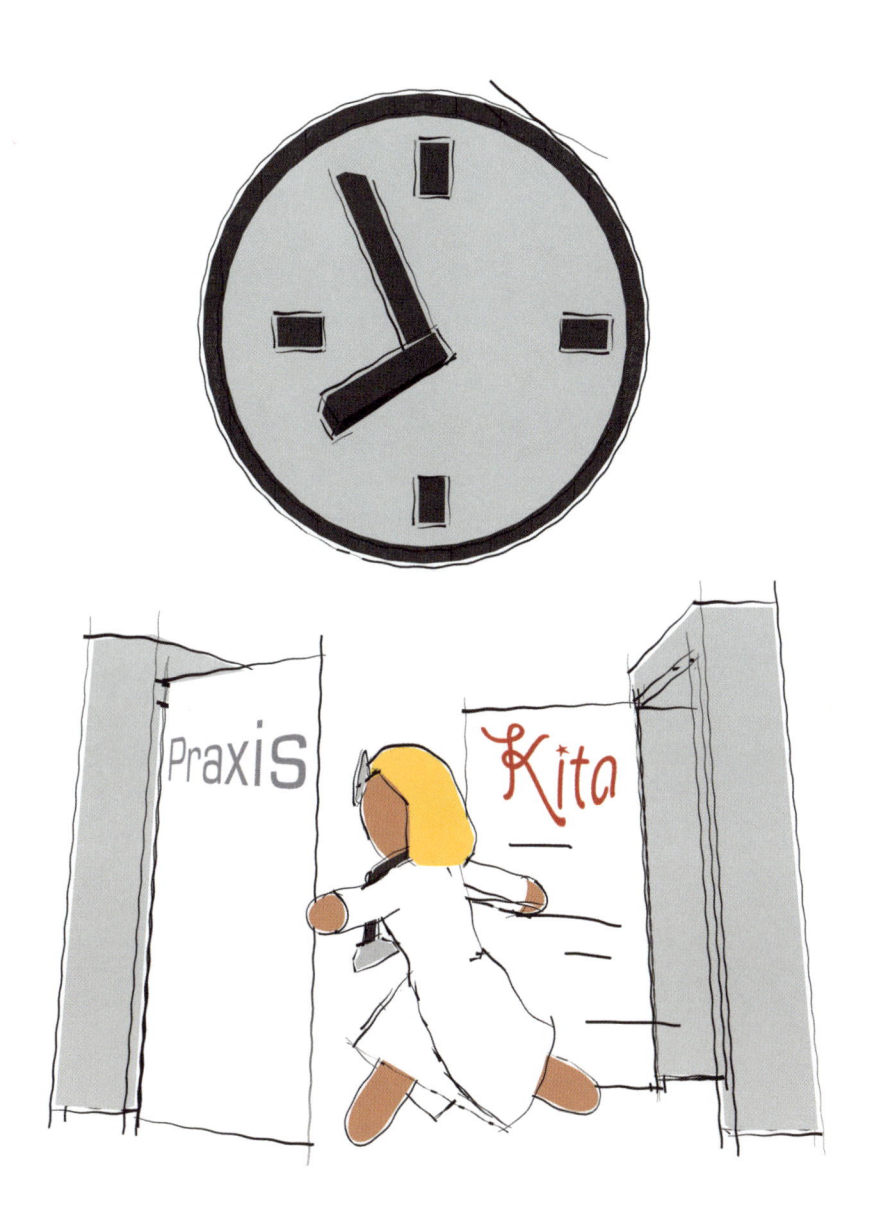

Arbeitsfeld ambulante Versorgung – ein Überblick

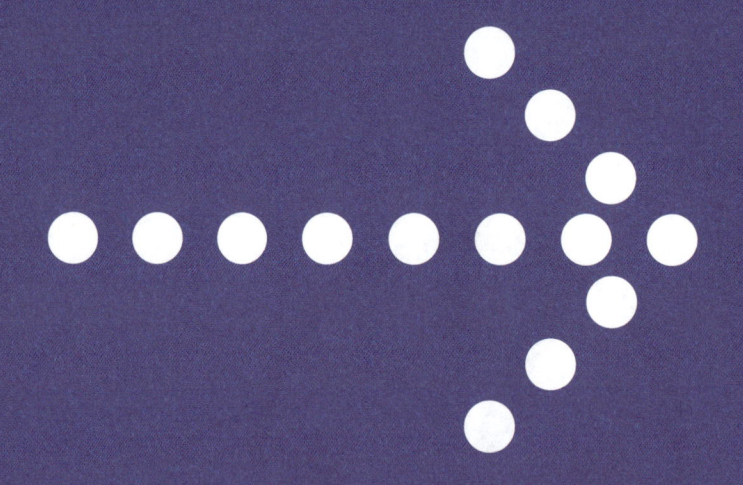

„ Arbeiten als Ärztin oder Arzt – darunter stellte man sich lange Zeit nur eine Tätigkeit im Krankenhaus oder in der niedergelassenen Praxis vor. Doch es gibt eine ganze Reihe alternativer Tätigkeitsfelder, auf denen Ärztinnen und Ärzte ihre erlernten Fähigkeiten und Fertigkeiten hervorragend nutzen können. Dazu gehört etwa die Tätigkeit in der pharmazeutischen Industrie oder im Gesundheitsamt. Erst in der jüngeren Vergangenheit hinzu gekommen sind zwei weitere alternative Tätigkeitsfelder: der Medizinische Dienst der Krankenkassen und das Klinikmanagement. Und für alle diese Bereiche gilt: Man verlässt nicht den ärztlichen Arbeitsbereich, sondern man baut auf den eigenen Berufserfahrungen als Ärztin oder Arzt auf.

Weitere Tätigkeitsbereiche:
Pharmaindustrie
Klinikmanagement
Gesundheitsamt
Medizinischer Dienst

Magdalena Benemann/Uwe K. Preusker/Anne Bunte/Michael Wessendorf

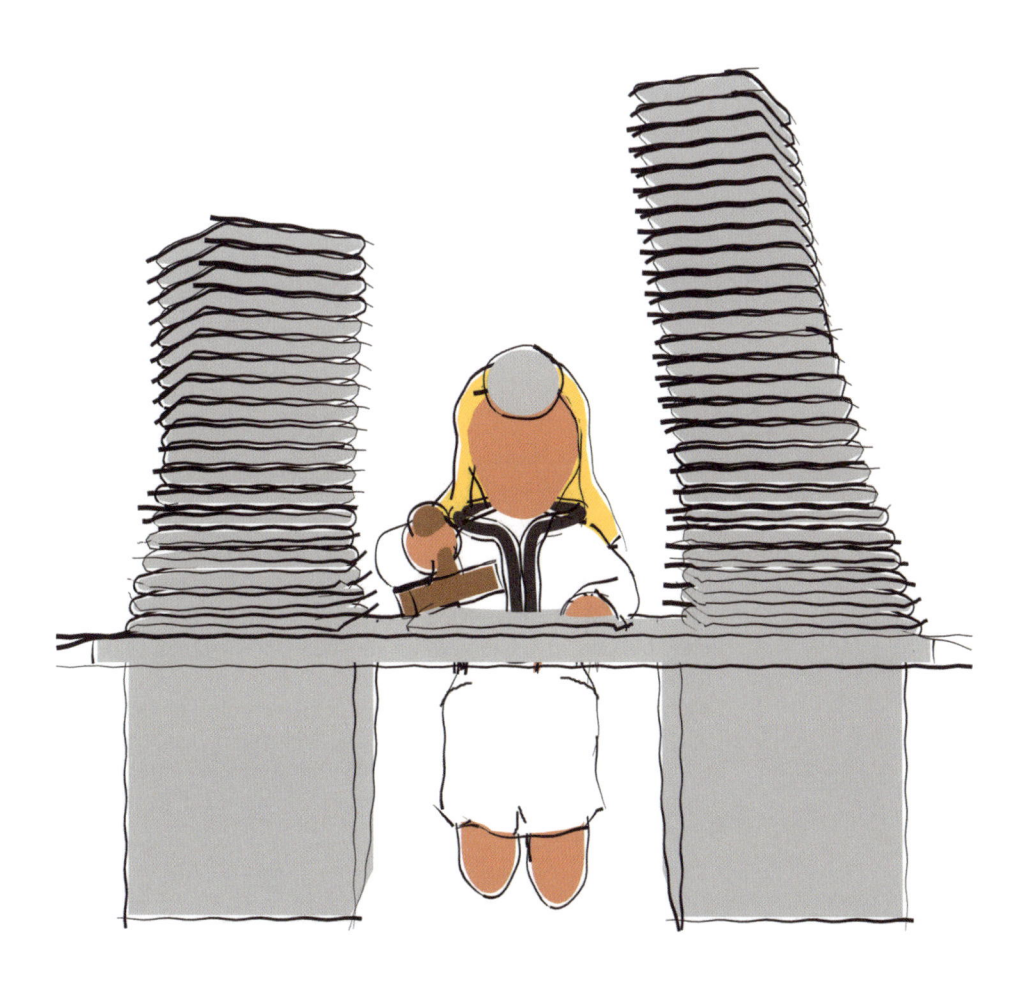

Ärztliche Tätigkeit in der Pharmaindustrie

Magdalena Benemann

Offizielle Statistiken gibt es nicht, Aussagen der Pharmaunternehmen lassen aber erkennen, dass in Deutschland rund 2.000 Ärztinnen und Ärzte in den Unternehmen der pharmazeutischen Industrie tätig sind.
Das Tätigkeitsspektrum ist ebenso vielfältig (s. Tab. 1) wie Typus und Größe der Unternehmen. Neben deutschen und internationalen Großkonzernen finden sich zahlreiche mittelständische Firmen.

Experimentelle Forschung	Klinische Forschung	Arzneimittel-sicherheit	Med.-wissenschaftliche Abteilung/Vertrieb
Klärung des pharmakodynamischen Wirkungsspektrums einer neuen Substanz und ihrer potenziellen toxischen Wirkungen	Planung, Vorbereitung, Durchführung und Auswertung klinischer Studien der Phasen I – IV Phase I: Anwendung an gesunden Probanden Phase II: erste Anwendung an Patienten Phase III: Anwendung bei größeren Patientenkollektiven Phase IV: Studien nach der Zulassung des Arzneimittels	Dokumentation und Analyse unerwünschter Wirkungen von Arzneimitteln	Wissenschaftliche Betreuung aller Produkte Analyse und Bewertung wissenschaftlicher Ergebnisse und Marktdaten Schulung des Außendienstes Organisation/Besuch von Kongressen/Symposien u. ä.

Tab. 1: Arbeitsgebiete für Ärzte in der Pharmaindustrie
Quelle: Angaben diverser Pharmaunternehmen/Eigene Darstellung.

> **Die meisten Ärztinnen und Ärzte sind im Bereich klinische Forschung und Arzneimittelsicherheit beschäftigt**

Die meisten Ärztinnen und Ärzte sind im Bereich klinische Forschung und Arzneimittelsicherheit beschäftigt, d. h. im Wesentlichen bei den so genannten forschenden Unternehmen (Tab. 2).

Dabei ist es notwendig, sich vor einer Bewerbung die einzelnen Unternehmen genauer anzusehen, da Arbeitsgebiete, Strukturen und nicht zuletzt die Unternehmenskultur durchaus unterschiedlich sind und nicht jedes Unternehmen zu einem Bewerber/einer Bewerberin passt.

Weitere Tätigkeitsbereiche

Wer sich in der pharmazeutischen Industrie bewerben möchte, sollte vor allem Interesse an einer Tätigkeit in der Forschung bzw. in anderen Bereichen der Arzneimittelentwicklung haben und wissenschaftliche Erfahrung z. B. durch eine Promotion nachweisen. Für eine Reihe von Tätigkeiten reichen einige Jahre klinische Erfahrung, in anderen Bereichen wird eine Facharztqualifikation vorausgesetzt.
Daneben werden u. a. gute bis sehr gute Englisch-Kenntnisse, Kommunikationsstärke, die Fähigkeit zu analytisch-naturwissenschaftlichem Denken und die Bereitschaft zur Projektarbeit im Team – vielfach auch international – erwartet.

Erfolgreich in diesem interessanten Tätigkeitsfeld werden diejenigen Ärztinnen und Ärzte sein, die sich genau prüfen, ob sie den „Sprung" von der klinischen Medizin in ein völlig anderes Tätigkeitsumfeld auch wirklich wollen und ob genügend realistische Vorstellungen über die Tätigkeit und das Unternehmen vorliegen.

„Die Arbeit in der pharmazeutischen Industrie wird Sie oft mit harten wirtschaftlichen Fakten konfrontieren, und Sie werden sich in leitenden Positionen sogar dafür interessieren müssen, ob bestimmte Investitionen in Forschung, Entwicklung und Produktion sinnvoll waren, sich der Einsatz von Geld, Zeit, Mühe und Ideen für gewisse Projekte lohnte, d. h. einen Gewinn erbrachte. Denn auch Sie partizipieren am Erfolg Ihres Unternehmens.

Die Industrie wird Ihnen vieles bieten können, sie wird Ihnen aber auch manches abfordern: nicht nur chemisches, pharmakologisches, biologisches und allgemein-medizinisches Wissen – auch ein wachsendes Verständnis für unternehmerische Realitäten, denen viele Kollegen draußen mit recht ambivalenten Gefühlen gegenüberstehen. Vielleicht sogar mit einer gewissen Aversion. Mit letzterer werden Sie sich abfinden müssen. Wichtig ist nur eines:
Sie sind auch dann ARZT!
Sie dienen auch dann der Menschheit mit Ihrem Können und Wissen.
Aber Sie dienen ihr als ARZT IN DER PHARMAZEUTISCHEN INDUSTRIE!"[1]

> Die Industrie wird Ihnen vieles bieten können, sie wird Ihnen aber auch manches abfordern

Mitgliedsunternehmen
▶ Abbott Arzneimittel GmbH
▶ AbbVie Deutschland GmbH & Co. KG
▶ Actelion Pharmaceuticals Deutschland GmbH
▶ AMGEN GmbH
▶ Astellas Pharma GmbH
▶ AstraZeneca GmbH
▶ Baxter Deutschland GmbH
▶ BAYER AG
▶ BERLIN CHEMIE AG
▶ bioCSL GmbH
▶ Biogen Idec GmbH

▶ Bristol-Myers Squibb GmbH & Co. KGaA
▶ C.H. Boehringer Sohn/Ingelheim
▶ Daiichi Sankyo Deutschland GmbH
▶ EISAI GmbH
▶ GlaxoSmithKline GmbH & Co. KG
▶ Grünenthal GmbH
▶ InterMune Deutschland GmbH
▶ Ipsen Pharma GmbH
▶ Janssen-Cilag GmbH
▶ Lilly Pharma Holding GmbH
▶ Lundbeck GmbH
▶ Medigene AG
▶ MERCK KGaA
▶ Merz Pharma GmbH & Co. KGaA
▶ MSD SHARP & DOHME GmbH
▶ Mundipharma GmbH
▶ NOVARTIS PHARMA GmbH Nürnberg
▶ Otsuka Pharma GmbH
▶ Pfizer Deutschland GmbH
▶ Roche Deutschland Holding GmbH
▶ Sanofi-Aventis Deutschland GmbH
▶ Takeda GmbH
▶ UCB GmbH
▶ Vifor Deutschland GmbH
▶ ViiV Healthcare GmbH
Außerordentliche Mitglieder
▶ Aegerion Pharmaceuticals GmbH
▶ apceth GmbH & Co. KG
▶ Biopharm GmbH
▶ Cytolon AG
▶ Cytonet GmbH & Co. KG
▶ Isarna Therapeutics GmbH
▶ MOLOGEN AG
▶ NOXXON Pharma AG
▶ PAION AG

Tab. 2: Mitgliedsunternehmen des Verbandes forschender Arzneimittelhersteller e. V.
Quelle: VFA e. V.

Quelle:
1 Verband Forschender Arzneimittelhersteller e. V., Arzt in der pharmazeutischen Industrie, Bonn 1997, S. 73.

Weitere Tätigkeitsbereiche

Karrieremöglichkeiten in der Pharmaindustrie

Bessere Bezahlung für die hohe Leistungsbereitschaft[1]

„Die Angst vor ethischen Konflikten stellte sich bei mir als unbegründet heraus." Das meinte Dr. Ferdinand Hundt, viele Jahre als Director Clinical Operations bei Sanofi-Aventis Deutschland tätig, beim vom Marburger Bund auf dem Hauptstadtkongress Medizin 2006 in Berlin organisierten Tag der Ärzte. Die Arbeitsmöglichkeiten für Ärzte sind vielfältig. Das beweist schon die Definition: „Pharmazeutische Medizin ist eine medizinisch-wissenschaftliche Disziplin, die sich zum Wohl der Patienten und des öffentlichen Gesundheitswesens unter Erstellung und Einhaltung integrierter Qualitätssicherungssysteme befasst mit

- der Entdeckung und Erforschung,
- der Entwicklung,
- der Nutzen-Risiko-Bewertung,
- der Zulassung,
- dem Inverkehrbringen,
- der kontinuierlichen Überwachung

von Arzneimitteln, Medizinprodukten und biotechnologischen Produkten sowie der Information und medizinischen Kommunikation über dieselben." So zitierte Hundt die Deutsche Gesellschaft für Pharmazeutische Medizin (DGPharMed) als Fachgesellschaft der Ärzte in der Pharmaindustrie.

Die Ärzte dieser Branche arbeiten in der klinischen Forschung, im Bereich der Arzneimittelsicherheit, beschäftigen sich mit medizinisch-wissenschaftlichen Informationen, aber auch mit Dingen wie Gesundheitsökonomie, Marketing oder Vertrieb. „Das ist nur eine Auswahl der Möglichkeiten. Es gibt eine große Vielfalt an Bereichen, in denen Sie als Mediziner Ihr Fachwissen einsetzen können", schilderte Hundt.
Die Mitarbeit an der klinischen Entwicklung eines neuen Arzneimittels ist dabei eine der wichtigsten Aufgaben, die Ärzte in der Pharmaindustrie heute ausüben können. Hundt erläuterte die wichtige Schlüsselstellung, die die Ärzte hier einnehmen: „Sie sind es, die letztendlich darüber entscheiden, ob ein Präparat am Menschen erprobt wird."
Der Arzt muss sich dieser Verantwortung bewusst sein. Die letzte Entscheidung über die Wirksamkeit und Verträglichkeit eines in der Präklinik charakterisierten Prüfpräparates falle erst bei der Erprobung am Menschen, und: „Von da an sind es vor allem der Arzt und der klinisch-pharmakologisch tätige Arzt, die über das weitere Schicksal des Präparats entscheiden."
Das bedeutet konkret, dass Ärzte die klinische Forschung begleiten. Dabei haben Studien der Phase I den Zweck, Erkenntnisse über die Humanpharmakologie, also Dinge wie Verträglichkeit oder Pharmakokinetik zu gewinnen. In der Phase II geht es um die therapeutische Erprobung für die vorgesehene Indikation. In Phase III sollen Wirksamkeit und Verträglichkeit bei einer möglichst repräsentativen Patientenpopulation gezeigt werden. In Phase IV wird dann die konkrete therapeutische Indikation erneut getestet und das allgemeine Nutzen-Risiko-Verhältnis bei bestimmten Bevölkerungsgruppen und/oder Umweltbedingungen überprüft. Es geht dann unter anderem auch darum, ob die Dosierungsempfehlungen optimal sind.

Wer für die Forschung geeignet ist

Was sollte ein Arzt mitbringen, der sich für diesen speziellen Bereich interessiert? Für Aufgaben wie der Rekrutierung von Prüfärzten benötigt man Fähigkeiten wie Überzeugungskraft, Enthusiasmus und Kommunikationsfähigkeit. Organisationstalent und Disziplin gepaart mit sehr viel Flexibilität sind ebenfalls erwünschte Charaktereigenschaften: „Ich habe mehrmals meine Aufgaben gewechselt und bin in den letzten 15 Jahren mehrfach umgezogen", schilderte

Hundt. „Das hat etwas mit persönlicher Leidensfähigkeit zu tun. Leistung hat ihren Preis und Leistung muss sich lohnen – und den Preis muss man auch manchmal selbst zahlen." Der Arzt sollte leistungsorientiert sein. Englischkenntnisse sind nicht nur erwünscht, sondern notwendig. Zudem gilt: „Wir arbeiten im Team", meinte Hundt. Teamarbeit gehöre zwar in vielen Kliniken und Fachgebieten zum Arztberuf, in anderen Fällen komme es jedoch vor, dass man nicht die Chance bekam, dieses zu erlernen.

Der Arzt kann Aufgaben von der Beantragung und Durchführung klinischer Prüfungen bis zur Beratung und Unterstützung des Marketings bei der Markteinführung übernehmen.

Arzneimittelsicherheit als wichtiges Tätigkeitsfeld

Mit der Markteinführung hört die Betreuung eines Präparates jedoch nicht auf. Hundt erläuterte auch das Thema Arzneimittelsicherheit. Hier ist der Arzt zuständig für die Sammlung, Dokumentation und Bewertung von Nebenwirkungsmeldungen. Er muss die Einhaltung der gesetzlich vorgeschriebenen Meldeverpflichtungen gegenüber den nationalen sowie internationalen Aufsichtsbehörden gewährleisten und übernimmt die Funktion des „Stufenplanbeauftragten", was mindestens eine zweijährige Berufserfahrung als Mediziner oder Naturwissenschaftler erfordert. Dabei trägt er auch persönliche Verantwortung. Zudem nimmt er teil am „Risikomanagement" des Unternehmens, wobei er Maßnahmen zur Risikoabwehr koordiniert oder überwacht.

Profunde medizinische Kenntnisse sind hier sehr gefragt, wobei man argumentativ durchsetzungsfähig sein sollte. Mit der persönlichen Haftung muss man umgehen können: „Das deutsche Arzneimittelgesetz hat die persönliche Verantwortung festgeschrieben mit Strafandrohung von Freiheitsstrafen bis zu drei Jahren", kommentierte Hundt. Ärzte bleiben auch in der Pharmaindustrie ihrem Berufsethos verpflichtet. Auch darauf machte Hundt aufmerksam. Ärzte leisten hier einen entscheidenden Beitrag zur Entwicklung neuer Medikamente zum Wohl der Patienten.

Mediziner tragen natürlich zum wirtschaftlichen Erfolg des Unternehmens und weiterer Forschung bei. Dabei werden die Aufgaben schnell fachübergreifend und international. „Es besteht die persönliche Chance, sich in seinen medizinischen und persönlichen Kompetenzen weiterzuentwickeln, sei es als Führungskraft, sei es als Experte", meinte Hundt.

Pro und Kontra zur Pharmakarriere

Aber Mediziner werden nicht unbedingt zu Ärzten, weil sie in der Pharmaindustrie arbeiten wollen: „Ich habe drei Wochen lang nicht geschlafen vor der Entscheidung, in die Industrie zu gehen. Nach zwölf Jahren Klinik hatte ich einfach Angst vor etwas komplett Neuem", erzählte Hundt. Er selbst ist Facharzt für Anästhesie. Seit 1988 besetzte er leitende Funktionen in der klinischen Forschung.

In Berlin erläuterte Hundt selbst nun aus eigener Erfahrung und aus einer kleinen Umfrage unter erfahrenen und unerfahrenen Kollegen auch Punkte, die für oder gegen eine Laufbahn in der Pharmabranche sprechen. Dabei wurde unterschieden zwischen rationalen und emotionalen Argumenten:

Die Arbeitskultur stellte sich nicht nur für Hundt als eher besser dar. Auch die Angst vor ethischen Konflikten war unbegründet. Teilweise bestätigt wurde die Befürchtung vor dem Verlust des sozialen Umfeldes.

Bestätigt wurde aber auch die Vermutung einer beruflichen Planungssicherheit in Form einer unbefristeten Anstellung. Zudem wird nach den Erfahrungen von Hundt zwar auch in der Industrie hoher Einsatzwille verlangt, aber es gibt keine Dienste mit 24-, 36- und mehr Stunden. Hundt erlebte flexiblere Arbeitszeiten und bessere Verdienstmöglichkeiten als in Krankenhäusern üblich, „aber natürlich werden keine Fantasiegehälter gezahlt."

Gute Möglichkeiten zur Fortbildung

Auch bot die Industrie ihm bessere Fortbildungsmöglichkeiten: „Es gibt zwar Firmen, in denen dies nicht so gut geregelt ist, aber ich glaube, eine Firma, die heutzutage bestehen will, muss investieren in das, was man englisch als human resources bezeichnet."

Neue Bereiche wie Marketing und Ökonomie traten zu alten Kenntnissen hinzu. Selbst wenn man den Facharzt nicht gemacht habe, sei jederzeit eine Rückkehr in die Klinik möglich: „Ich kenne allein aus unserer Firma fünf Mitarbeiter, die zurück in die Klinik gegangen sind und ihre Facharztausbildung beendet haben. Sie sind sehr gerne genommen worden, weil ihre Erfahrungen auch im Klinikalltag sehr nützlich sein können", berichtete Hundt.

Aber die Abkehr von der rein kurativen Medizin hatte nicht nur rationale, sondern auch emotionale Licht- und Schattenseiten. Zu den eher emotionalen Lichtseiten gehörte aus Sicht von Hundt, dass die Lust auf neue berufliche und persönliche Herausforderung belohnt wurde. Es gab endlich Lob für die erbrachte Leistung durch Vorgesetzte. Generell wird nach Erfahrung von Hundt mehr im Team gearbeitet. Einzelkämpfertum scheint unerwünscht. Das Negativ-Denken, das in vielen Kliniken herrscht, kann gegen ein positiveres Arbeitsumfeld getauscht werden. So ist es wenig verwunderlich, dass Hundt und seine Kollegen die Wichtigkeit als Arzt und Therapeut nicht vermissten. Die Angst vor einem Frontenwechsel von der „reinen Lehre" zum „Kommerz" stellte sich als unbegründet heraus. Im Gegensatz zu manchen Annahmen musste er nie Meinungen vertreten, die im Gegensatz zu den eigenen Überzeugungen standen. Was allerdings verloren geht, ist der Patientenkontakt. Hundt mahnte: „Das Gefühl, von Menschen als Heiler und Helfer gebraucht zu werden, wird es nicht mehr geben." Das Erlebnis des direkten und eigenen Therapieerfolgs fehle: „Man hat als Arzt tatsächlich eine andere Bedeutung."

Weitere Informationen:
- http://www.dgpharmed.de/
- www.uni-duisburg-essen.de/medizin/pharmaceutical_medicine/faq.shtml
- http://www.fpm.org.uk/
- www.vfa.de

Quelle:
1 Gekürzte Fassung eines Artikels der Marburger Bund-Zeitung Nr. 13 vom 08.09.2006

Medizin mit anderen Mitteln: Ärzte im Klinikmanagement

Uwe K. Preusker

Eine wachsende Zahl von Ärztinnen und Ärzten arbeitet nicht mehr unmittelbar am Patienten, sondern in so genannten patientenfernen Bereichen – oder gar nicht mehr patientenbezogen. Solche Möglichkeiten zur Berufstätigkeit eröffnen sich zum Beispiel
- im strategischen und operativen Management von Gesundheitseinrichtungen,
- im (medizinischen) Controlling,
- im Public Health Bereich,
- in der Forschung,
- in der pharmazeutischen Industrie,
- als Mitarbeiter/in einer Krankenkasse,
- beim Medizinischen Dienst der Krankenversicherung,
- in einem Beratungsunternehmen.

> **Je größer das Krankenhaus, umso größer die Zahl der im Management tätigen Ärzte**

Über die statistische Situation von nicht in der Patientenversorgung, sondern im strategischen und operativen Management tätigen Ärztinnen und Ärzten in Kliniken berichtete erstmals das „Krankenhaus-Barometer 2008". Danach waren zur Zeit der Erhebung in deutschen Allgemeinkrankenhäusern ab 50 Betten im Durchschnitt pro Krankenhaus 2,1 Mediziner außerhalb der Patientenversorgung tätig. Je größer das Krankenhaus ist, umso größer war dabei auch die Zahl der im Management tätigen Ärzte: In Krankenhäusern ab 600 Betten waren im Jahr 2008 im Schnitt bereits 9,5 Ärztinnen und Ärzten pro Krankenhaus. Dagegen waren bei gut 31 % – überwiegend kleineren Kliniken – noch gar keine Ärztinnen und Ärzte im Management tätig.

Hochgerechnet auf die Grundgesamtheit aller Allgemeinkrankenhäuser ab 50 Betten in Deutschland gab es damit 2008 bereits insgesamt rund 3.200 Ärzte, die ganz oder teilweise nicht unmittelbar in der Patientenversorgung tätig waren. Bezogen auf die entsprechende Gesamtzahl der Ärzte entsprach dies einem Anteil von rund 2,5 %.

Die Autoren des „Krankenhaus-Barometer 2008" schätzen, dass angesichts des relativ hohen Anteils von Krankenhäusern, die bisher keine Mediziner im Management beschäftigen, sowie des zunehmenden Bedarfs an medizinischem Know-how auch außerhalb der Patientenversorgung in den nächsten Jahren mit einer weiteren Steigerung zu rechnen ist – eine Einschätzung, die sicherlich zutrifft.

Hinzu kommt, dass zum Beispiel an Universitätskliniken durchgehend eine Ärztin bzw. ein Arzt zumindest hauptamtliches Mitglied des Vorstandes ist oder die Position des Vorstandsvorsitzenden einnimmt. Aber auch in vielen anderen Krankenhäusern gehören Ärztinnen bzw. Ärzte immer häufiger als hauptamtlich im Management tätig zur Geschäftsführung oder zum Vorstand. Damit wird eine Entwicklung nachvollzogen,

Weitere Tätigkeitsbereiche

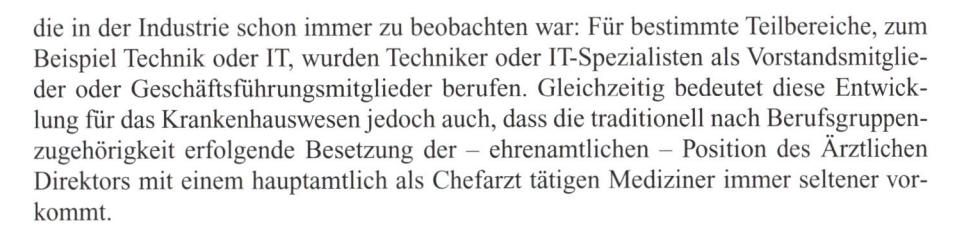

die in der Industrie schon immer zu beobachten war: Für bestimmte Teilbereiche, zum Beispiel Technik oder IT, wurden Techniker oder IT-Spezialisten als Vorstandsmitglieder oder Geschäftsführungsmitglieder berufen. Gleichzeitig bedeutet diese Entwicklung für das Krankenhauswesen jedoch auch, dass die traditionell nach Berufsgruppenzugehörigkeit erfolgende Besetzung der – ehrenamtlichen – Position des Ärztlichen Direktors mit einem hauptamtlich als Chefarzt tätigen Mediziner immer seltener vorkommt.

Ärztinnen und Ärzte sind aber auch außerhalb der Geschäftsführungs- oder Vorstandsebene im Krankenhausmanagement tätig: So gehören die Positionen im Medizincontrolling durchweg zur Management-Ebene in Krankenhäusern. Diese Positionen werden vielfach von Ärztinnen und Ärzten besetzt, die sich auf diese Tätigkeit spezialisiert haben. Medizincontroller sind in einer eigenen Gesellschaft organisiert – der Deutschen Gesellschaft für Medizincontrolling e.V. (www.medizincontroller.de) Außerdem sind Positionen wie die des OP-Koordinators oder OP-Managers ebenfalls Ärztinnen und Ärzten vorbehalten, die sich entsprechend fortgebildet haben. Auch sie sind unter Managementfunktionen einzuordnen. Auch im Case-Management, im Qualitätsmanagement oder Prozessmanagement sind Ärztinnen und Ärzte mit entsprechender Qualifikation tätig.

> **Ärztinnen und Ärzte sind auch außerhalb der Geschäftsführungs- oder Vorstandsebene im Krankenhausmanagement tätig**

Das Interview mit
Dr. med. Daisy Hünefeld

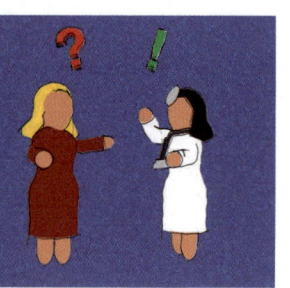

Dr. med. Daisy Hünefeld
Ärztin, Betriebswirtin und MBA-Absolventin
im Gespräch mit Dr. Uwe K. Preusker

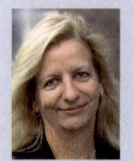

Dr. med. Daisy Hünefeld ist Ärztin, Betriebswirtin (VWA) und MBA-Absolventin. Seit Juli 2010 gehört sie dem Vorstand der St. Franziskus-Stiftung in Münster an. Im Vorstand ist sie insbesondere für die medizinisch-klinische Unternehmensentwicklung und das medizinische Qualitätsmanagement zuständig. In ihrer Verantwortung stehen unter anderem die Bereiche neue medizinische Versorgungsformen, medizinisches Benchmarking, klinisches Risikomanagement, Medizincontrolling und ärztliche Weiterbildung.
Die St. Franziskus-Stiftung Münster ist eine katholische Krankenhausgruppe mit derzeit 15 Krankenhäusern sowie sieben Behinderten- und Senioreneinrichtungen in Nordrhein-Westfalen und im Land Bremen mit über 4.000 Krankenhausbetten und rund 850 Pflege- und Wohnplätzen. Darüber hinaus hält sie Beteiligungen an ambulanten Rehabilitationszentren, Pflegediensten und Hospizen. Außerdem gehören gewerbliche Gesellschaften in den Bereichen Logistik und Facility Management zur Stiftung. Für die St. Franziskus-Stiftung arbeiten rund 11.000 Mitarbeiterinnen und Mitarbeiter.

? Frau Dr. Hünefeld, Sie haben gleich zwei Zusatzqualifikationen zusätzlich zu Ihrem Medizinstudium erworben. Was waren die Beweggründe dafür, diese Zusatzqualifikationen zu erwerben?

Hünefeld: Meine ersten beruflichen Schritte habe ich als Ärztin in einem Krankenhaus gemacht, wobei sehr schnell klar wurde, dass ein Krankenhaus – nicht nur, aber auch – ein Wirtschaftsunternehmen ist. Neben der Gesundheit des Patienten rückt damit die Gesundheit des Unternehmens in den Fokus. Medizin und Betriebswirtschaft haben somit durchaus Berührungspunkte; gleichwohl konnte und kann die Kommunikation zwischen beiden Bereichen nach meinem Eindruck noch intensiviert werden. Ich halte es für absolut notwendig, dass man sich in der Medizin auch mit Fragen der Ökonomie befasst – so ist es beispielsweise möglich, von Strukturen und Modellen zu lernen, die anderswo erfolgreich funktionieren. Und das nützt sowohl dem medizinisch/pflegerischen Leistungsprozess als auch den Patienten.
Nicht zuletzt deshalb habe ich zwei betriebswirtschaftliche Studiengänge absolviert und dann an der Verwaltungs- und Wirtschaftsakademie Göttingen die Studiengänge

Weitere Tätigkeitsbereiche

„Gesundheitsökonomie" und „Gesundheitsbetriebswirt/in" aufgebaut. Damit soll die Sensibilität und Kompetenz für betriebswirtschaftliches Denken im Gesundheitswesen gefördert werden.

? Waren diese Zusatzqualifikationen mit ausschlaggebend dafür, dass Sie Ihre jetzige Position erreicht haben?

Hünefeld: Ja – allerdings in Kombination mit langjähriger Berufspraxis in der Medizin und im Management. Einen MBA-Abschluss erwerben Mediziner heute häufiger als in der Vergangenheit. Es werden Ärzte gebraucht, die einen fundierten BWL-Hintergrund haben. Dies gilt insbesondere für leitende Ärzte, die für ihre Führungsaufgabe nicht nur das medizinische Know-how sondern auch grundlegende betriebswirtschaftliche Kenntnisse benötigen.
Für meine jetzige Position ist zusätzlich die konkrete Management-Erfahrung wichtig. Die habe ich in verschiedenen Einrichtungen des Gesundheitswesens sammeln können, zuletzt als Leiterin der Unternehmensentwicklung an der Medizinischen Hochschule Hannover.

? Medizin war Ihr ursprüngliches Studienziel – jetzt arbeiten Sie im Management eines großen Krankenhausträgers. War die Medizin am Ende nur ein Umweg oder ist sie nach wie vor Basis – auch für Ihre jetzige Tätigkeit?

Hünefeld: Die Medizin ist eine ‚conditio sine qua non' für die Aufgabe, die ich jetzt verantworte, keinesfalls nur ein Umweg dorthin. Sie begeistert mich nach wie vor: ein vielseitiger Studiengang, ein wunderbarer Beruf. Die Beschäftigung mit Betriebswirtschaft bedeutet für mich nicht, sich von der Medizin abzuwenden, sondern sie voranzubringen – und zwar auf der Management-Ebene.

? Was würden Sie einer jungen Ärztin bzw. einem jungen Arzt empfehlen, die/der heute am Beginn der beruflichen Tätigkeit steht?

Hünefeld: Entscheidend sind eine hohe Motivation und das Interesse an der qualifizierten Versorgung von Patienten und die Fähigkeit dazu – im weitesten Sinne: Von Anfang an sollte man sich auch mit den Themen, die die Sozialkompetenz betreffen, wie Kommunikation, Organisation und Führung befassen. Sie spielen im beruflichen Alltag eine wichtige Rolle, sowohl bei Patienten als auch bei Kollegen und Mitarbeitern.
Eine ganzheitlich-interdisziplinäre Sichtweise - sowohl auf den Patienten als auch auf die Prozesse in Diagnostik und Therapie - ist gerade bei der heute gegebenen hohen Spezialisierung ebenfalls wünschenswert, denn die einzelnen Fachgebiete müssen in berufsgruppen- und fachübergreifender Teamarbeit zusammenwirken. So werden Reibungsverluste vermieden und im Sinne der Patienten gute Ergebnisse erzielt.

Nicht zuletzt rate ich jeder jungen Ärztin und jedem jungen Arzt, auch in der hochtechnisierten Medizin den Patienten als Menschen mit all seinen Sorgen und Nöten wahrzunehmen und trotz oder gerade wegen der ökonomischen Zwänge die Ethik im Blick zu behalten.

Tätigkeit im Gesundheitsamt – Vielfalt statt grauem Arbeitsalltag

Anne Bunte

Als Ärztin oder Arzt im öffentlichen Gesundheitsdienst arbeiten – im Amt – also Verwaltung pur – ein Schreibtischjob?
Und das soll eine berufliche Perspektive nach dem Studium darstellen?
Ja und nein – sicher keine typische Tätigkeit für einen Berufsanfänger.

Die ärztliche Arbeit im Gesundheitsamt setzt Berufserfahrungen in Klinik und/oder Praxis voraus, denn die Arbeitsfelder – von denen der Kinder- und Jugendgesundheitsdienst mit den Schuleingangsuntersuchungen sicherlich einen der bekanntesten Bereiche darstellt – sind vielfältig, die Zielgruppen ebenso. Hier liegt der Fokus nicht nur auf dem Individuum, sondern es werden Bevölkerungsgruppen oder, wie bei der Frage der Verhütung und Bekämpfung von Infektionskrankheiten, die gesamte Bevölkerung einer Stadt oder eines Kreises in den Blick genommen.

Die klassische Gesundheitsaufsicht hat sich in den letzten Jahren zur Gesundheitsberatung gewandelt, Prävention und sozialkompensatorische Aufgaben, insbesondere für Menschen in sozial benachteiligten Strukturen, stellen einen immer größeren Teil der Arbeit im Gesundheitsamt dar. Welche Facharztqualifikationen finden Sie im Gesundheitsamt? Ärztinnen und Ärzte für Kinder- und Jugendmedizin, für Allgemein- Innere- und Arbeitsmedizin, Psychiatrie und Psychotherapie, Kinder- und Jugendpsychiatrie, Hygiene und Umweltmedizin, Orthopädie, Gynäkologie aber auch Urologen, Dermatologen und Radiologen – die im Titel bereits erwähnte Vielfalt ärztlicher Professionen. Zudem arbeiten Kolleginnen und Kollegen mit langjähriger Erfahrung aus Kliniken (seltener aus Praxen) in multiprofessionellen Teams mit medizinischen Fachangestellten, Hebammen, Gesundheits- und Krankenpflegern und -pflegerinnen, Sozialarbeitern, Ingenieuren, Sozialwissenschaftlern, Verwaltungsfachleuten und vielen anderen Berufsgruppen zusammen.

> **Die klassische Gesundheitsaufsicht hat sich zur Gesundheitsberatung gewandelt**

Neben klassischen Aufgaben wie der Gutachtenerstellung, der infektionshygienischen Beratung von Kliniken, Praxen aber auch Pflegeeinrichtungen liegen Schwerpunkte in der Sozialpädiatrie, in der Sozialpsychiatrie mit niedrigschwelliger, aufsuchender Tätigkeit, in der Analyse, Bewertung und Beratung bei umweltmedizinischen Fragestellungen – aber auch in der lokalen Analyse sozialer und gesundheitlicher Lebenssituationen, Fragen gesundheitlicher Versorgung und somit der Gesundheitsberichterstattung und Koordination von kommunalen Versorgungsangeboten auf der kommunalen Ebene.

Durch den immer deutlicher werdenden Zusammenhang zwischen sozialer Situation, Bildung und Gesundheit ändern sich die Aufgaben – hin zu zielgruppenspezifischen Präventionsangeboten in Kindertageseinrichtungen und Schulen bis hin zur Thematik „Gesundheit im Alter".

Weitere Tätigkeitsbereiche

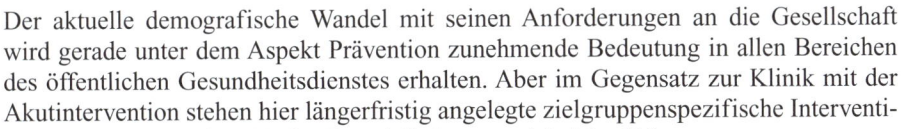

Der aktuelle demografische Wandel mit seinen Anforderungen an die Gesellschaft wird gerade unter dem Aspekt Prävention zunehmende Bedeutung in allen Bereichen des öffentlichen Gesundheitsdienstes erhalten. Aber im Gegensatz zur Klinik mit der Akutintervention stehen hier längerfristig angelegte zielgruppenspezifische Interventionsstrategien im Fokus. Und während die haus- und fachärztliche Versorgung die einzelnen Patientinnen und Patienten mit ihren individuellen Anliegen ein Stück des Lebensweges begleitet, arbeitet der öffentliche Gesundheitsdienst bevölkerungsbezogen und nur dort individuell medizinisch, wo aus den unterschiedlichsten Gründen die Betroffenen nicht in der Lage sind, das medizinische – und oft auch soziale – Versorgungssystem selbst in Anspruch nehmen zu können. Die diagnostische und therapeutische Tätigkeit ist aber nicht auf Dauer angelegt, sondern hat als Ziel, wo und wann auch immer möglich, diese Menschen wieder in das Versorgungssystem einzugliedern.

Zielgruppenspezifische Interventionsstrategien

Somit arbeitet der öffentliche Gesundheitsdienst fachübergreifend im Dialog mit Verwaltung, ambulanter und stationärer Versorgung und mit Bürgerinnen und Bürgern – denn im Zeitalter von SARS, Vogel- oder Schweinegrippe erhalten die Medienarbeit, die Aufklärung der Bevölkerung und auch die Mitarbeit im Katastrophenschutz einen immer höheren Stellenwert.

Wer also fachspezifische Kompetenzen erworben hat oder den Facharzt für Öffentliches Gesundheitswesen berufsbegleitend erwerben möchte, kommunikativ, teamfähig und mit interkultureller Kompetenz sowie hoher Wertschätzung jedes einzelnen Menschen arbeiten möchte, für den wird die Arbeit im Gesundheitsamt anspruchsvoll, vielfältig und mit hoher persönlicher Zufriedenheit erlebbar sein.

Anspruchsvoll, vielfältig und mit hoher persönlicher Zufriedenheit erlebbar

Zudem gelingt die Vereinbarkeit von Familie und Beruf aufgrund der Rahmenbedingungen – Teilzeitmöglichkeiten, in der Regel keine oder kaum Nacht- und Wochenenddienste – ausgesprochen gut. Einen Wermutstropfen stellt allerdings die aktuell schlechtere Bezahlung im Vergleich zur Klinik dar. Sowohl die Gesundheitsministerkonferenz als auch der Deutsche Ärztetag sehen hier generelle Änderungsbedarfe. Wie in der Klinik oder Praxis hängt die individuelle Vergütungssituation derzeit im Einzelfall auch von der konkreten Verhandlung mit dem jeweiligen Arbeitgeber ab.

Fazit: Wer sozialmedizinisch in einem vielfältigen Aufgabenfeld tätig werden und dabei Zeit für sein persönliches Umfeld/seine Familie haben möchte, der oder die sollte sich mit diesem Fachgebiet in der Medizin vertraut machen – das Angebot des Öffentlichen Gesundheitsdienstes ist einfach attraktiv.

Approbation und danach?

Öffentlicher Gesundheitsdienst
Schuleingangsuntersuchung für jährlich 9.000 Kinder

Vielfältige Tätigkeitsfelder für Fachärzte
Einblick ins größte Gesundheitsamt Deutschlands

Berlin (lure). „Wenn Sie mich im Studium und als junge Ärztin gefragt hätten, wie ich die Arbeit im Gesundheitsamt sehen würde, dann hätte ich damit langweilig und grau verbunden. Eine Arbeit dort hätte ich mir nicht vorstellen können." Das schilderte Dr. Anne Bunte bei DocSteps reloaded, der Karrieremesse des Marburger Bundes in Berlin.
Sie ist heute Leiterin des Gesundheitsamtes der Stadt Köln, des größten Gesundheitsamtes Deutschlands. Und hier ist die Arbeit gar nicht grau, sondern sehr bunt und vielfältig. Schon allein die Zahl an Medizinstudierenden und Ärzten im Publikum bewies, dass das Gesundheitsamt als möglicher Arbeitsplatz heute durchaus im Fokus vieler junger Mediziner liegt.
Dr. Bunte selbst startete ihre Karriere in der Radiologie, arbeitete dort zwei Jahre als Oberärztin – und sitzt heute im Amt direkt am Neumarkt mit Blick auf den Kölner Dom. Es kann auf eine mehr als hundertjährige Geschichte zurückblicken.
Eine ursprüngliche und zentrale Aufgabe des Gesundheitsamtes ist die Gesundheitsfürsorge. Dazu zählten bereits Anfang des vorigen Jahrhunderts Impfungen oder Schuleingangsuntersuchungen, aber auch Bereiche wie „Krüppelfürsorge" und „Trinkerfürsorge". Kostenträger war bereits damals neben den Krankenkassen die Stadt Köln. In den Städten war es früher notwendig, auch bedürftige Menschen zu behandeln. Dies ist auch heute noch eine Aufgabe des Gesundheitsamtes und spiegelt sich im modernen Organigramm des Amtes wider.

Dort finden sich zum Beispiel Bereiche wie die Infektions- und Umwelthygiene, der jugendärztliche Dienst, die Psychiatrie sowie Koordinations- und Gesundheitsberichterstattung wieder: „Das zeigt, dass wir ein breites Spektrum abdecken", meinte Dr. Bunte. Dieser Eindruck wird noch vielfältiger, wenn man in die Tiefe geht. So fällt in die Aufgaben des amtsärztlichen Dienstes der gerichtsärztliche Dienst und die Medizinalaufsicht, aber auch die Arzneimittel-, Apotheken- und Gefahrstoffüberwachung und die Beratungsstelle für Körperbehinderte.
Diese Vielfalt an Aufgaben spiegelt sich in der Vielfalt an Berufen wider. Sie ist in Köln im Vergleich zu anderen großen Städten (Berlin, Hamburg, München) besonders groß, weil diese dezentrale Gesundheitsämter haben. Für Köln gilt dagegen: „Wir könnten mit unseren sechs Gynäkologen eine eigene Gynäkologie aufmachen", verdeutlichte Dr. Bunte.
Insgesamt arbeiten ungefähr 70 Ärzte im Kölner Gesundheitsamt. Natürlich sind darunter zahlreiche Kinderärzte: „Wir untersuchen allein im Rahmen der Schuleingangsuntersuchung jährlich 9.000 Kinder", schilderte Dr. Bunte. In Köln steigt, im Gegensatz zu anderen Regionen und vielen kleineren Städten, die Bevölkerung - und damit auch die Zahl der Schuleingangsuntersuchungen auf inzwischen 10.000 pro Jahr (2013). Zudem wurden im Jahr 2013 etwa 1.000 (Schul-)Kinder, die mit ihren Familien als Flüchtlinge oder auch auf der Suche nach Bildung und Arbeit nach Deutschland

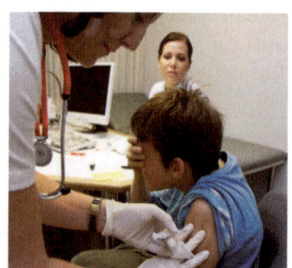

Von der Impfung bis zur Beratung: Das Gesundheitsamt bietet für Ärzte vielfältige Tätigkeitsfelder.
Foto: BilderBox

gekommen sind, zusätzlich von den Kinder- und Jugendärzten vor dem Schulbesuch untersucht. Das Spektrum auch an anderen Ärzten ist groß und umfasst unter anderem Rechtsmediziner, Krankenhaushygieniker, Internisten und Arbeitsmediziner.
Hinzu kommen zahlreiche nichtärztliche Berufsgruppen. Dazu zählte Dr. Bunte Psychologen, medizinische Fachangestellte, Krankenschwestern, Kinderkrankenschwestern – aber auch Ingenieure und typische Verwaltungsberufe. „Das macht unheimlich viel Freude, wenn Sie dieses gemeinsam in einer Struktur erleben." Hier arbeiten die Gruppen nicht nebeneinander – wie dies im Krankenhaus der Fall ist. Dr. Bunte stellte klar: „Hier arbeitet alles unter einer Leitung."
Arbeitsmediziner, Internisten und Allgemeinmediziner mit der Zusatzbezeichnung Sozialmedizin finden Arbeitsfelder zum Beispiel im amts- und vertrauensärztlichen sowie gerichtsärztlichen Dienst und der Medizinalaufsicht. Es geht hier um Fragen wie der Dienstfähigkeit von

Beamten oder der Erwerbsfähigkeit für den angestellten Bereich für große Arbeitgeber wie die eigene Stadt. Allein die Stadt Köln hat rund 17.000 Mitarbeiter. Zudem sind die Mitarbeiter des Gesundheitsamtes für die Lehrer zuständig, die arbeitsmedizinisch auf Arbeitsfähigkeit untersucht werden. Durch diese Angebote und der Realisierung einer Projektförderung des Gesundheitsministeriums NRW für den Kinder- und Jugendpsychiatrischen Dienst zur niedrigschwelligen Beratung in 2 Stadtbezirken mit hohem Bedarf in enger Zusammenarbeit mit der Jugendhilfe gewinnt der Bereich Kindergesundheit weiter an Bedeutung.

Wirklich nicht aussagefähig?

Auch wenn jemand angibt, so angeschlagen zu sein, dass er an einem Gerichtsverfahren nicht teilnehmen kann, so ist dies ein Fall für den gerichtsärztlichen Dienst. Auch hier gilt: „Wir sind neutral", betonte Dr. Bunte. Apotheker arbeiten in der Arzneimittel-, Apotheken- und Gefahrstoffüberwachung. Hier wird zum Beispiel auch der Flughafen überwacht, inwiefern dort im Internet bestellte Arzneimittel ankommen.

Ein Arzt in der Beratungsstelle für Menschen mit Behinderung berät individuell und neutral zu Hilfsmitteln und Antragsverfahren, zum Beispiel zu Schwerbehindertenausweisen.

Eine der wichtigen Aufgabe des Kölner Gesundheitsamtes ist die Infektions- und Umwelthygiene, zu der auch der gesundheitliche Umweltschutz gehört. „Wir sollen Infektionen erkennen, möglichst verhindern, dass sich andere infizieren, und Sorge tragen, dass behandelt wird." Insbesondere der moderne Trend zu Wohngemeinschaften von älteren Menschen kann zu Problemen zum Beispiel mit Noroviren führen.

Und wenn Fluorkohlenwasserstoffe im Trinkwasser sind – wie gefährlich sind diese? Auch zu solchen Fragen werden vom Gesundheitsamt schnelle Antworten gefordert. Dafür sorgt schon allein die Presse. Ein traditionelles Arbeitsfeld ist dagegen die TBC-Beratung, wobei es immer noch regional unterschiedlich 5,5 (in Köln 13) Tuberkulose-Erkrankungen pro hunderttausend Einwohner gibt.

Nicht unbedingt in jedem Gesundheitsamt gibt es eine eigene Desinfektorenstelle. Kölner Bürger können sich an diese wenden, wenn sie einen Verdacht auf Ungeziefer haben. Aber auch eine umweltmedizinische Untersuchung der öffentlichen Gebäude fällt ins Aufgabenspektrum des Kölner Gesundheitsamtes. Hier arbeiten Ärzte und Ingenieure mit Architekten zusammen. So können zum Beispiel zu geringe Lüftungsflächen bei Schulen zu Herausforderungen werden. „Bei zu hohen Kohlendioxid-Werten ist es kein Wunder, wenn die Kinder müde werden."

Zum Kinder- und Jugendgesundheitsdienst gehören klassisch die Untersuchung und Beratungen zum Beispiel bei Schuleingangsuntersuchungen, speziell in Köln aber auch eine Ernährungsberatung sowie eine kinder- und jugendpsychiatrische Beratungsstelle. Eine Kölner Besonderheit ist zudem die Clearingstelle im Rahmen eines sozialen Frühwarnsystems. Hier werden Mütter direkt nach der Entbindung und Entlassung unterstützt von einem Team aus einer Kinderkrankenschwester, Ärztin und Mitarbeiterin des Jugendamtes.

Eine Beratungsstelle für Familienplanung bietet eine Schwangeren- und Schwangerschaftskonfliktberatung sowie eine Beratung und Betreuung durch Familienhebammen. Die „Frühen Hilfen" für Schwangere und junge Familien haben aufgrund der Bedarfslage und der Unterstützung durch finanzielle Mittel des Bundesfamilienministeriums inzwischen eine Verstärkung durch weitere Familienhebammen erfahren. Zum breiten Spektrum zählt auch die Beratung zu sexuell übertragbaren Erkrankungen einschließlich Aids – inklusive HIV-Antikörpertest mit anonymer und kostenloser Beratung und aufsuchender Arbeit, sogenannter Streetwork: „Sie arbeiten mit den unterschiedlichsten Gruppen – von Menschen in der Illegalität bis hin zu hochgebildeten Menschen." Außerdem werden besonders in den Großstädten niedrigschwellige subsidiäre medizinische Versorgungsabgebote für Menschen ohne oder mit ungeklärtem Versicherungsschutz als Aufgabe des ÖGD immer wichtiger.

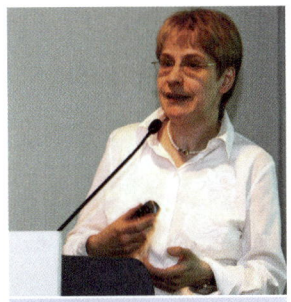

Dr. Anne Bunte bei DocSteps reloaded. Foto: Fischer

Auch Diagnostik und Therapie

Dr. Bunte zählt dabei die Arbeit in einem Gesundheitsamt nicht unbedingt zu den alternativen Berufsfeldern: „Ich arbeite in einem Gesundheitsamt, an dem wir sowohl diagnostisch als auch subsidiär therapeutisch tätig sind." Die Vielfalt der Arbeitsmöglichkeiten in einem Gesundheitsamt vermittelte sie eindrucksvoll.

Quelle:
Marburger Bund Zeitung,
Nr. 16/12. November 2010
mit Ergänzungen, Mai 2014.

Interessant für Fachärzte:
Der Medizinische Dienst der Krankenversicherung (MDK)

Michael Wessendorf

Der Medizinische Dienst der Krankenversicherung erfüllt als Beratungs- und Begutachtungsdienst der gesetzlichen Kranken- und Pflegeversicherung in der Bundesrepublik Deutschland eine wichtige Aufgabe. Neben allgemeinen medizinischen Fragen und Grundsatzberatungen werden vor allem einzelfallbezogene Begutachtungsleistungen erbracht.

Interessant für Ärztinnen und Ärzte mit Facharztanerkennung

Interessant wird für Ärztinnen und Ärzte eine Tätigkeit beim MDK, wenn sie nach Berufseinstieg in Klinik oder Praxis mit der Facharztanerkennung ihre weitere Karriereplanung festlegen. Für Berufsanfänger ist trotz eines breit angelegten Aufgabenspektrums die Tätigkeit beim MDK nicht geeignet, wie aus dem Anforderungsprofil verständlich wird.

Aufgaben und Organisationsstruktur im MDK

Vor rund 25 Jahren wurde durch den Gesetzgeber im Sozialgesetzbuch (SGB) V die Gründung der Medizinischen Dienste in Form einer Arbeitsgemeinschaft der gesetzlichen Krankenkassenverbände in den Bundesländern festgelegt.

In den westlichen Bundesländern erfolgte dieses in Rechtsform einer Körperschaft des öffentlichen Rechts, in den östlichen Bundesländern in privatrechtlicher Rechtsform als eingetragene Vereine.

Bedingt durch Fusionen sind aktuell noch 15 MDK bundesweit mit ca. 200 Beratungsstellen vertreten. 2.100 Ärztinnen und Ärzte bilden nach den 2.300 Pflegefachkräften die größte gutachterliche Berufsgruppe innerhalb der 7.800 Beschäftigten.

Die Aufgabenfelder für den MDK wurden zuerst für die gesetzliche Krankenversicherung im SGB V niedergelegt. Alle der rund 130 gesetzlichen Krankenkassen müssen oder können den zuständigen MDK zur Klärung von medizinischen Fragestellungen begutachtend oder beratend zu Rate ziehen. Die Leistungsfähigkeit der Medizinischen Dienste in der Bundesrepublik Deutschland lässt sich an folgenden Zahlen dokumentieren:
Bei knapp 70 Mio. gesetzlich Krankenversicherten wurden in 2012 rund 6,3 Mio. Beratungen und Begutachtungen durchgeführt.

Spitzenreiter waren
• 2,6 Mio. Aufträge zur Überprüfung von Krankenhausleistungen (DRG),
• 1,45 Mio. Aufträge zur Beurteilung von Arbeitsunfähigkeit,
• 0,9 Mio. Fragestellungen zu Vorsorge- und Reha-Maßnahmen.

Auch die Themen Hilfsmittel, sonstige ambulante Leistungen, neue und unkonventionelle Untersuchungs- und Behandlungsmethoden/Arzneimittel oder mutmaßliche Behandlungsfehler sind ein fester Bestandteil der Beratungs- und Begutachtungspraxis.

Weitere Aufgabenfelder wurden für den MDK 1995 im SGB XI niedergelegt, welches die soziale Pflegeversicherung beschreibt. Hier wurden in 2012 rund 1,5 Mio. Begutachtungen zu Fragen der Pflegeleistung abgearbeitet. Diese Pflegebegutachtungen werden zu einem größeren Anteil von Pflegefachkräften durchgeführt, die Einbeziehung ärztlicher Gutachterinnen und Gutachter ist je nach MDK unterschiedlich und dann vorwiegend auf spezialisierte Fragestellungen fokussiert.

Anforderungsprofil an MDK-Gutachter

In der MDK-Gemeinschaft werden Fachärztinnen und Fachärzte unterschiedlichster Fachrichtungen beschäftigt. Die Einstellung von Ärzten ohne Facharztqualifikation bleibt auf Einzelfälle beschränkt.

Eine Weiterbildungsmöglichkeit zum Facharzt besteht beim MDK nicht.

Eine langjährige Berufserfahrung aus Klinik oder Praxis ist unabdingbar, um anhand der zur Verfügung stehenden Unterlagen souverän medizinische Verläufe beschreiben und sozialmedizinische Einordnungen treffen zu können.

> Langjährige Berufserfahrung aus Klinik oder Praxis ist unabdingbar

Die Begutachtungen können im MDK entweder nach Aktenlage oder durch körperliche Untersuchung des Versicherten erfolgen. Ergänzend besteht die Option von Begehungen in Krankenhäusern.

Die Beratungen finden vorwiegend direkt bei den Krankenkassen statt.

Diese Begutachtungen und Beratungen erfordern die Fähigkeit zum Dialog mit allen Beteiligten. Um die Ärztinnen und Ärzte beim MDK in diesem Spannungsfeld vor Einflussnahmen zu schützen, wurde im SGB V festgelegt, dass sie bei der Wahrnehmung ihrer medizinischen Aufgaben ausschließlich ihrem ärztlichen Gewissen unterworfen sind.

Arbeitsbedingungen

2010 wurde für die MDK-Gemeinschaft ein arztspezifischer Tarifvertrag mit dem Marburger Bund vereinbart. Dieser Vertag findet bundesweit, bis auf Rheinland-Pfalz, in allen MDK Anwendung. Das Tarifwerk umfasst z. B.:

> Arztspezifischer Tarifvertrag mit dem Marburger Bund

- eine Arbeitszeit von 38,5 Stunden pro Woche von Montag bis Freitag mit Gleitzeitmöglichkeiten,
- flexible Teilzeitmodelle,
- Erlaubnis zur Nebentätigkeit, soweit kein Interessenkonflikt zur Haupttätigkeit besteht,
- Nacht- oder Wochenendarbeit, Schichtdienste und Bereitschaftsdienste sind ausgeschlossen.

Finanziell orientiert sich dieser Tarifvertrag an den Facharztvergütungen der MB-Tarifverträge in den Kliniken.

Die Vergütung ist neben der angesprochenen Facharztqualifikation auch davon abhängig, ob bereits sozialmedizinische Berufserfahrung (Gutachtenerstellung, sozialmedizinische Expertise) vorhanden ist und liegt zu Beginn zwischen 5.040 EUR und 5.587 EUR (Stand 31.12.2013). Innerhalb einer Vergütungsgruppe erfolgt dann ein Stufenaufstieg, der sich nach der Dauer der Zugehörigkeit beim MDK orientiert und in der Regel über 4 Stufen in 10 Jahren verläuft. Ergänzend erhalten die Beschäftigten ein Weihnachtsgeld von 100 % einer Monatsvergütung. Für unterhaltspflichtige Kinder werden monatlich 102 EUR für jedes Kind als Kinderzuschlag neben dem Kindergeld gezahlt. Ergänzend ist die Teilnahme an einer leistungsorientierten Vergütung möglich.

> **Erwerb der Zusatzbezeichnung Sozialmedizin ausdrücklich erwünscht**

Die Arbeitsverträge werden in der Regel unbefristet abgeschlossen. Da der Erwerb der Zusatzbezeichnung Sozialmedizin ausdrücklich erwünscht ist, übernimmt der MDK die anfallenden Kursgebühren der insgesamt 8-wöchigen Fortbildung unter Fortzahlung der Bezüge.

Zukunftsaussichten

In Anbetracht der unverändert ansteigenden Leistungsausgaben in GKV und Pflegeversicherung auf der einen und stagnierenden Beitragszahlungen auf der anderen Seite, dürfte auch in den kommenden Jahren ein unabhängiger Gutachterdienst zur Klärung medizinischer Fragestellungen unabdingbar sein. Die steigende Zahl an Begutachtungsaufträgen sichert nicht nur die bestehenden Arbeitsplätze, sondern ermöglicht darüber hinaus einen Stellenausbau für ärztlichen Sachverstand.

Die beschriebenen Arbeitsbedingungen, eine flache Hierarchie und ein hohes Maß an eigenverantwortlicher Tätigkeit im Team dürften für diejenigen eine Alternative darstellen, die nach Jahren der Arbeit in Krankenhaus und Praxis eine Neuorientierung mit Steigerung der Lebensqualität suchen. Bei Interesse an einer Beschäftigung ermöglichen viele MDK eine Hospitation, um einen ersten Eindruck von der gutachterlichen Arbeit zu erhalten.

Weiterführender Link zum Thema: www.mdk.de: neben interessanten Informationen zu den MDK-Aufgaben sind weitere Links zum MDK des jeweiligen Bundeslandes vorhanden.
Quellen: Alle Auftragszahlen stammen von der Homepage des MDS www.mds.de.

Weitere Tätigkeitsbereiche

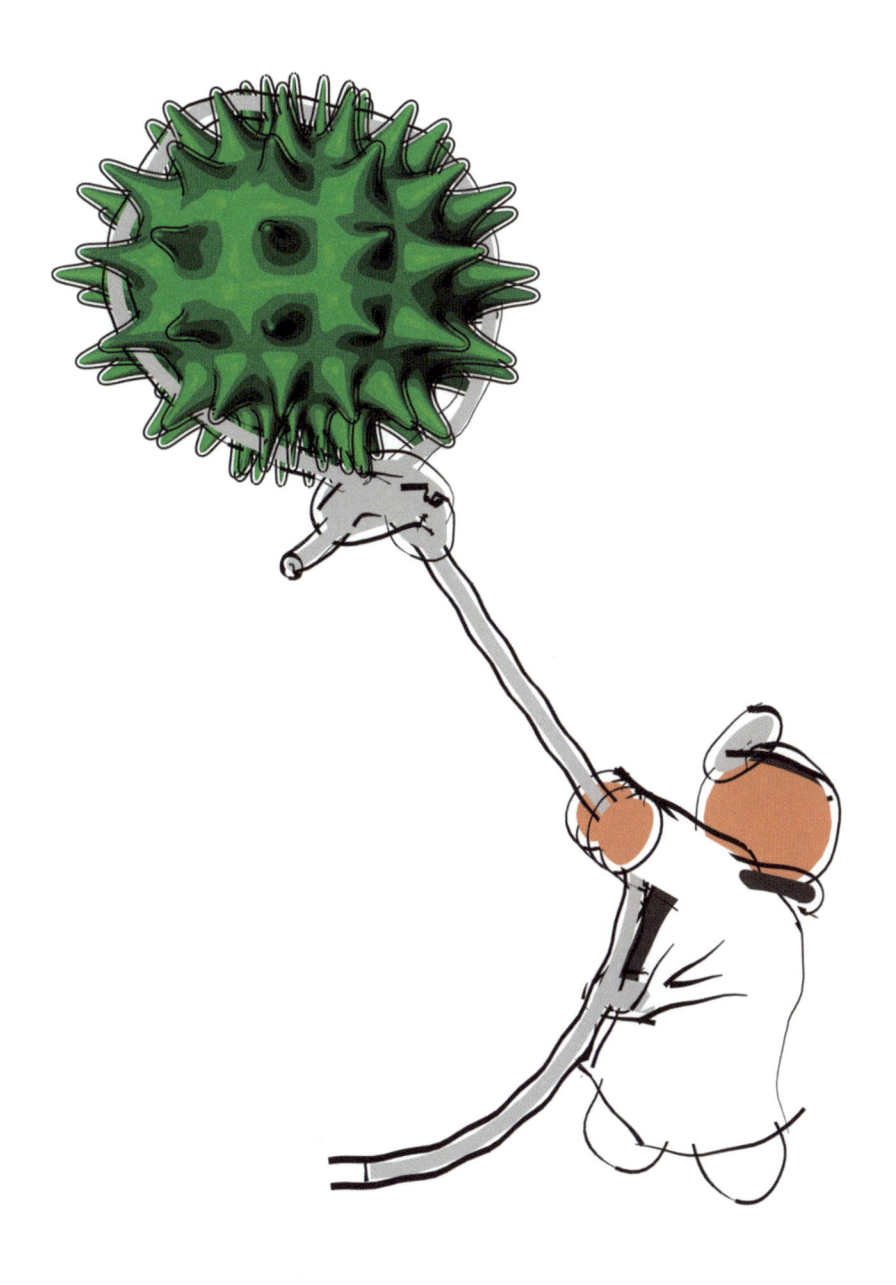

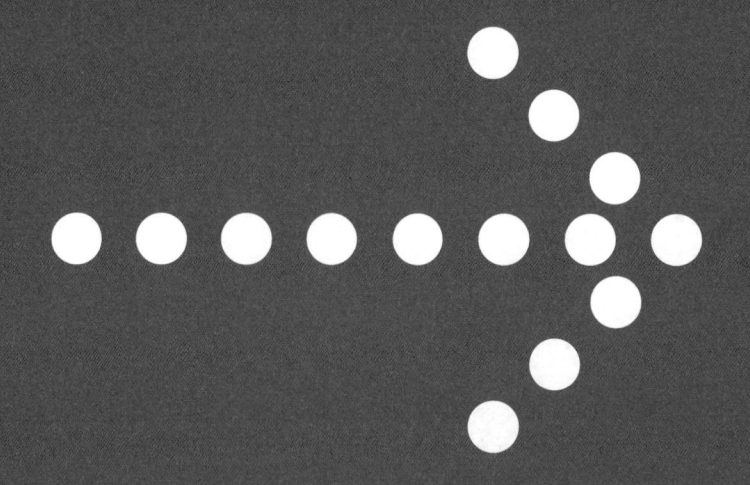

„ Von Ärztinnen und Ärzten, die im Management von Gesundheitseinrichtungen tätig werden wollen, werden durchweg nachgewiesene zusätzliche Kenntnisse, Fertigkeiten und Fähigkeiten über die rein ärztlich-medizinische Tätigkeit hinaus verlangt. Diese Zusatzqualifikationen werden weit überwiegend durch ein Aufbau- bzw. Zusatzstudium bzw. durch gezielte Fortbildungsmaßnahmen in Kursen und Seminaren erworben. Doch auch von Ärztinnen und Ärzten, die ihre Zukunft in einer Führungsposition in der Medizin sehen, werden mehr und mehr Zusatzqualifikationen erwartet und erworben.

Zusatzqualifikationen – nicht immer, aber immer häufiger

Uwe K. Preusker

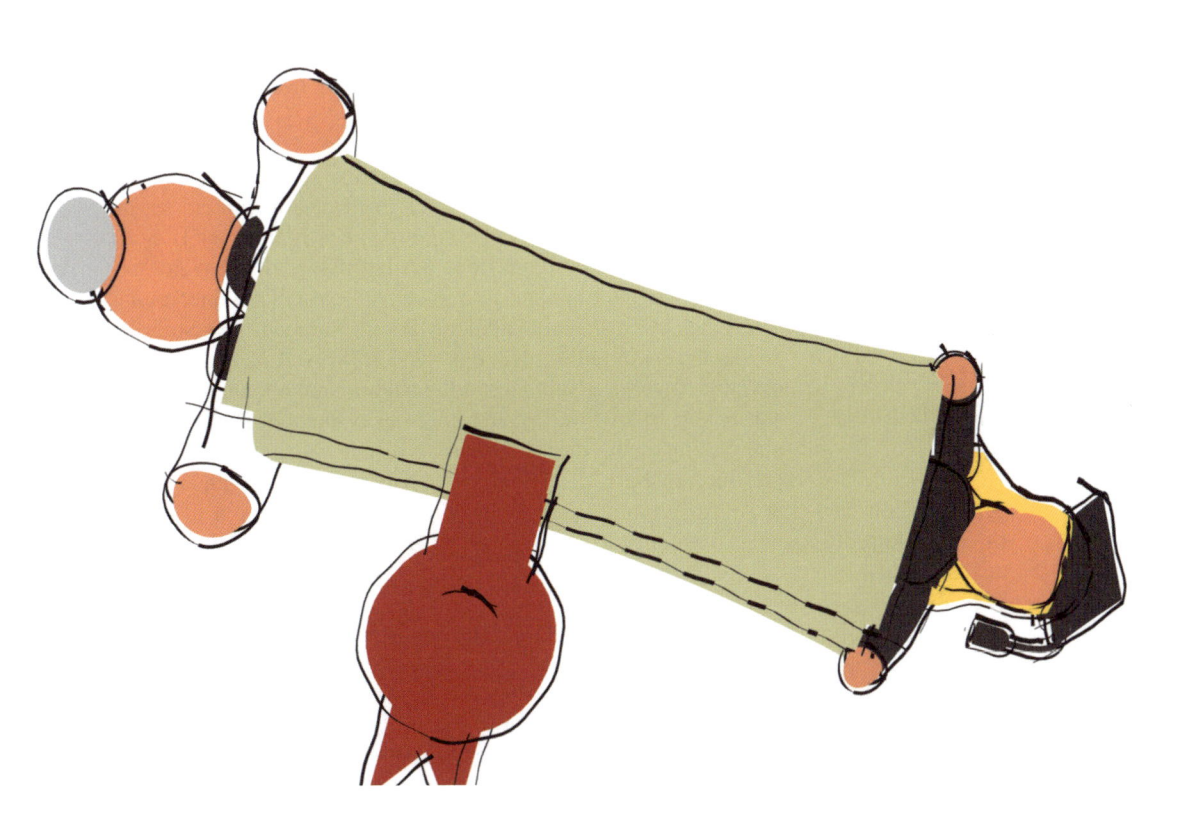

Zusatzqualifikationen – nicht immer, aber immer häufiger

Der Erwerb solcher Zusatzqualifikationen ist auf den unterschiedlichsten Wegen möglich. Neben berufsbegleitenden Angeboten in Einzelkursen mit Zertifikats-Abschluss gibt es das Angebot eines Aufbau- oder Zusatzstudiums. Anbieter sind dabei sowohl öffentliche wie private Universitäten und Hochschulen, aber auch private Weiterbildungsinstitute oder Berufsverbände. So hat etwa der Marburger Bund als einer der ersten Berufsverbände bereits vor mehr als 10 Jahren Seminare zum Thema „Management für Ärzte" konzipiert, die inzwischen zu einer berufsbegleitenden Zusatzqualifikation „Management im Krankenhaus" mit MB-Zertifikat weiterentwickelt wurden.

Ärztinnen und Ärzte, die eine Zusatzqualifikation erwerben wollen, sollten sich zunächst klar darüber werden, welches Ziel sie mit dem Erwerb einer solchen Zusatzqualifikation verfolgen. Ist es das Ziel, weiterhin vollständig oder überwiegend ärztlich tätig zu sein, aber mit Hilfe der Zusatzqualifikation besser auf Diskussionen über Fragen der Wirtschaftlichkeit und Ökonomie in der Medizin vorbereitet zu sein? Geht es um Rüstzeug für eine organisatorische Tätigkeit? Oder ist es das Ziel, nach Abschluss etwa eines MBA-Studiums (Master of Business Administration) gezielt eine Tätigkeit im Management von Gesundheitseinrichtungen allgemein oder von Krankenhäusern anzustreben oder etwa in der Beratung tätig zu werden? Schließlich gibt es durchaus auch die Motivation, sich durch den Erwerb von ökonomischem Sachverstand besser auf die Führung einer eigenen Praxis vorzubereiten.

Rüstzeug für eine organisatorische Tätigkeit

Dann folgt die Orientierung über das mittlerweile schier unübersehbare Angebot an unterschiedlichsten Zusatzqualifikationen. Ist es das Ziel, per Kursangebot ein spezifisches Zertifikat wie zum Beispiel das des Marburger Bundes zu erwerben? Oder soll am Ende des berufsbegleitenden Zusatzstudiums der international und auch in Deutschland anerkannte Titel eines MBA stehen? Soll der MBA im Rahmen eines Studienangebotes erworben werden, das speziell für Ärztinnen und Ärzte bzw. für Angehörige der Gesundheitsberufe angeboten wird, oder soll es ein MBA-Studiengang an einer bekannten Fortbildungseinrichtung sein, die sich aber typischerweise nicht auf die Gesundheitsberufe spezialisiert haben? Schließlich kommt grundsätzlich für junge Ärztinnen und Ärzte natürlich auch die Möglichkeit in Frage, direkt im Anschluss an das Medizinstudium einen Aufbaustudiengang „Public Health" anzuschließen.

Orientierung über das mittlerweile schier unübersehbare Angebot an unterschiedlichsten Zusatzqualifikationen

Hinzu kommt die Frage der Finanzierung einer solchen Fortbildung. Denn die verschiedenen Angebote sind mit zum Teil erheblichen Kosten verbunden. So stellt sich etwa die Frage, ob der Arbeitgeber – vielfach also das Krankenhaus, in dem man tätig ist – bereit ist, die Fortbildung vollständig oder teilweise zu finanzieren. In solchen Fällen – das zeigt die Erfahrung – werden den Ärztinnen und Ärzten, die eine solche Fortbildung beginnen, häufig frühzeitig nach Beginn der Fortbildungsmaßnahme

Positionen mit einer gewissen Management-Verantwortung im eigenen Krankenhaus angeboten.

Ein weiterer wichtiger Punkt bei der Entscheidung für ein spezifisches Angebot zum Erwerb einer Zusatzqualifikation ist, dass die meisten dieser Fortbildungsangebote, speziell wenn sie am Ende zum Beispiel zu einer Zusatzqualifikation wie einem MBA führen, einen erheblichen zeitlichen Aufwand erfordern. Für etwa zwei Jahre muss derjenige, der sich für einen solchen Studiengang entscheidet, auf Freizeit speziell an den Wochenenden weit überwiegend verzichten. Mittlerweile gibt es aber auch Angebote für MBA-Fernstudiengänge, bei denen die Präsenzzeiten an der Hochschule deutlich geringer sind.

Erheblicher zeitlicher Aufwand

Ein weiteres Entscheidungskriterium für die Wahl eines Angebotes für eine Zusatzqualifikation ist die Frage, ob die entsprechende Einrichtung bzw. der entsprechende Studiengang zertifiziert ist. Liegt eine anerkannte Zertifizierung vor, ist die Wahrscheinlichkeit, dass das Angebot von seiner Qualität her auch den Anforderungen entspricht, deutlich höher als bei fehlender Zertifizierung.

Anerkannte Zertifizierung

Orientierung im Dschungel der Angebote für Zusatzqualifikationen bieten verschiedene Internet-Portale. So findet man etwa auf der Seite www.mba-vergleich.de eine ganze Reihe von MBA-Studiengängen auch speziell für den Gesundheitsbereich. Allerdings sind dort nicht alle existierenden MBA-Studiengänge registriert. Einen Überblick über alle MBA-Studiengänge im deutschsprachigen Raum bietet die Seite www.mba-studium.net. Dort wird auch sofort ein Überblick über die jeweiligen Kosten gegeben, die bei berufsbegleitenden MBA-Studiengängen von rund 5.000 EUR bis zu über 60.000 EUR streuen. Einen eingeschränkten Überblick über MBA-Angebote mit spezifischem Bezug zum Gesundheitswesen sowie deren jeweilige Anforderungen und Kosten bietet auch die Seite www.med2day.de/mba-anbieter.htm. Intensive Suchmöglichkeiten sowie ausführliche Informationen zu den einzelnen Studienangeboten bietet die Seite www.mba-guide.de. Dort wurden bei Redaktionsschluss für diesen Artikel für den Bereich Gesundheit/Healthcare/Life Science insgesamt 21 berufsbegleitende MBA-Studienangebote in Deutschland genannt. Links zu Weiterbildungsangeboten in den Bereichen Medizinische Informatik sowie Gesundheitsökonomie/Gesundheitsmanagement finden sich auch auf der Internetseite www.medinfoweb.de/studium.php.

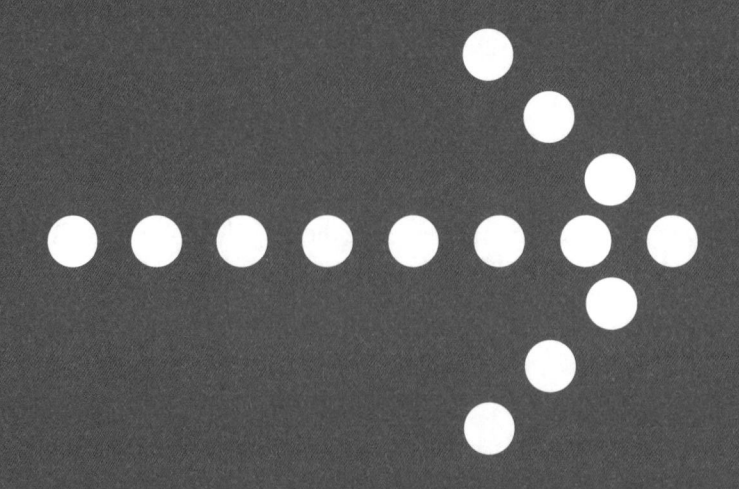

„ Ärztliche Weiterbildung ist eine wesentliche Strukturkomponente zur Sicherung der Qualität ärztlicher Berufsausübung in der Bundesrepublik Deutschland.
Eine generelle Pflicht zur Weiterbildung gibt es nicht, eine abgeschlossene Weiterbildung stellt jedoch für eine Karriere in der Medizin eine der wichtigsten Voraussetzungen dar.
So gibt es z. B. keine Oberarzt- oder Chefarztposition ohne Facharztbezeichnung und auch die Niederlassung in eigener Praxis setzt eine abgeschlossene Weiterbildung voraus.

Weiterbildung – wichtige Voraussetzung für die berufliche Karriere

Hans-Albert Gehle/Magdalena Benemann/Susanne Renzewitz

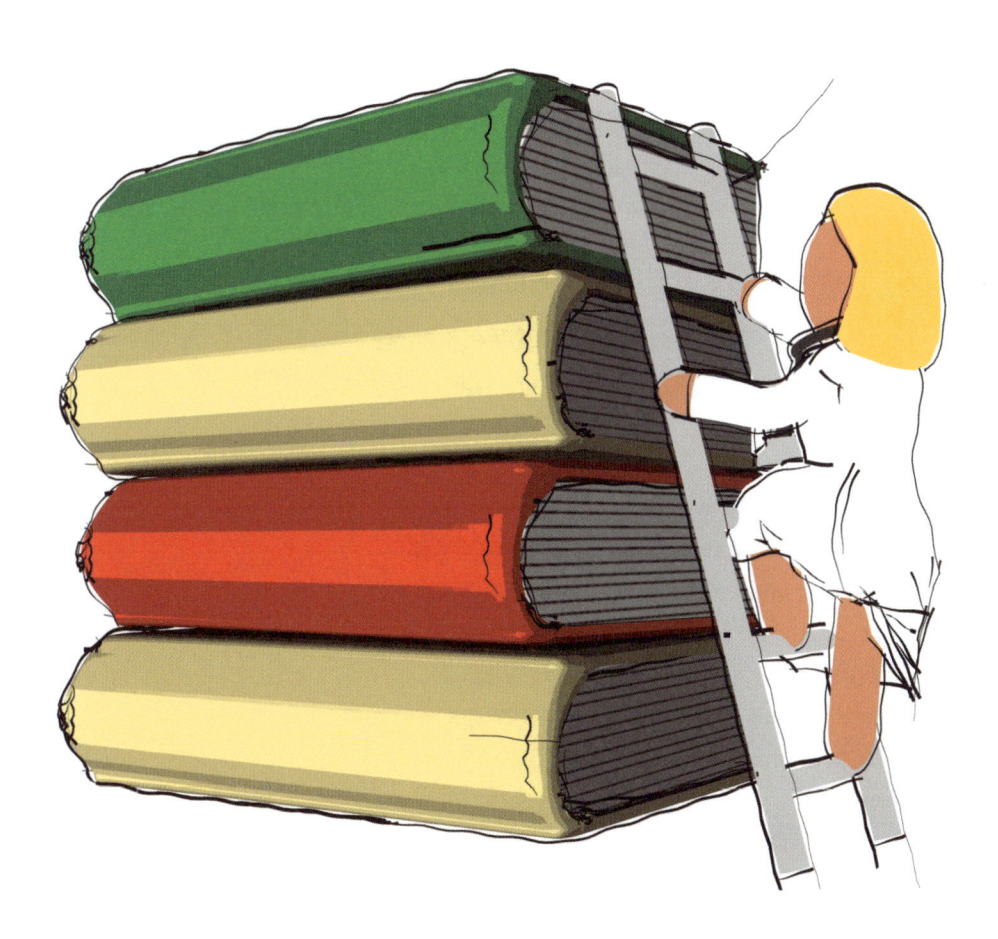

Approbation und danach?

Weiterbildung –
wichtige Voraussetzung für die berufliche Karriere

Die Wahl des geeigneten Fachgebietes und die Frage danach, wie man die Weiterbildung im gewünschten Fachgebiet absolvieren kann, stehen zu Recht im Mittelpunkt der Überlegungen nahezu jedes Absolventen des Medizinstudiums. Denn die Weiterbildung ist eine wichtige Voraussetzung für viele Karrierewege in der medizinischen Versorgung. So erfordert im Krankenhaus eine Oberarzt- oder Chefarztstelle, aber auch die Niederlassung in eigener Praxis, den Facharzttitel.

Wesentliche Kriterien für die Auswahl eines Fachgebietes

Die Kriterien für die Wahl des Fachgebietes sind vielfältig. Während etliche Medizinstudierende von Beginn des Studiums an oder spätestens während des PJs ihr Wunschfach kennen bzw. entdecken, zögern viele andere, sich frühzeitig festzulegen.
Als wesentliche Kriterien für die Auswahl eines Fachgebietes dürften gelten:
• Persönliche Neigung/Empathie für ein Fachgebiet.
• Berufliche Perspektiven/Karrierechancen/Verdienstmöglichkeiten/Prestige.
• Arbeitsbedingungen/Rahmenbedingungen (Arbeitszeiten/Teilzeitmöglichkeiten/ Vereinbarkeit Beruf und Familie u. ä.).

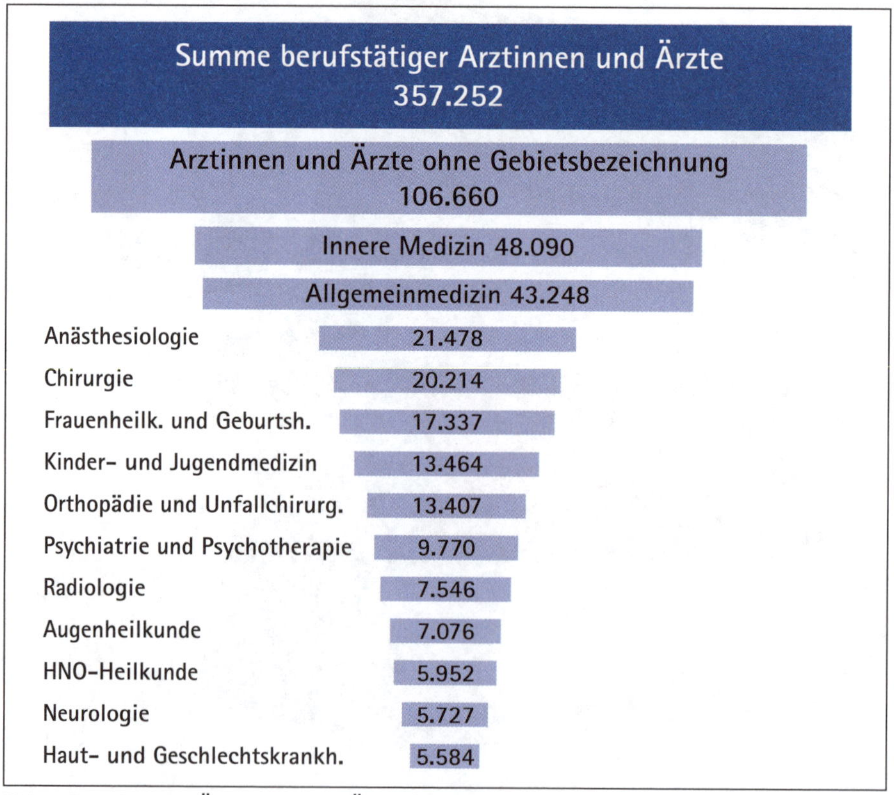

Fachgebiet	Anzahl
Summe berufstätiger Ärztinnen und Ärzte	**357.252**
Ärztinnen und Ärzte ohne Gebietsbezeichnung	106.660
Innere Medizin	48.090
Allgemeinmedizin	43.248
Anästhesiologie	21.478
Chirurgie	20.214
Frauenheilk. und Geburtsh.	17.337
Kinder- und Jugendmedizin	13.464
Orthopädie und Unfallchirurg.	13.407
Psychiatrie und Psychotherapie	9.770
Radiologie	7.546
Augenheilkunde	7.076
HNO-Heilkunde	5.952
Neurologie	5.727
Haut- und Geschlechtskrankh.	5.584

Abb. 1 Berufstätige Ärztinnen und Ärzte (31.12.2013)
Quelle: Bundesärztekammer: Ergebnisse der Ärztestatistik zum 31.12.2013.

Weiterbildung

Von den ausgewiesenen 106.660 Ärztinnen und Ärzten ohne Gebietsbezeichnung befanden sich über 70.000 in einer Weiterbildung, so dass insgesamt nur rund 10 % aller berufstätigen Ärztinnen und Ärzte keine Weiterbildung absolviert haben.

Ziel der ärztlichen Weiterbildung ist – so § 1 der (Muster-)Weiterbildungsordnung der Bundesärztekammer – der geregelte Erwerb festgelegter Kenntnisse, Erfahrungen und Fertigkeiten, um nach Abschluss der Berufsausbildung besondere ärztliche Kompetenzen zu erlangen.
Nicht verwechselt werden darf die Weiterbildung mit der Fortbildung, die lebenslang berufsbegleitend von Ärztinnen und Ärzten gefordert wird.

Aufgrund der föderalen Strukturen der Bundesrepublik sind für alle Angelegenheiten der ärztlichen Weiterbildung die Landesärztekammern als Körperschaften des öffentlichen Rechts zuständig. Basierend auf der von der Bundesärztekammer erarbeiteten und vom Deutschen Ärztetag verabschiedeten (Muster-)Weiterbildungsordnung, erlässt jede Landesärztekammer im Rahmen der Heilberufskammergesetze der Länder eine eigene Weiterbildungsordnung (WBO). Zwar besteht eine weitgehende Übereinstimmung zwischen (Muster-)Weiterbildungsordnung und den WBOs der Landesärztekammern, dennoch kommt es in einigen Teilen auch zu Unterschieden.

> **Für Ärztinnen und Ärzte ist die Weiterbildungsordnung der Kammer, in der sie Mitglied sind, rechtsverbindlich**

Das bedeutet: Für Ärztinnen und Ärzte ist die Weiterbildungsordnung der Kammer, in der sie Mitglied sind, rechtsverbindlich und alle sind gut beraten, sich vor Beginn einer Weiterbildung mit den Regelungen der entsprechenden WBO vertraut zu machen.
Mitglied ist man im Übrigen in der Kammer, in deren Geltungsbereich eine ärztliche Tätigkeit ausgeübt wird.

Die Weiterbildungsordnung regelt Art, Dauer und Inhalte der einzelnen Weiterbildungsgänge. Dabei sind die vorgeschriebenen Weiterbildungszeiten und -inhalte Mindestanforderungen, d. h. die tatsächlich notwendige Weiterbildungszeit kann aus unterschiedlichen Gründen auch länger sein.

Eine Weiterbildung ist nicht in allen Krankenhäusern bzw. Praxen möglich, sondern nur an speziell für die Weiterbildung zugelassenen Einrichtungen und bei den für die Weiterbildung befugten Ärztinnen und Ärzten. Diese werden von den Ärztekammern nach qualitativen Kriterien bestimmt und kontrolliert.

> **Volle Weiterbildungsbefugnis**

Wichtig in diesem Zusammenhang: Nicht alle Chefärzte bzw. Praxisinhaber verfügen über eine Weiterbildungsbefugnis und nicht alle haben eine volle Weiterbildungsbefugnis.
Beträgt die Weiterbildung in einem Fachgebiet z. B. 5 Jahre und der weiterbildungsbefugte Chefarzt hat lediglich eine Weiterbildungsbefugnis für 2 Jahre, so können auch nur 2 Jahre auf die Weiterbildung angerechnet werden – unabhängig davon, wie lange man in der Abteilung tätig war.

> **Dauer der Weiterbildungsermächtigung**

In vielen Stellenanzeigen wird auf die Dauer der Weiterbildungsermächtigung hingewiesen und spätestens beim Bewerbungsgespräch sollte die Frage danach detailliert erörtert werden. Da die Angaben zu Weiterbildungsbefugnissen in Stellenanzeigen nicht immer 100 % zutreffend sind, empfiehlt sich eine zusätzliche Nachfrage bei der zuständigen Landesärztekammer.

Im Rahmen der Weiterbildungsordnung gibt es drei unterschiedliche Qualifikationsebenen:
Facharztbezeichnungen, Schwerpunktweiterbildung und Zusatzbezeichnungen (vgl. Tab. 1).

Facharztbezeichnungen in einem Gebiet	derzeit 33 z. B. - Allgemeinmedizin - Chirurgie - Innere Medizin - Frauenheilkunde/Geburtshilfe
Schwerpunktbezeichnungen in einem Gebiet	z. B. Frauenheilkunde und Geburtshilfe - Schwerpunktbezeichnung: Gynäkologische Onkologie
Zusatzbezeichnungen	Spezialisierung zusätzlich zu Facharzt- und Schwerpunktweiterbildungsinhalten/ können von Fachärzten verschiedener Gebiete erworben werden z. B. - Notfallmedizin - Naturheilverfahren - Ärztliches Qualitätsmanagement

Tab. 1: Struktur der Weiterbildung
Quelle: Eigene Darstellung.

Mindestweiterbildungszeit

Die Mindestweiterbildungszeit für den Erwerb einer Facharztbezeichnung liegt zwischen 4 und 6 Jahren, eine darauf aufsetzende Weiterbildung im Schwerpunkt kann mit weiteren 2 bis 3 Jahren angesetzt werden, so dass etwa ein Facharzt für Frauenheilkunde und Geburtshilfe mit der Schwerpunktbezeichnung Gynäkologische Onkologie ca. 8 Jahre ärztliche Berufstätigkeit hinter sich gebracht hat, bevor er die höchste Qualifikationsebene erreicht. Für alle Bezeichnungen endet die Weiterbildung mit einer mündlichen Prüfung bei der zuständigen Landesärztekammer.

An einem Beispiel (vgl. Tab. 2) lässt sich darstellen, dass Weiterbildung kein einheitliches „Produkt" sondern eine Art Puzzle aus zahlreichen verschiedenen Teilen ist.

1. Basisweiterbildung Chirurgie / Common trunk		24 Monate
davon		
- Notfallaufnahme	6	
- Intensivmedizin	6	
- Chirurgie	12	
- davon im ambulanten Bereich möglich	6	
2. Spezialisierung zum Facharzt für Viszeralchirurgie davon können bis zu		48 Monate
- 12 Monate in einer der anderen Facharztweiterbildungen des Gebietes Chirurgie sowie in Anästhesiologie, Anatomie, Frauenheilkunde und Geburtshilfe, Innere Medizin und Gastroenterologie, Innere Medizin und Hämatologie und Onkologie, Pathologie und/oder Urologie angerechnet werden		
- 12 Monate im ambulanten Bereich abgeleistet/angerechnet werden		
3. Facharztprüfung nach frühestens		6 Jahren

Tab. 2: Ziel: Facharzt für Viszeralchirurgie
Quelle: (Muster-)Weiterbildungsordnung 2003 in der Fassung vom 25.6.2010; eigene Darstellung.

Von daher ist es zwingend notwendig, sich vor Beginn und auch im weiteren Verlauf einer Weiterbildung genau anzusehen, welche Puzzleteile mit welchen Zeitanteilen und in welcher Reihenfolge vorhanden sein müssen, um das angestrebte Ziel zu erreichen.

Auf den ersten Blick mag dies alles verwirren, die verschiedenen „Puzzleteile" bieten aber auch großen Freiraum in der Gestaltung – gerade für diejenigen, die nicht von Anfang an wissen, welches Fachgebiet letztendlich für sie optimal ist.
So starten viele Berufsanfänger z. B. in den Fachgebieten Innere Medizin, Chirurgie und Anästhesie, da diese Gebiete als Anrechnungsfächer in den verschiedensten Weiterbildungsgängen genutzt werden können.
Auch von der Möglichkeit, Teile der Weiterbildung im ambulanten Bereich zu absolvieren, können immer mehr Ärztinnen und Ärzte Gebrauch machen. Denn Innovation und Fortschritt in der Medizin bewirken, dass viele Leistungen heute sowohl im Krankenhaus stationär als auch im ambulanten Bereich erbracht werden. Dies macht auch eine zunehmende ambulante Weiterbildung – bezogen auf das jeweilige Fachgebiet – möglich.

Teile der Weiterbildung im ambulanten Bereich absolvieren

Eine Besonderheit ergibt sich im Fachgebiet Allgemeinmedizin. Von der Gesamtweiterbildungszeit von 5 Jahren sind 3 Jahre in der stationären und 2 Jahre in der ambulanten hausärztlichen Versorgung abzuleisten. Ein „Initiativprogramm zur Förderung der Allgemeinmedizin" sieht die finanzielle Förderung der Weiterbildungsstellen für Allgemeinmediziner im Krankenhaus vor.

Initiativprogramm zur Förderung der Allgemeinmedizin

Als wenig motivierend galt die Vergütung der Assistenten, die oftmals weniger verdienten als zuvor in der Klinik. Das Förderprogramm ermöglicht, dass nunmehr auch im ambulanten Bereich eine dem Krankenhaus vergleichbare Vergütung bezahlt werden kann.

Im Jahr 2012 haben bundesweit insgesamt 3.845 Ärztinnen und Ärzte in Weiterbildung im ambulanten Bereich von dem Förderprogramm profitiert. Der Anteil der Frauen ist dort mit über 70 % sehr hoch. An den Krankenhäusern wurden insgesamt 2.199 Ärzte in Weiterbildung im Rahmen des Förderprogramms an 663 Krankenhäusern gefördert. Jedes dritte Krankenhaus in Deutschland hat demzufolge Ärztinnen und Ärzte im Rahmen des Förderprogramms weitergebildet.

An vielen Orten haben sich Weiterbildungsverbünde zwischen mehreren Krankenhäusern und zwischen Krankenhäusern und Praxen gebildet, die sicherstellen, dass eine Weiterbildung qualitativ hochwertig gestaltet und problemlos möglich wird.

Gerade in strukturschwachen und ländlichen Regionen steigen die Nachwuchsprobleme. Um mehr junge Mediziner für eine Tätigkeit auf dem Land zu gewinnen, hat der Gesetzgeber seit dem Jahr 2012 zusätzliche Fördermaßnahmen ergriffen.

Grundsätzlich muss die Weiterbildung in allen Fachgebieten in einer angemessen vergüteten, hauptberuflichen ärztlichen Tätigkeit und ganztägig absolviert werden.
Als angemessene Vergütung gilt eine Vergütung nach einem Tarifvertrag (z. B. nach den vom Marburger Bund abgeschlossenen Verträgen für die kommunalen Krankenhäuser bzw. die Unikliniken) oder vergleichbaren Regelungen.

Weiterbildung auch in Teilzeit möglich

Eine Weiterbildung ist auch in Teilzeit möglich. Diese muss in Dauer, Niveau und Qualität den gleichen Anforderungen entsprechen wie sie für die Vollzeittätigkeit vorgesehen sind. Dies gilt als erfüllt, wenn die Teilzeittätigkeit mindestens die Hälfte der wöchentlichen Arbeitszeit beträgt. Die Weiterbildungszeiten verlängern sich entsprechend.
Wichtig: Da die Teilzeit in vielen Landesärztekammern der Kammer angezeigt werden muss, sollte man sich vorab ausreichend informieren. Eine Genehmigung ist jedoch in keinem Fall erforderlich.

Die in Weiterbildung befindlichen Ärztinnen und Ärzte müssen die vorgeschriebenen Weiterbildungsinhalte dokumentieren (§ 8 MWBO). Dies geschieht mit Hilfe so genannter Logbücher für die einzelnen Fachgebiete, in denen die Zeiträume und Inhalte einer Weiterbildung belegt werden müssen.
Parallel dazu ist der weiterbildungsbefugte Arzt verpflichtet, mit den in Weiterbildung befindlichen Kolleginnen und Kollegen mindestens einmal im Jahr ein Gespräch über den Stand der Weiterbildung zu führen. Auch dieses Gespräch ist zu dokumentieren und gemeinsam mit dem Logbuch bei der Anmeldung zur Facharztprüfung vorzulegen.

Trotz der Vorgaben für die Weiterbildung gibt es nach wie vor Kritik an der praktischen Umsetzung und Potenzial für Verbesserungen.
„Wie zufrieden sind Sie mit Ihrer Weiterbildung?" Dieser Frage ist der Marburger Bund Anfang des Jahres 2014 bei über 1.000 Mitgliedern nachgegangen, die sich der-

zeit in der Weiterbildung befinden oder die ihre Weiterbildung vor nicht länger als einem Jahr abgeschlossen haben. Dabei zeigte sich, dass sich die überwiegende Zahl der Befragten mehr Struktur und Feedback wünscht.

In Zeiten des Ärztemangels entdecken immer mehr Arbeitgeber, dass eine gut strukturierte Weiterbildung und eine verbindliche Zusage zur zügigen Absolvierung der Weiterbildung entscheidende Wettbewerbsfaktoren darstellen.

Großes Potenzial für Verbesserungen

Insoweit werden sich die Chancen, eine qualitativ hochwertige Weiterbildung im gewünschten Fachgebiet zu erreichen, zukünftig sicher verbessern. Dies gilt umso mehr, weil sich Ärztinnen und Ärzte ganz überwiegend erst im Laufe der Weiterbildung für die Art ihrer späteren beruflichen Tätigkeit entscheiden. Die Hälfte der vom Marburger Bund befragten Ärztinnen und Ärzte in der Weiterbildung kann sich eine berufliche Zukunft im Krankenhaus vorstellen.

In den nächsten Jahren ist eine stärkere Ausrichtung der Weiterbildung an Inhalten und weniger an Zeiten – wie sie heute durch Weiterbildungsabschnitte vorgegeben werden – zu erwarten.

Ein weiteres Ziel ist es, die berechtigte Forderung nach einer besseren Vereinbarkeit von Beruf und Familie, die zunehmend wichtig für den ärztlichen Nachwuchs ist, angemessen in den Vorgaben für die Weiterbildung zu berücksichtigen.

Insgesamt ist es also ratsam, sich früh und umfassend über die Möglichkeiten der Weiterbildung zu informieren. Insbesondere wenn ein Fachrichtungswechsel geplant wird, sollte man sich über die Anerkennung von Zeiten, aber auch Leistungen aus dem bisherigen Fachgebiet informieren.

Da die Weiterbildungsordnungen sich dem ständigen Fortschritt der Medizin anpassen müssen, sind sie einem ständigen Wandel unterworfen. Änderungen und Novellierungen der MWBO werden durch den Deutschen Ärztetag beschlossen und dann von den Landesärztekammern föderal in geltendes Recht umgesetzt. Je nach Ort und zeitlichem Beginn der Weiterbildung können die Bestimmungen leicht abweichen.

Deshalb ist es wichtig, das eigene Wissen über die Weiterbildungsordnung im Fachgebiet und in der zuständigen Landesärztekammer fortlaufend zu aktualisieren. Hier helfen Ärztekammern, Berufsverbände, Fachgesellschaften und der Marburger Bund.

	Gebiet	Facharzt- und Schwepunktkompetenz (FA, SP)	
1.	Allgemeinmedizin	FA Allgemeinmedizin	
2.	Anästhesiologie	FA Anästhesiologie	
3.	Anatomie	FA Anatomie	
4.	Arbeitsmedizin	FA Arbeitsmedizin	
5.	Augenheilkunde	FA Augenheilkunde	
6.	Biochemie	FA Biochemie	
7.	Chirurgie	Basisweiterbildung	
		7.1	FA Allgemeinchirurgie
		7.2	FA Gefäßchirurgie
		7.3	FA Herzchirurgie
		7.4	FA Kinderchirurgie
		7.5	FA Orthopädie und Unfallchirurgie
		7.6	FA Plastische und Ästhetische Chirurgie
		7.7	FA Thoraxchirurgie
		7.8	FA Viszeralchirurgie
8.	Frauenheilkunde und Geburtshilfe	FA Frauenheilkunde und Geburtshilfe	
		SP Gynäkologische Endokrinologie und Reproduktionsmedizin	
		SP Gynäkologische Onkologie	
		SP Spezielle Geburtshilfe und Perinatalmedizin	
9.	Hals-Nasen-Ohrenheilkunde	Basisweiterbildung	
		9.1	FA Hals-Nasen-Ohrenheilkunde
		9.2	FA Sprach-, Stimm- und kindliche Hörstörungen
10.	Haut- und Geschlechtskrankheiten	FA Haut- und Geschlechtskrankheiten	
11.	Humangenetik	FA Humangenetik	
12.	Hygiene und Umweltmedizin	FA Hygiene und Umweltmedizin	

Weiterbildung

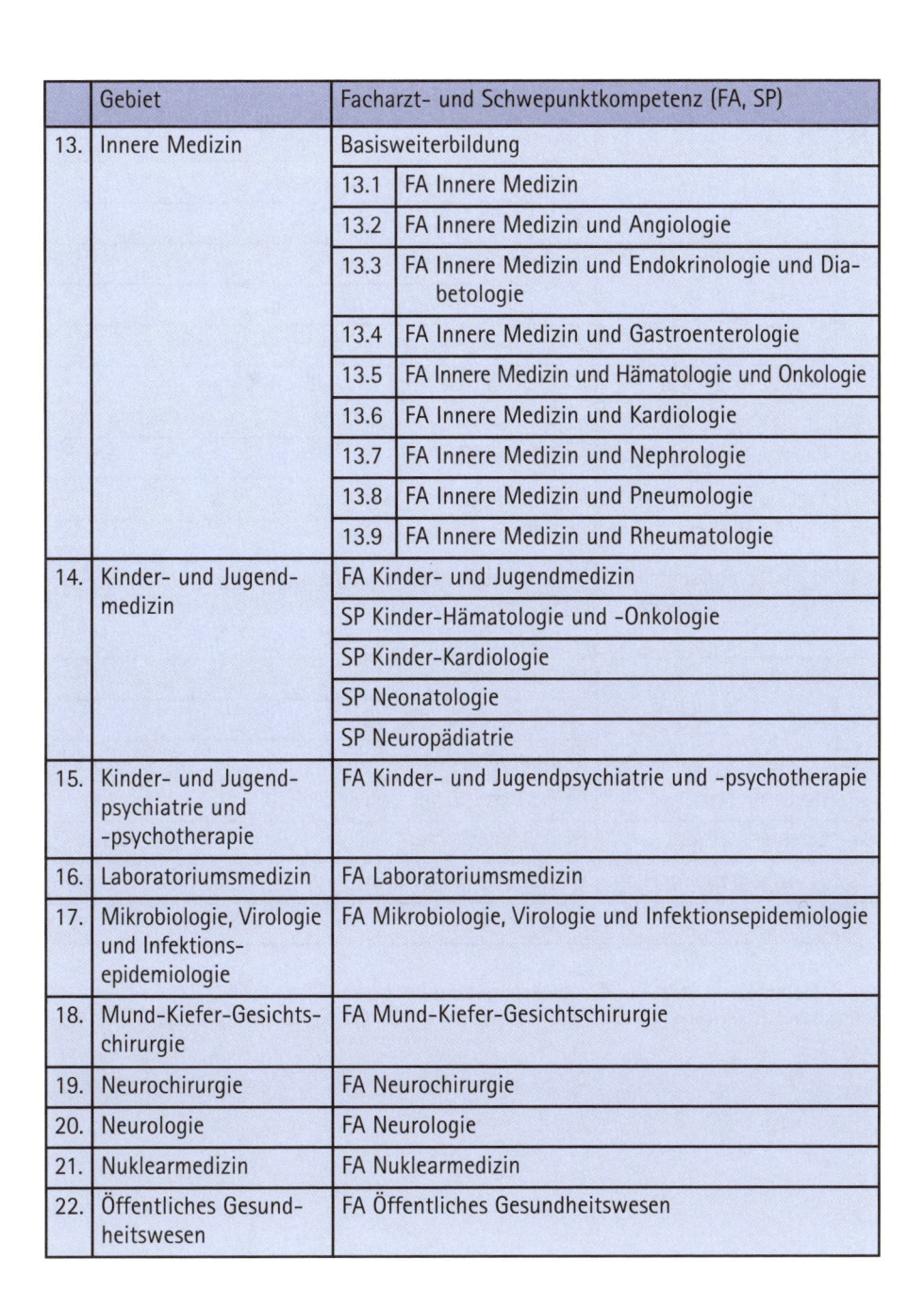

	Gebiet	Facharzt- und Schwepunktkompetenz (FA, SP)	
13.	Innere Medizin	Basisweiterbildung	
		13.1	FA Innere Medizin
		13.2	FA Innere Medizin und Angiologie
		13.3	FA Innere Medizin und Endokrinologie und Diabetologie
		13.4	FA Innere Medizin und Gastroenterologie
		13.5	FA Innere Medizin und Hämatologie und Onkologie
		13.6	FA Innere Medizin und Kardiologie
		13.7	FA Innere Medizin und Nephrologie
		13.8	FA Innere Medizin und Pneumologie
		13.9	FA Innere Medizin und Rheumatologie
14.	Kinder- und Jugendmedizin	FA Kinder- und Jugendmedizin	
		SP Kinder-Hämatologie und -Onkologie	
		SP Kinder-Kardiologie	
		SP Neonatologie	
		SP Neuropädiatrie	
15.	Kinder- und Jugendpsychiatrie und -psychotherapie	FA Kinder- und Jugendpsychiatrie und -psychotherapie	
16.	Laboratoriumsmedizin	FA Laboratoriumsmedizin	
17.	Mikrobiologie, Virologie und Infektionsepidemiologie	FA Mikrobiologie, Virologie und Infektionsepidemiologie	
18.	Mund-Kiefer-Gesichtschirurgie	FA Mund-Kiefer-Gesichtschirurgie	
19.	Neurochirurgie	FA Neurochirurgie	
20.	Neurologie	FA Neurologie	
21.	Nuklearmedizin	FA Nuklearmedizin	
22.	Öffentliches Gesundheitswesen	FA Öffentliches Gesundheitswesen	

	Gebiet	Facharzt- und Schwepunktkompetenz (FA, SP)	
23.	Pathologie	Basisweiterbildung	
		23.1	FA Neuropathologie
		23.2	FA Pathologie
24.	Pharmakologie	Basisweiterbildung	
		24.1	FA Klinische Pharmakologie
		24.2	FA Pharmakologie und Toxikologie
25.	Physikalische und Rehabilitative Medizin	FA Physikalische und Rehabilitative Medizin	
26.	Physiologie	FA Physiologie	
27.	Psychiatrie und Psychotherapie	FA Psychiatrie und Psychotherapie	
		SP Forensische Psychiatrie	
28.	Psychosomatische Medizin und Psychotherapie	FA Psychosomatische Medizin und Psychotherapie	
29.	Radiologie	FA Radiologie	
		SP Kinderradiologie	
		SP Neuroradiologie	
30.	Rechtsmedizin	FA Rechtsmedizin	
31.	Strahlentherapie	FA Strahlentherapie	
32.	Transfusionsmedizin	FA Transfusionsmedizin	
33.	Urologie	FA Urologie	

Tab. 3: Gebiete, Facharzt- und Schwerpunktkompetenzen
Quelle: Bundesärztekammer: (Muster-)Weiterbildungsordnung 2003 in der Fassung vom 25.6.2010, S. 19–21.

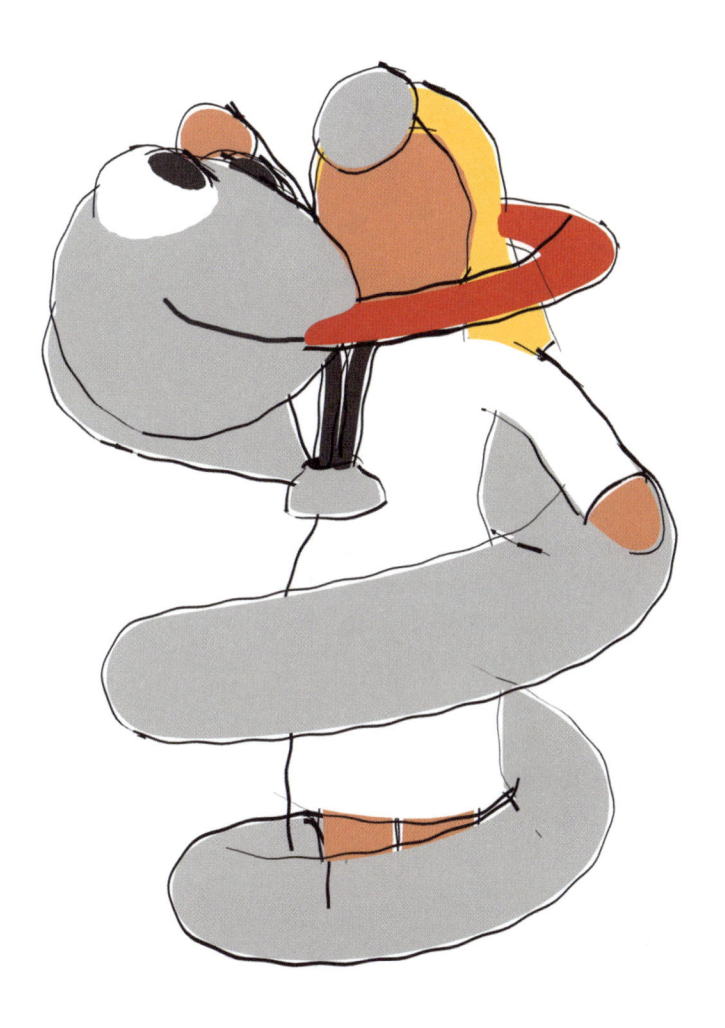

Weiterbildung

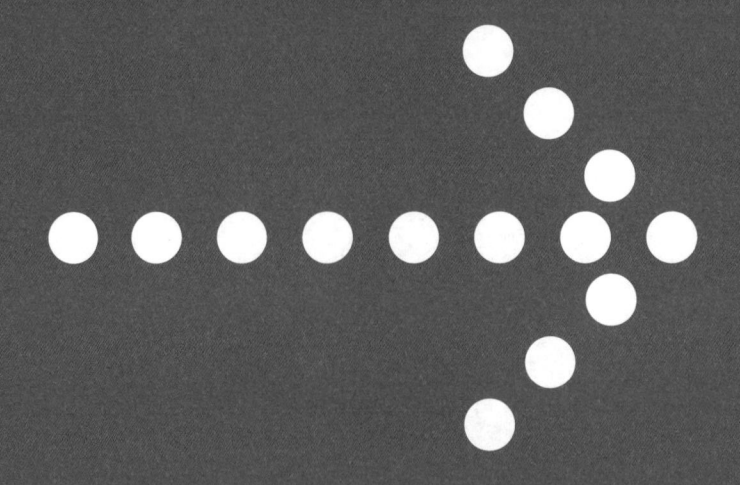

„ Die Arbeitsbedingungen im Krankenhaus bestimmen sich in erster Linie nach dem jeweils geltenden Tarifvertrag. Mit dem Abschluss eines individuellen Arbeitsvertrags zwischen der Ärztin oder dem Arzt unterliegt jedes Arbeitsverhältnis den Bestimmungen des geltenden Tarifvertrags, sofern der Arbeitgeber seinerseits an einen Tarifvertrag gebunden ist. Daneben kann es in jedem Krankenhaus ggf. zwischen der Geschäftsführung und dem Betriebsrat zum Abschluss von Betriebsvereinbarungen kommen, mit denen betriebliche Belange auf örtlicher Ebene sachnah geregelt werden können.

Arbeitsbedingungen im Krankenhaus

Ulrike Hahn/Christian Twardy

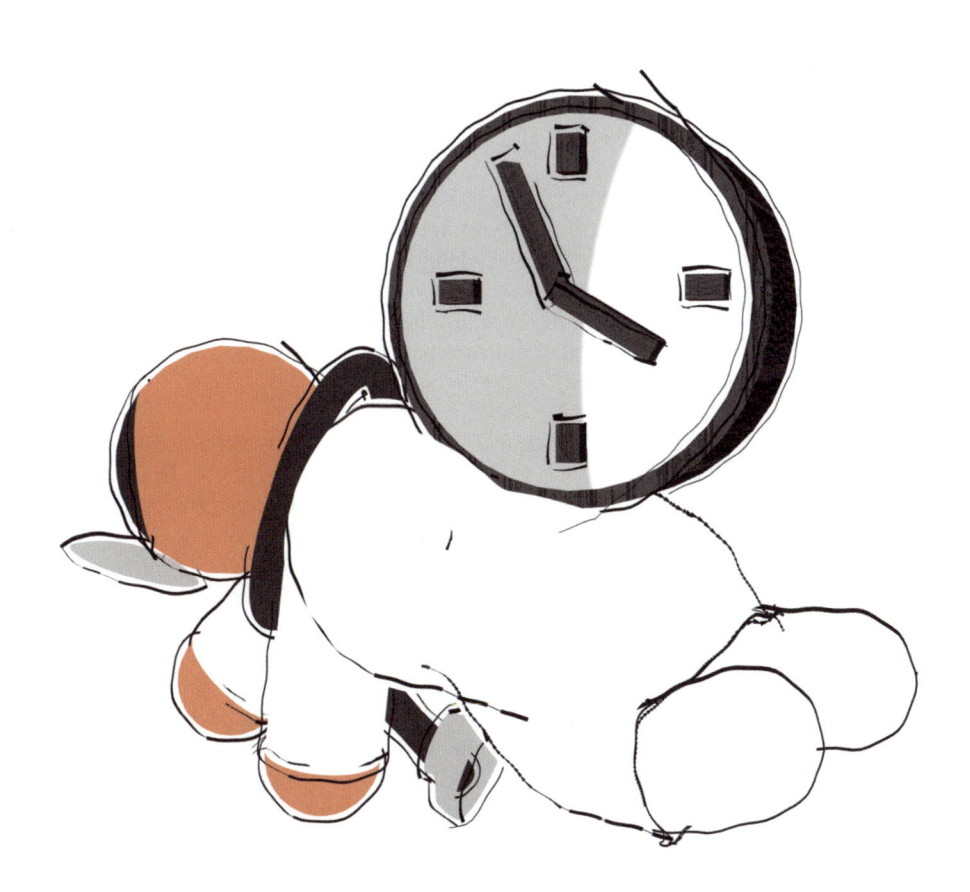

Einführung

Mit dem Austritt des Marburger Bundes aus der Verhandlungsgemeinschaft mit Verdi im Jahr 2005 begann für die Ärztinnen und Ärzte in Deutschland in tarifpolitischer Hinsicht eine neue Zeit. Der von den Mitgliedern des Marburger Bundes geforderte Weg, die Arbeitsbedingungen für Ärztinnen und Ärzte im Krankenhaus unter Berücksichtigung ihrer spezifischen Belange zu verbessern, wurde seitdem konsequent beschritten.

Eigene Tarifverhandlungen mit den Ländern und Kommunen wurden aufgenommen und der Abschluss der ersten beiden großen Tarifverträge, des TV-Ärzte für die Universitätskliniken und des TV-Ärzte/VKA für die kommunalen Kliniken, letztlich durch den Einsatz der dort tätigen Ärztinnen und Ärzte mit Streiks erreicht. Seitdem wurden durch den Marburger Bund auch in anderen Bereichen eigenständig zahlreiche arztspezifische Tarifverträge abgeschlossen. Die Tarifverträge des Marburger Bundes haben in den Krankenhäusern einen neuen Standard geschaffen. Heute gilt in über 80 % der tarifgebundenen Krankenhäuser ein arztspezifischer Tarifvertrag. Ausgesprochen erfreulich ist der hohe Organisationsgrad bei angestellten Ärztinnen und Ärzten. Mehr als 70 % sind im Marburger Bund organisiert.

> **Heute gilt in über 80 % der tarifgebundenen Krankenhäuser ein arztspezifischer Tarifvertrag**

Die Tarifverträge enthalten insbesondere arztspezifische Regelungen zu Entgelt- und Eingruppierungsfragen sowie zu Bereitschaftsdienst und Rufbereitschaft als für Ärztinnen und Ärzte wichtige Dienstformen.

Im Bereich des öffentlichen Dienstes, also in kommunalen Häusern und Universitätsklinika finden ganz überwiegend die Tarifverträge TV-Ärzte[1] (Universitätsklinika) und TV-Ärzte/VKA (kommunale Häuser) Anwendung. Im privaten Bereich existieren zahlreiche Tarifverträge des Marburger Bundes mit den wichtigsten privaten Krankenhausträgern. Diese orientieren sich im Wesentlichen an den Regelungen von TV-Ärzte/VKA und TV-Ärzte, weisen aber in Einzelbereichen Besonderheiten auf, die den Spezifika dieser Träger entsprechen.

> **Einen Sonderweg beschreiten die beiden großen Kirchen**

Einen Sonderweg bei der Regelung der Arbeitsbedingungen beschreiten bislang die beiden großen Kirchen in Deutschland. Das vom Grundgesetz übernommene Kirchenprivileg des Art. 137 Abs. 3 der Weimarer Reichsverfassung gestattet den Religionsgemeinschaften die eigenständige Begründung und Gestaltung ihrer Dienstverhältnisse.[2] Für den Bereich der kollektiven Arbeitsbedingungen bedeutet dies bisher den weitgehenden Verzicht auf das System der Tarifverträge.[3] Stattdessen werden die Arbeitsbedingungen in diesen Bereichen überwiegend durch paritätisch besetzte Arbeitsrechtliche Kommissionen auf dem sogenannten „Dritten Weg"[4] festgelegt. Da bis zu zwei Urteilen des Bundesarbeitsgerichts im Jahr 2012[5] zum einen die Mitwirkungsrechte der Gewerkschaften in diesen Gremien sehr beschränkt ausgestaltet waren und zum anderen die Konfliktlösung zwingend einvernehmlich und grundsätzlich unter Verzicht auf jegliche Arbeitskampfmittel zu erfolgen hat, bilden die Arbeits- und Entgeltbedingungen in kirchlichen Einrichtungen (festgelegt in sogenannten Arbeitsvertragsrichtlinien – AVR) das marktübliche Niveau in der Regel erst mit erheblicher Verzögerung ab. Ob sich an dieser aus Sicht der betroffenen Arbeitnehmer und Gewerkschaften unbefriedigenden Situation kurzfristig etwas ändert, darf bezweifelt werden.

Abbildung 1 gibt einen Überblick über die wesentlichen Vertragsregelungen in deutschen Krankenhäusern.

Krankenhaustyp	Vertragsregelung
Kommunale Krankenhäuser	TV-Ärzte/VKA
Universitätskrankenhäuser	TV-Ärzte
Private Krankenhausträger	
• Asklepios Kliniken	TV-Ärzte Asklepios
• HELIOS Kliniken	TV-Ärzte HELIOS
• RHÖN Kliniken AG	TV-Ärzte RKA
• Sana Kliniken AG	TV-Ärzte Sana
Katholische Krankenhäuser Caritas	Arbeitsvertragsrichtlinien (AVR)
Evangelische Krankenhäuser Diakonie	AVR

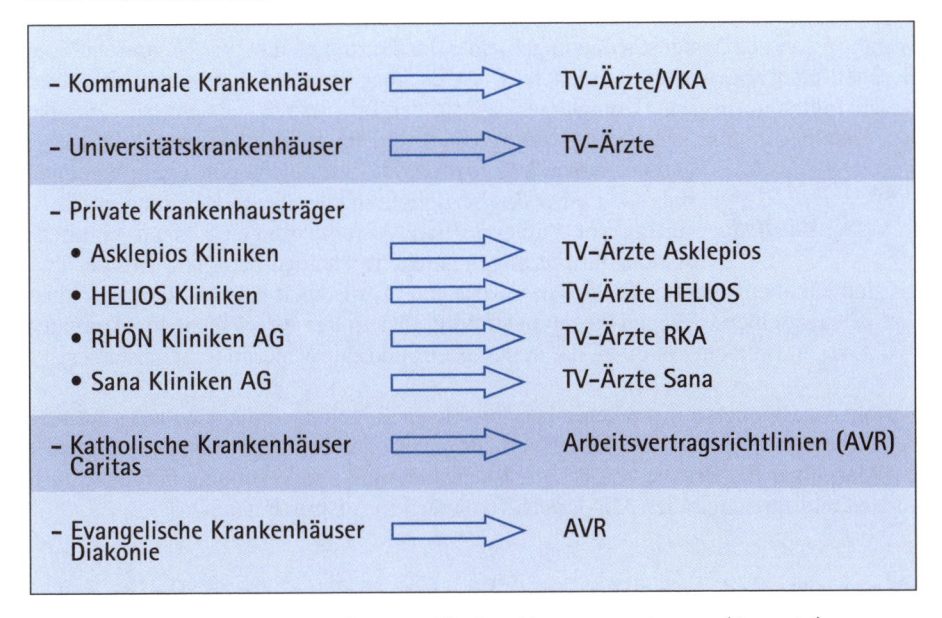

Abb. 1: Krankenhaustypen und ihre spezifischen Vertragsregelungen (Auswahl)
Quelle: Marburger Bund.

Tarifvertrag

Wirkung eines Tarifvertrages

Tarifvertragliche Regelungen, z. B. über den Inhalt, den Abschluss und die Beendigung von Arbeitsverhältnissen, Fragen des Entgelts, der Eingruppierung sowie des Urlaubs, gelten unmittelbar und zwingend kraft beiderseitiger Organisationszugehörigkeit, d. h. für den Arbeitgeber durch Zugehörigkeit zum vertragsschließenden Arbeitgeberverband und für die Beschäftigten durch Mitgliedschaft in der vertragsschließenden Gewerkschaft. Daneben werden auch Haustarifverträge zwischen einem Arbeitgeber und einer Gewerkschaft abgeschlossen. Tarifverträge stehen in der sogenannten Normenhierarchie über dem Arbeitsvertrag. Das bedeutet, dass im Arbeitsvertrag bei Tarifbindung nicht zu Ungunsten des Arbeitnehmers von den Vorgaben des Tarifvertrages abgewichen werden darf. Tarifverträge sichern daher für die Beschäftigten einen Mindeststandard von Arbeitsbedingungen. Die Arbeitgeber können für die Laufzeit eines Tarifvertrages ihre Kosten verlässlich kalkulieren, da die vertragsschließende Gewerk-

Unmittelbare und zwingende Wirkung

schaft während dieser Zeit zwar tarifliche Forderungen formulieren könnte, diese aber nicht im Wege des Arbeitskampfes durchsetzen kann, da der Tarifvertrag diesbezüglich die sogenannte Friedenspflicht beinhaltet. Diese ist zwar nicht ausdrücklich im Tarifvertrag benannt, ist aber eine schuldrechtliche Verpflichtung der Tarifvertragsparteien, die dem Tarifvertrag sozusagen inne wohnt.

Günstigkeitsprinzip

Während von den Mindestbedingungen eines Tarifvertrages nicht zu Ungunsten eines Beschäftigten abgewichen werden darf, ist es aber umgekehrt möglich, für einen Beschäftigten günstigere Bedingungen, als sie der Tarifvertrag vorsieht, zu vereinbaren. Dies bedarf aber einer einzelvertraglichen Regelung zwischen dem Arbeitgeber und der Ärztin bzw. dem Arzt. Eine solche günstigere Vereinbarung geht einer diesbezüglich ungünstigeren Regelung im Tarifvertrag vor. Außertarifliche Vereinbarungen können sämtliche auch in Tarifverträgen geregelte Themen betreffen. Aus der Praxis sind vor allem außertarifliche Vereinbarungen über Entgelt bekannt. Der Abschluss von solchen außertariflichen Regelungen wird aber in der Regel nicht für Ärztinnen und Ärzte in Betracht kommen, die in den Beruf und die Weiterbildung einsteigen.

> **Außer- bzw. übertarifliche Vereinbarung**

Sowohl im Hinblick auf die Vereinbarung solcher Regelungen als auch auf sämtliche den Arbeitsvertrag oder das Arbeitsverhältnis betreffende Fragen können Mitglieder des Marburger Bundes die kompetente Rechtsberatung und Vertretung durch die Juristinnen und Juristen in den MB-Landesverbänden in Anspruch nehmen.

Wesentliche Inhalte von Tarifverträgen am Beispiel des Tarifvertrages für Ärztinnen und Ärzte an kommunalen Krankenhäusern (TV-Ärzte/VKA)

Die Regelungen des TV-Ärzte/VKA gelten unmittelbar oder über Bezugnahmen für etwa 55.000 Ärztinnen und Ärzte. Der Tarifvertrag bildet darüber hinaus die Grundlage für zahlreiche andere Tarifverträge für ärztliches Personal, Arbeitsvertragsrichtlinien und sonstige kollektiv und individuell geregelte Arbeitsbedingungen. Der TV-Ärzte/VKA stellt damit das im ärztlichen Bereich wichtigste Tarifwerk in Deutschland dar. Aus diesem Grunde soll die üblicherweise in Ärztetarifverträgen geregelte Materie exemplarisch anhand dieses Tarifvertrages erläutert werden.

Allgemeine Arbeitsbedingungen

In § 3 des Tarifvertrages finden sich Vorschriften über die allgemeinen Arbeitsbedingungen für Ärztinnen und Ärzte im Geltungsbereich des TV-Ärzte/VKA. Neben der Regelung einer über die Dauer des Arbeitsverhältnisses hinaus wirkenden Geheimhaltungspflicht findet sich hier auch das Recht des ärztlichen Beschäftigten auf Einsicht in seine Personalakte sowie die grundsätzliche Anzeigepflicht einer Nebentätigkeit. In § 3 Abs. 4 ist die bedeutende Verpflichtung des Arbeitgebers geregelt, den ärztlichen

Beschäftigten von etwaigen im Zusammenhang mit dem Arbeitsverhältnis stehenden Schadensersatzansprüchen Dritter freizustellen, sofern der Schadenseintritt nicht auf grob fahrlässigem oder vorsätzlichem Verhalten des Arztes beruht. Für den innerbetrieblichen Schadensausgleich wird in Satz 2 zudem auf die allgemeinen Grundsätze der Arbeitnehmerhaftung verwiesen. Daraus folgt, dass der Arzt nur bei Vorsatz und grober Fahrlässigkeit[6] voll haftet. Nur im Falle der so genannten mittleren Fahrlässigkeit kommt es zu einer Quotelung nach Verschuldensanteilen, wohingegen der Arzt im Falle der leichtesten Fahrlässigkeit überhaupt nicht haftet.

Vorschriften über die allgemeinen Arbeitsbedingungen für Ärztinnen und Ärzte

Neben den in § 4 TV-Ärzte/VKA geregelten allgemeinen Pflichten des Arztes, wie etwa der Teilnahme am Rettungsdienst (ab dem zweiten Jahr der klinischen Tätigkeit nach der Approbation), der Erstellung von Gutachten und der Ausstellung ärztlicher Bescheinigungen, ist hier auch die Pflicht zur ärztlichen Tätigkeit im Rahmen der Nebentätigkeit leitender Ärzte (z. B. im Wege der Privatliquidation) geregelt.

Tabelle/Eingruppierung

Die Tarifverträge des Marburger Bundes sind jeweils mit einer eigenen Tabelle und einer entsprechenden Eingruppierungsordnung für Ärztinnen und Ärzte versehen. Die Eingruppierung trägt den Besonderheiten der Berufsgruppe Rechnung, indem sie aufgrund arztspezifischer Kriterien erfolgt.

Besonderheiten der Berufsgruppe

Die Entgeltordnungen sind in der Regel in vier Entgeltgruppen aufgeteilt. Jeder einzelnen Entgeltgruppe ist eine bestimmte Bezeichnung (z. B. „Arzt", „Facharzt", „Oberarzt"), ggf. mit entsprechenden Tätigkeitsmerkmalen, zugeordnet. In welche Entgeltgruppe der Arzt eingruppiert wird, richtet sich nach Art und Umfang der von ihm ausgeübten Tätigkeit. Die betreffende Tätigkeit darf vom Arzt nicht nur vorübergehend und muss hinsichtlich ihres Umfangs zeitlich mindestens zur Hälfte („überwiegend") ausgeübt werden. Das ist der Fall, wenn der Arzt zu mindestens 50 % seiner Arbeitszeit Aufgaben wahrnimmt, die den Tätigkeitsmerkmalen der jeweiligen Entgeltgruppe entsprechen.

Das typische Beispiel einer arztspezifischen Entgelttabelle findet sich im TV-Ärzte/VKA:

Entgelttabelle TV-Ärzte/VKA (40 h/Wo.) ab dem 1. Januar 2014						
ab dem	1. Jahr	2. Jahr	3. Jahr	4. Jahr	5. Jahr	6. Jahr
Arzt	4.023,08 €	4.251,13 €	4.413,99 €	4.696,31 €	5.032,94 €	5.171,38 €
ab dem	1. Jahr	4. Jahr	7. Jahr	9. Jahr	11. Jahr	13. Jahr
Facharzt	5.309,81 €	5.755,02 €	6.145,94 €	6.373,97 €	6.596,55 €	6.819,15 €
Oberarzt	6.650,86 €	7.041,76 €	7.601,00 €			
CA-Vertreter	7.823,56 €	8.382,82 €				

Tab. 1: Arztspezifische Entgelte
Quelle: Tarifvertrag TV-Ärzte/VKA in der Fassung des Änderungstarifvertrages Nr. 4 vom 6. März 2013, Anlage zu § 18; eigene Darstellung.

Ärztin/Arzt

Die von den Tarifvertragsparteien verwendete Berufsbezeichnung „Arzt" knüpft an das deutsche Medizinalrecht an, wie es in der Bundesärzteordnung (BÄO) i. V. m. der Approbationsordnung (ÄApprO) normiert ist. Hiernach darf die Berufsbezeichnung „Arzt" zunächst nur führen, wer eine Approbation als Arzt hat (§ 2a i. V. m. § 2 Abs. 1 BÄO). Das Bundesarbeitsgericht betrachtet diese Vorgaben des deutschen Medizinalrechts auch für das Tarifrecht als zwingend. Unter einem Arzt ist somit nur derjenige zu verstehen, der entweder nach Maßgabe der BÄO approbierter Arzt ist oder über eine Erlaubnis zur Berufsausübung nach § 10 BÄO verfügt.

Fachärztin/Facharzt

Für eine Zuordnung zur Entgeltgruppe 2 muss in der Regel die erforderliche Tätigkeitsbezeichnung „Facharzt mit entsprechender Tätigkeit" erfüllt sein. Aus dem Wortlaut ergibt sich, dass der betreffende Arzt seine Facharztweiterbildung abgeschlossen haben und entsprechend tätig sein muss. Hierzu ist im TV-Ärzte/VKA geregelt:

„Facharzt ist derjenige Arzt, der aufgrund abgeschlossener Facharztweiterbildung in seinem Fachgebiet tätig ist."

Oberärztin/Oberarzt

Die korrekte Eingruppierung als Oberärztin / Oberarzt in die Entgeltgruppe III bzw. Ä 3[7] des jeweiligen Tarifvertrags ist eine der umstrittensten Fragen seit dem Inkrafttreten der arztspezifischen Tarifverträge.

Die typische Definition des Oberarztes – etwa im TV-Ärzte/VKA – lautet:

„Oberarzt ist derjenige Arzt, dem die medizinische Verantwortung für selbständige Teil- oder Funktionsbereiche der Klinik bzw. Abteilung vom Arbeitgeber ausdrücklich übertragen worden ist."

Arbeitszeit

Die Vorschriften zur Arbeitszeit finden sich an verschiedenen Stellen des Tarifvertrages und sind teilweise durch zwingende Regelungen des Arbeitszeitgesetzes (ArbZG) und europarechtliche Vorschriften geprägt. Zwar wird neben der Vollarbeit auch die Rufbereitschaft im Berufsleben eines Arztes vermehrt an Wichtigkeit gewinnen, jedoch ist für die Mehrzahl der Ärzte stets der Bereitschaftsdienst (§ 10 TV-Ärzte/VKA) und seine Bezahlung (§ 12 TV-Ärzte/VKA) ein Thema übergeordneter Bedeutung.

> **Bereitschaftsdienst und seine Bezahlung**

Regelmäßige wöchentliche Arbeitszeit

In § 7 TV-Ärzte/VKA finden sich die zentralen Vorschriften zur Arbeitszeit. Im TV-Ärzte/VKA, wie auch in den meisten anderen Ärztetarifverträgen, ist eine wöchentliche Arbeitszeit von 40 Stunden ausschließlich der Pausen festgelegt, wobei diese Arbeitszeit üblicherweise auf fünf Tage verteilt ist. Damit beträgt die werktägliche Anwesenheit eines Arztes in Vollarbeit also einschließlich der nach § 4 Arbeitszeitgesetz (ArbZG) vorgesehenen halbstündigen Pause 8,5 Stunden. Den Bedürfnissen der Praxis nach flexiblem und situativem Einsatz der ärztlichen Arbeitszeit wird durch die Möglichkeit der Verlängerung der werktäglichen Arbeitszeit auf bis zu zehn Stunden nach § 3 ArbZG Rechnung getragen, sofern eine werktägliche Arbeitszeit von acht Stunden innerhalb eines Referenzzeitraumes von einem Jahr (lt. § 7 Abs. 2 TV-Ärzte/VKA) nicht überschritten wird. Daneben ist die Verlängerung der werktäglichen Arbeitszeit auch ohne Ausgleich dann möglich, wenn in die Arbeitszeit regelmäßig Bereitschaftsdienst fällt und der Arzt eine diesbezügliche individuelle Vereinbarung mit seinem Arbeitgeber geschlossen hat (sog. Opt-out; § 7 Abs. 7 ArbZG). Auf diese Weise sind durchschnittliche (d. h. in der einzelnen Woche auch deutlich darüber hinausgehende) Arbeitszeiten von bis zu 58 Wochenstunden möglich. Aus notwendigen betrieblichen Gründen kann die Arbeitszeit abweichend auch auf sechs Wochentage verteilt werden. Im Schichtdienst (siehe unten) sind zudem Zwölf-Stunden-Schichten zulässig.

> **Flexibler und situativer Einsatz**

Bereitschaftsdienst

In § 10 Abs. 1 TV-Ärzte/VKA ist die prinzipielle Verpflichtung des ärztlichen Personals zur Ableistung von Bereitschaftsdienst niedergelegt. Unter Bereitschaftsdienst ist nach der Definition des Tarifvertrages die Verpflichtung des Arztes zu verstehen, sich an einer vom Arbeitgeber bestimmten Stelle aufzuhalten, um im Bedarfsfall die Arbeit aufzunehmen. Für das Verständnis des Bereitschaftsdienstes ist es wichtig sich zu vergegenwärtigen, dass ein fundamentaler Unterschied zwischen der arbeitszeitrechtlichen Bewertung von Bereitschaftsdienst und seiner Bewertung zum Zwecke der Vergütung besteht. Seit der maßgeblichen Rechtsprechung des Europäischen Gerichtshofes (EuGH)[8] ist der Bereitschaftsdienst prinzipiell als Arbeitszeit zu betrachten. Er unterliegt damit, ebenso wie die Vollarbeit, den arbeitsschutzrechtlichen Beschränkungen des Arbeitszeitgesetzes. Ausschließlich zum Zwecke der Vergütung des Bereitschaftsdienstes, ist seine abweichende Bewertung als Bruchteil der Vollarbeit zulässig.

> **Verpflichtung des Arztes, sich an einer vom Arbeitgeber bestimmten Stelle aufzuhalten**

Unter den weiteren in § 10 TV-Ärzte/VKA geregelten Voraussetzungen und unter Beachtung der Regelungen des ArbZG kann die Arbeitszeit im Krankenhaus durch die Kombination von Vollarbeit und Bereitschaftsdienst erheblich ausgedehnt werden. Der Bereitschaftsdienst gliedert sich dabei im TV-Ärzte/VKA in drei unterschiedliche Stufen,[9] welche die jeweilige erfahrungsgemäß auftretende Belastung des Bereitschaftsdienstes widerspiegeln (vgl. Tab. 2). Dabei kann die tägliche Arbeitszeit bis zu 24 Stunden betragen, wenn mindestens die acht Stunden überschreitende Zeit als Bereitschaftsdienst abgeleistet wird und zuvor unter Einbeziehung des Betriebsarztes die Einführung alternativer Arbeitszeitmodelle geprüft und gegebenenfalls Maßnahmen des Gesundheitsschutzes ergriffen worden sind. Der Tarifvertrag eröffnet in § 10 Abs. 4 zudem die Möglichkeit, an Wochenenden und Feiertagen ausschließlich Bereitschaftsdienst von maximal 24-stündiger Dauer anzuordnen.

Stufe	Arbeitsbelastung	Höchstarbeitszeit	Bewertung
I	Bis 25 %		60 %
II	Mehr als 25 % bis 40 %	8 Std. Vollarbeit + 16 Std. BD	75 %
III	Mehr als 40 % bis 49 %		90 %

Tab. 2: Bewertung von Bereitschaftsdienst; im Falle eines sich an den Bereitschaftsdienst anschließenden Freizeitausgleiches erhöht sich gemäß § 12 Abs. 6 TV-Ärzte/VKA die Bewertung des Bereitschaftsdienstes um jeweils 10 Prozentpunkte auf dann 70, 85 bzw. 100 Prozent.
Quelle: Tarifvertrag TV-Ärzte/VKA, Fassung vom 6. März 2013; eigene Darstellung.

Exkurs: Vergütung Bereitschaftsdienst

Nur im Hinblick auf die Vergütung ist die abweichende Bewertung von Bereitschaftsdienst gegenüber der Vollarbeit zulässig. So haben die Tarifvertragsparteien des TV-Ärzte/VKA geregelt, dass zum Zwecke der Vergütung den einzelnen Stufen des Bereitschaftsdienstes eine (aus Tab. 2 ersichtliche) korrespondierende Bewertung als Arbeitszeit gegenübergestellt wird. Die arbeitsvertragliche Zuordnung der ärztlichen Tätigkeit zur jeweiligen Bereitschaftsdienststufe erfolgt gemäß § 12 Abs. 1 Satz 2 TV-Ärzte/VKA als Nebenabrede zum Arbeitsvertrag und ist mit halbjährlicher Frist gesondert kündbar. Dadurch wird sichergestellt, dass im Falle der Änderung der maßgeblichen Verhältnisse (z. B. Wechsel der Station, Änderung des Dienstplanmodells) eine Anpassung der Bereitschaftsdienstbewertung an die tatsächlich auftretende Arbeitsbelastung erfolgen kann. Zum Zwecke der Berechnung des Bereitschaftsdienstentgelts wird der jeweilige Bereitschaftsdienst mit dem auf die Stufe zutreffenden Bewertungsfaktor multipliziert. Die sich hieraus ergebenden Stunden werden mit einem je nach Entgeltgruppe gestaffelten Stundenentgelt vergütet. Seit Jahr 2010 wird zusätzlich für jede in den Bereitschaftsdienst fallende Nachtstunde zwischen 21:00 und 6:00 Uhr ein Zuschlag in Höhe von 15 % des jeweiligen Stundenbereitschaftsdienstentgelts gezahlt. Dieser Zuschlag unterfällt nicht der Faktorisierung mit dem jeweiligen Bewertungsfaktor, sondern wird für jede tatsächlich angefallenen Stunde gezahlt. Zudem erhält der Arzt für jede Stunde des Bereitschaftsdienstes über der 97. im Monat einen weiteren Zuschlag in Höhe von 5 % des Stundenentgelts.

§ 12 Abs. 5 legt fest, dass die errechnete Arbeitszeit, anstelle einer (entsprechend faktorisierten) Auszahlung als Entgelt, auch durch Freizeit abgegolten werden kann. Die Lage dieses Freizeitausgleichs wird dabei in der Regel durch den Arbeitgeber vorgenommen und bei der Erstellung der Dienstpläne entsprechend berücksichtigt. In der Vergangenheit führte insbesondere die Frage nach der Zulässigkeit der Anordnung des Freizeitausgleiches in gesetzlich angeordneten Ruhezeiten zu erheblichen Unklarheiten. Mittlerweile ist aber höchstrichterlich geklärt, dass der Arbeitgeber berechtigt ist, auch im unmittelbaren Anschluss an den Bereitschaftsdienst den Freizeitausgleich zu gewähren. Dabei ist es nach der wenig überzeugenden Ansicht des Bundesarbeitsgerichtes[10] (BAG) unerheblich, ob in der dafür vorgesehenen Zeitspanne eine Beschäftigung wegen eines gesetzlichen Verbotes (hier die Ruhezeit § 5 ArbZG) faktisch unmöglich ist. Diese Rechtsprechung hat in der Praxis zur Folge, dass der Arbeitgeber im unmittelbaren Anschluss an den jeweiligen in der Regel nachts stattfindenden Dienst, einen Zeitraum von acht Stunden (regelmäßige werktägliche Arbeitszeit) als Freizeitausgleich in Abzug bringen kann. Zur Auszahlung kommt dann lediglich der diese acht Stunden übersteigende Rest zuzüglich des nicht in Freizeit ausgleichbaren Zuschlages für nächtlichen Bereitschaftsdienst. Dabei ist aber zu beachten, dass bei Freizeitausgleich im Anschluss an einen Bereitschaftsdienst dessen Bewertung um jeweils 10 Prozentpunkte angehoben wird, was sich unmittelbar auf den zur Vergütung vorgesehenen Rest auswirkt. Sofern im betreffenden Haus eine Verteilung der regelmäßigen Arbeitszeit auf fünf Tage erfolgt, kann in der Regel an Wochenenden kein Freizeitausgleich angeordnet werden, weil an diesen Tagen keine Verpflichtung zur Ableistung von Vollarbeit besteht.

Rufbereitschaft

Anders als beim Bereitschaftsdienst kann sich der Arzt während der Rufbereitschaft außerhalb des Krankenhauses aufhalten. Hierbei ist lediglich durch technische Hilfsmittel die Erreichbarkeit und durch die relative Nähe zum Arbeitsplatz die Möglichkeit der Arbeitsaufnahme zu gewährleisten. Für die Rufbereitschaft erhält der Arzt eine tägliche Pauschale nach § 3 Abs. 5 TV-Ärzte/VKA, die entweder das Zwei- (wochentags) oder Vierfache (samstags, sonn- und feiertags) des individuellen Stundenentgelts beträgt. Beläuft sich die Zeit der Rufbereitschaft auf weniger als zwölf Stunden (sog. stundenweise Rufbereitschaft), wird statt der Pauschale für jede angefangene Stunde 12,5 % des jeweiligen individuellen Stundenentgelts bezahlt. Für die Vergütung der Arbeitsleistung innerhalb der Rufbereitschaft wird nach Arbeitsleistung im Krankenhaus oder solcher per telefonischer oder anderweitig technisch realisierter Anweisung unterschieden. Im ersten Fall wird jede Inanspruchnahme auf die volle Stunde aufgerundet und einschließlich der Wegzeiten mit dem Überstundenentgelt nach § 11 Abs. 1 lit. a) TV-Ärzte/VKA zuzüglich eventueller Zuschläge (Nacht-, Sonn- oder Feiertagszuschlag etc.) vergütet. Wird die Arbeitsleistung dagegen telefonisch, zum Beispiel durch Auskunftserteilung erbracht, werden die einzelnen Inanspruchnahmen während einer Rufbereitschaft zunächst addiert, sodann auf die nächste volle Stunde aufgerundet und wie oben mit eventuellen Zeitzuschlägen und dem Überstundenentgelt vergütet.

Schicht-/ Wechselschichtdienst

Neben den oben beschriebenen Sonderformen der Arbeit finden sich im Tarifvertrag auch Vorschriften zur Schicht- beziehungsweise Wechselschichtarbeit. Beide Arbeitsformen sind im TV-Ärzte/VKA (§ 9) legal definiert. Für die Arbeit in Schicht- oder Wechselschicht erhalten Ärzte eine Zulage nach § 11 Abs. 4 und 5 TV-Ärzte/VKA. Sofern in einer Klinik die Arbeit im Schichtbetrieb erfolgt, ist in Abweichung zu den obigen Ausführungen darüber hinaus auch die Ausdehnung der werktäglichen Arbeitszeit auf bis zu zwölf Stunden zulässig. Solche Zwölf-Stunden-Schichten dürfen aber nur viermal in unmittelbarer Folge hintereinander und innerhalb von zwei Kalenderwochen nur insgesamt achtmal angeordnet werden. Sie dürfen nicht mit Bereitschaftsdienst kombiniert werden.

Arbeitsvertrag

Der Arbeitsvertrag ist die schuldrechtliche Einigung der Arbeitsvertragsparteien über die Begründung eines Arbeitsverhältnisses. In juristischer Hinsicht stellt er einen gegenseitigen, privatrechtlichen Austauschvertrag dar, durch den sich der Arbeitnehmer zur Arbeitsleistung im Dienst des Arbeitgebers und dieser sich insbesondere zur Zahlung einer Vergütung an den Arbeitnehmer verpflichtet.[11] Er bildet die Grundlage für die Beschäftigung des Arztes und legt in der Regel den Inhalt und die weitere Ausgestaltung des Arbeitsverhältnisses fest. Weite Bereiche des Arbeitsverhältnisses sind aber durch die jeweils einschlägigen Tarifverträge geregelt, so dass vielfach Überschneidungen und Widersprüchlichkeiten zwischen Einzelvertrag und kollektiver Regelung auftreten können. Zum Verhältnis von widersprüchlichen Regelungen in Arbeits- und Tarifvertrag siehe oben.

Grundlage für die Beschäftigung des Arztes

Begründung

Grundsätzlich bedarf der Abschluss eines Arbeitsvertrages keiner besonderen Form. Gemäß § 2 Nachweisgesetz (NachwG) ist der Arbeitgeber jedoch verpflichtet, innerhalb eines Monats nach Beginn des Arbeitsverhältnisses die wesentlichen Vertragsbedingungen schriftlich niederzulegen. Wie § 2 Abs. 1 TV-Ärzte/VKA legen die allermeisten Tarifverträge darüber hinaus fest, dass der Arbeitsvertrag schriftlich abgeschlossen wird.

Inhalt

Die allgemeine Freiheit der Vertragsparteien, den Inhalt eines Vertrages nach ihren eigenen Vorstellungen autonom gestalten zu können, erfährt wegen des strukturellen Ungleichgewichts zwischen Arbeitgeber und Arbeitnehmer in Bezug auf das Arbeitsrecht zahlreiche Einschränkungen. So finden sich vielfach zwingende gesetzliche Regelungen, die nicht der Dispositionsfreiheit der Vertragsparteien unterliegen. So darf beispielsweise weder der gesetzliche Mindesturlaubsanspruch von 24 Werk-, bzw. 20 Arbeitstagen eingeschränkt, noch die gesetzlich zulässige Höchstarbeitszeit nach dem ArbZG ausgedehnt werden. Diese Einschränkungen gelten jedoch vielfach nicht oder nicht in so starkem Maße für die Tarifvertragsparteien. Verallgemeinernd lässt sich daher feststellen, dass die Tarifvertragsparteien auch in diesen gesetzlich reglementierten Bereichen einen besonders weiten Gestaltungsspielraum besitzen. Zu den maßgeblichen Vertragsinhalten gehören neben dem Entgelt und der Beschreibung der Tätigkeit zudem der Umfang und die Lage der Arbeitszeit sowie gegebenenfalls Regelungen zum Urlaub, zur Entgeltfortzahlung und zu weiteren Sozialleistungen.

Urlaub

Wie bereits erwähnt, beträgt der gesetzlich angeordnete Mindestanspruch auf Erholungsurlaub gemäß § 3 Abs. 1 Bundesurlaubsgesetz (BUrlG) 24 Werktage. Weder Tarif- noch Arbeitsvertrag kann wirksam einen geringeren Anspruch anordnen. Werktage in diesem Sinne sind nach Abs. 2 der Vorschrift jedoch alle Tage, die nicht Sonn- oder Feiertage sind. Das BUrlG geht also vom Normalfall einer Sechs-Tage-Woche aus. Ist die Arbeit hingegen auf fünf Tage in der Woche verteilt, reduziert sich der gesetzliche Urlaubsanspruch auf 20 Tage (24 / 6 Werktage * 5 Arbeitstage). Auch hier gilt: Nur wenn weder ein Tarifvertrag auf das Arbeitsverhältnis Anwendung findet, noch im Arbeitsvertrag eine entsprechende Regelung enthalten ist, gilt das gesetzliche Minimum. Die in den arztspezifischen Tarifverträgen des Marburger Bundes geregelten Urlaubsansprüche liegen grundsätzlich deutlich über dem gesetzlichen Urlaubsanspruch. Im TV-Ärzte/VKA beträgt der Urlaubsanspruch in der Fünf-Tage-Woche je nach ärztlicher Berufserfahrung, und zwar unabhängig davon, wo diese erworben wurde, zwischen 29 (während der ersten sechs Jahre) und 30 Arbeitstage (ab dem siebten Jahr). Der TV-Ärzte/VKA gewährt darüber hinaus verschiedene Arten von Zusatzurlaub, die stets in Zusammenhang mit bestimmten Dienstarten stehen. So sieht der Tarifvertrag in § 28 Zusatzurlaubsansprüche sowohl für Schicht- und Wechselschichtarbeit, als auch für Vollarbeit und Bereitschaftsdienst während der Nacht in unterschiedlicher Höhe vor.

Zusatzurlaubsansprüche

Entgeltfortzahlung

Nicht nur während der Zeiten eines Urlaubes, sondern auch im Fall der Arbeitsunfähigkeit behält der Arzt seinen Anspruch auf Fortzahlung des Entgelts. Die maßgeblichen Vorschriften finden sich für den Erholungsurlaub in §§ 1 und 11 des BUrlG sowie in § 3 Entgeltfortzahlungsgesetz (EntFG). Dem Arzt steht danach für die Zeit von bis zu sechs Wochen einer krankheitsbedingten Arbeitsunfähigkeit ein Anspruch auf Entgeltfortzahlung zu. § 23 Abs. 2 TV-Ärzte/VKA regelt zudem einen darüber hinaus gehenden Anspruch auf Krankengeldzuschuss bis zu einer Höchstdauer von 39 Wochen. Dieser Anspruch beschränkt sich auf die Höhe des Unterschiedsbetrages zwischen dem Krankengeld und dem um die gesetzlichen Abzüge verminderten Arbeitsentgelt. Bemessungsgrundlage für die Entgeltfortzahlung ist nach dem TV-Ärzte/VKA das Tabellenentgelt, sonstige in Monatsbeträgen festgelegten Entgeltbestandteile (z. B. Schichtzulagen) sowie der Durchschnitt der während der letzten drei Monate gezahlten nicht in Monatsbeiträgen festgelegten Entgeltbestandteile (z. B. Bereitschaftsdienstentgelt). Davon ausgenommen ist allerdings das zusätzliche Entgelt für Überstunden, sofern diese nicht bereits im Dienstplan vorgesehen waren.

Im Fall der Arbeitsunfähigkeit

Sonstiges

Zusätzliche Altersversorgung

Gesetzlich ist zudem die Möglichkeit eröffnet, dem Arbeitnehmer sowohl eine monatliche Pauschale zur Vermögensbildung zu gewähren (5. Vermögensbildungsgesetz), als auch bestimmte Formen der betrieblichen Altersversorgung vorzunehmen (Betriebsrentengesetz; BetrAVG). Die Tarifvertragsparteien des TV-Ärzte/VKA haben von diesen Möglichkeiten dergestalt Gebrauch gemacht, als dass eine zusätzliche Altersversorgung unter Beteiligung des jeweiligen Arztes, als auch eine monatliche vermögenswirksame Leistung in Höhe von 6,65 EUR vorgesehen ist. Einige Tarifverträge sehen ähnliche Zahlungen vor, andere arztspezifische Tarifverträge des Marburger Bundes gehen über dieses Maß deutlich hinaus.

Beendigung

Befristungen

Das Arbeitsverhältnis ist als sogenanntes Dauerschuldverhältnis in der Regel auf unbestimmte Zeit angelegt. Daneben ist aber auch denkbar, dass die Vertragsparteien aus Gründen, die entweder im Arbeitsverhältnis selbst, in der Person des Arbeitnehmers oder in externen Umständen liegen, ein Interesse an der von vornherein beschränkten Dauer des Arbeitsverhältnisses haben. Gerade im Bereich der ärztlichen Weiterbildung besteht darüber hinaus vielfach das Bedürfnis, die Dauer des Arbeitsverhältnisses an bestimmte Rahmenbedingungen anzupassen. Dazu zählen neben der Dauer der spezifischen Weiterbildung etwa in der Klinik vorhandene Weiterbildungsermächtigungen oder im akademischen Bereich vielfach vorkommende Drittmittel- oder Projektfinanzierungen. Die Rechtsgrundlagen für diese Befristungen sind ebenso wie die gesetzlichen Rahmenbedingungen vielfältig.[12]

Allen gemein ist jedoch, dass sie zu ihrer Wirksamkeit der Einbeziehung in den Arbeitsvertrag bedürfen, also in aller Regel ausdrücklich benannt werden müssen. Ist das Arbeitsverhältnis wirksam befristet worden, tritt seine Beendigung automatisch mit Ablauf der jeweiligen Frist oder im Falle der Zweckbefristung (z. B. bei Krankheitsvertretungen) mit Wegfall des jeweiligen Befristungsgrundes ein. Es bedarf keines weiteren Beendigungstatbestandes. Soll ein wirksam befristetes Arbeitsverhältnis vor Ablauf der Frist einseitig beendet werden, kann das nur geschehen, sofern die Vertragsparteien sich die Möglichkeit der Kündigung ausdrücklich vorbehalten haben. Fehlt im befristeten Arbeitsvertrag also eine Regelung zur (vorzeitigen) Kündigung, kommt diese auch nicht in Betracht. Im TV-Ärzte/VKA ist die Kündigung grundsätzlich auch bei befristeten Arbeitsverhältnissen möglich, allerdings gelten nach § 31 TV-Ärzte/VKA besondere Kündigungsfristen.

Das unbefristete Arbeitsverhältnis

Das unbefristete Arbeitsverhältnis kann grundsätzlich einseitig durch Kündigung beendet werden. Außer bestimmten sozialen Rechtfertigungsgründen im Falle einer Arbeitgeberkündigung, auf die hier nicht eingegangen werden soll, ist neben dem grundsätzlichen Schriftformerfordernis einer Kündigung stets die maßgebliche Kündigungsfrist einzuhalten. Die Tarifverträge des Marburger Bundes treffen hierzu grundsätzliche Aussagen; in § 35 TV-Ärzte/VKA sind die Kündigungsfristen für den kommunalen Bereich geregelt. Ist kein Tarifvertrag auf das Arbeitsverhältnis anwendbar und finden sich auch im Arbeitsvertrag keine Angaben zu den Kündigungsfristen, sind die Fristen des § 622 BGB maßgeblich. Hierbei ist allerdings zu beachten, dass die dort aufgeführten verlängerten Kündigungsfristen in Abs. 2 grundsätzlich nur für die Kündigung durch den Arbeitgeber gelten. Ohne weitere Vereinbarung verbleibt es nach der Probezeit für die arbeitnehmerseitige Kündigung bei der Grundkündigungsfrist von vier Wochen zum 15. oder zum Ende eines Kalendermonats.

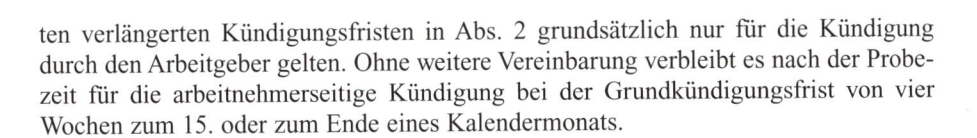

Quellen:
1. Für einige Universitätsklinika gelten wegen ihrer besonderen Trägerschaft andere Tarifverträge. Z. B. die Charité in Berlin oder das Universitätsklinikum Gießen-Marburg in Hessen.
2. Dieses Privileg beschränkt sich nicht etwa nur auf geistliche Amtsträger, sondern bezieht sich auch auf alle übrigen Dienst- und Arbeitsverhältnisse, also auch auf Ärztinnen und Ärzte.
3. Mit Ausnahme der „kirchengemäß modifizierten" Tarifvertragssysteme der Nordelbischen Evangelischen Kirche, der Evangelischen Kirche Berlin-Brandenburg-schlesische Oberlausitz sowie der im Arbeitsrechtsregelungsgesetz der Konföderation evangelischer Kirchen in Niedersachsen eingeführten Möglichkeit, Tarifverträge (weiterhin ohne Streikrecht) zu vereinbaren.
4. In Abgrenzung zur einseitigen Festlegung („Erster Weg") und der klassischen kollektivrechtlichen Regelung der Arbeitsbedingungen durch Tarifverträge („Zweiter Weg").
5. BAG vom 20. November 2012, AZ: 1 AZR 179/11 und 1 AZR 611/11, gegen die wegen des weiterhin möglichen Ausschlusses des gewerkschaftlichen Streikrechts von den beteiligten Gewerkschaften Marburger Bund und Verdi Verfassungsbeschwerde erhoben worden ist.
6. Nach § 276 BGB also das Außerachtlassen der im Verkehr erforderlichen Sorgfalt.
7. Bzw. TV-Ärzte Hessen: Entgeltgruppe Ä 5.
8. EuGH, Urteil vom 3.10.2000, RsC – 303/98 „SIMAP".
9. In einigen Ärztetarifverträgen finden sich lediglich zwei Stufen, vereinzelt ist darüber hinaus durch die Schaffung einer einzelnen Stufe die Unterscheidung von Bereitschaftsdienst und Vollarbeit faktisch aufgehoben.
10. BAG vom 22.7.2010, 6 AZR 78/09.
11. Vgl. statt aller: BAG vom 24. Februar 1955, AP 2 zu § 616 BGB.
12. Zum Beispiel Teilzeit- und Befristungsgesetz, Wissenschaftszeitvertragsgesetz, Gesetz über befristete Arbeitsverträge mit Ärzten in der Weiterbildung.

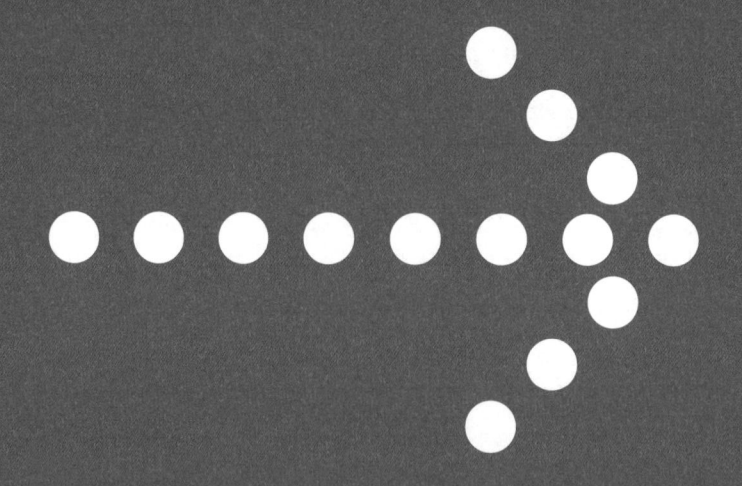

,, Verglichen mit den ersten Medizinstudentinnen, die sich Ende des 19. Jahrhunderts ihren Weg in die Medizin mühsam erkämpfen mussten, finden Medizinstudentinnen heute geradezu ideale Verhältnisse vor.
Keinerlei Probleme gibt es beim Zugang ins Medizinstudium, im Gegenteil: Im Wintersemester 2009/2010 stieg der Anteil der Frauen im Fach Humanmedizin auf 63 %. Auch während Famulatur und PJ gibt es keinerlei Diskriminierung.

Wie aber sieht es nach der Approbation aus, wie schaffen es Ärztinnen, ihren Weg in die Medizin zu finden, Karriere zu machen – und das möglicherweise auch noch mit Kindern?

„Frau Doktor, übernehmen Sie" – die Medizin wird weiblich

Magdalena Benemann

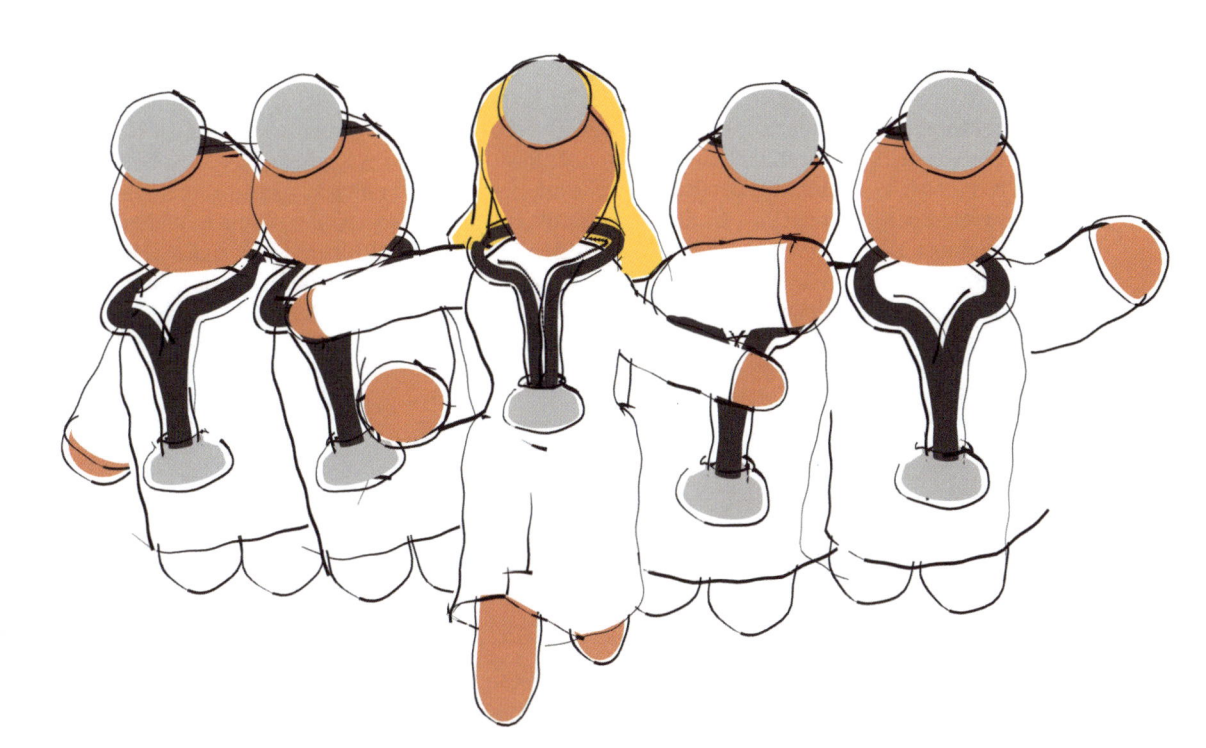

Betrachtet man die Statistik, lässt sich erkennen, dass Ärztinnen insbesondere in den letzten Jahren in allen Tätigkeitsbereichen beruflich aufgeholt haben. So sind inzwischen 44 % aller berufstätigen Ärzte weiblich, bei den Berufsanfängern sind es 60 %.

Diese Zahlen können dennoch nicht darüber hinweg täuschen, dass Ärztinnen auch heute noch – ähnlich wie Frauen aus anderen Berufsgruppen – beim beruflichen Aufstieg an die berühmte „gläserne Decke" stoßen.

Der Weg an die Spitze ist für Ärztinnen nach wie vor überaus schwierig. Während 2013 immerhin rund 20 % aller Oberarztpositionen mit Frauen besetzt waren, schafften es auf den Chefsessel in einem Krankenhaus lediglich 11 %. Im universitären Bereich ist die Situation noch schlechter: Hier finden sich in den höchsten Besoldungsstufen lediglich rund 10 % Medizinerinnen. Wie die Gemeinsame Wissenschaftskonferenz in ihrem Bericht „Frauen in der Medizin" ausführt, liegt der W3/C4-Professorinnen-Anteil in den medizinischen Fächern „trotz des großen Potenzials an promovierten Nachwuchswissenschaftlerinnen"[1] damit unter dem Durchschnitt aller Fächer (13,3 %).

> Der Weg an die Spitze ist für Ärztinnen nach wie vor überaus schwierig

Die Situation der heutigen Ärztegeneration wird vor allem mit den Stichworten
• Weiterbildung
• Karrierechancen
• Vereinbarkeit
beschrieben.

Tabelle 1 macht deutlich, dass eine steigende Zahl von Ärztinnen eine Weiterbildung nicht nur beginnt sondern auch abschließen kann: Gemessen an der Gesamtzahl aller Facharztanerkennungen lag ihr Anteil 2012 bei 50 %. Keine Angaben gibt es zu der Frage, wie lange Ärztinnen im Vergleich zu ihren männlichen Kollegen zur Absolvierung einer Weiterbildung benötigen. Zu vermuten ist, dass Frauen aufgrund von Unterbrechungen, Teilzeit u. ä. die Mindestweiterbildungszeiten der Muster-Weiterbildungsordnung deutlich überschreiten. Eine Umfrage bei Chirurginnen ergab z. B., dass die Weiterbildungszeit durch Schwangerschaft und Erziehungszeit sich bei 80 % der Befragten um mindestens 1 Jahr, bei über 25 % sogar um mehr als drei Jahre verlängerte. Wie zu erwarten, korrelierte die Verlängerung der Weiterbildung i. d. R. mit der Anzahl der Kinder.[2]

	Ärztinnen	% Anteil
2007	4.914	39,9
2009	5.027	43,7
2012	5.998	50,4
2013	5.683	50,8

Tab. 1: Ärztinnen und Anerkennung von Facharztbezeichnungen
Quelle: Bundesärztekammer: Ergebnisse der Ärztestatistik zum 31.12.2009/31.12.2012; eigene Darstellung.

"Frau Doktor, übernehmen Sie"

Die Auswahl der Fachgebiete und damit die absolvierten Facharztweiterbildungen weisen im Vergleich zwischen Männern und Frauen erhebliche Unterschiede und eindeutige Trends auf.
Nach wie vor können Fachgebiete wie Orthopädie und Unfallchirurgie sowie Thorax- und Viszeralchirurgie als Männerdomänen bezeichnet werden. So wurden 2013 lediglich 20 % aller Facharztanerkennungen im Fach Orthopädie/Unfallchirurgie an Frauen vergeben. Dagegen sind Ärztinnen überproportional vertreten in Fächern wie Psychosomatischer Medizin und Psychotherapie, Kinder- und Jugendmedizin sowie Frauenheilkunde und Geburtshilfe. Letztere entwickelt sich offenbar zu einem nahezu reinen „Frauenfach": 2012 erhielten 586 Ärztinnen diese Fachbezeichnung, was einem Anteil von 83 % entspricht.

> Nach wie vor können Fachgebiete wie Orthopädie und Unfallchirurgie als Männerdomänen bezeichnet werden.

Teilzeit – Chance oder Falle?

Für viele Frauen mit Kindern ist eine Teilzeittätigkeit nach wie vor die einzige Möglichkeit, Beruf und Familie in eine einigermaßen harmonische Balance zu bringen. Während das Angebot an Teilzeitstellen noch vor wenigen Jahren relativ überschaubar war, hat sich dies in Zeiten des Ärztemangels deutlich gewandelt.
So gaben bei einer Befragung des Deutschen Krankenhausinstituts im Jahr 2009 rund 90 % der befragten Krankenhäuser an, Teilzeitarbeitsplätze standardmäßig anzubieten. Allerdings gab es die Möglichkeit zur Weiterbildung in Teilzeit nur bei rund 50 % der Häuser.

Wer eine Teilzeittätigkeit anstrebt, sollte auch die Nachteile kennen und abwägen. Neben dem geringeren Einkommen und daraus resultierenden reduzierten Alterseinkünften schlagen insbesondere die entsprechend verlängerten Weiterbildungszeiten und oftmals verringerten Karrierechancen negativ zu Buche.
Dennoch: Angesichts des bestehenden Ärztemangels und der zunehmenden Zahl von Ärztinnen sind und werden immer mehr Chefärzte (die Teilzeitwünschen ihrer Mitarbeiter in der Vergangenheit häufig eher ablehnend gegenüber standen) aber auch Krankenhausträger bereit sein, hier Kompromisse einzugehen bzw. neue und flexible Arbeitszeitmodelle zu konzipieren.

> Wer eine Teilzeittätigkeit anstrebt, sollte auch die Nachteile kennen

Erste Anzeichen lassen sich bereits deutlich an den Stellenanzeigen ablesen. Eine Analyse der Stellenanzeigen im Deutschen Ärzteblatt ergibt, dass sich in rund 30 % aller Ausschreibungen Hinweise auf Teilzeitmöglichkeiten bzw. familienfreundliche und geregelte Arbeitszeiten finden lassen. Dies gilt allerdings nicht für Oberarzt- oder Chefarztpositionen. Führung in Teilzeit bleibt zunächst eine eher akademische Diskussion.

Deshalb: Stellenanzeigen genau analysieren und – falls nichts angegeben ist – spätestens beim Bewerbungsgespräch die Frage einer Teilzeittätigkeit bzw. familienfreundlicher Arbeitszeitmodelle thematisieren.
Wichtig für beide Seiten – Krankenhausträger und Ärztinnen – ist es, nach kreativen Lösungen zu suchen und auch einmal eingetretene Pfade zu verlassen (vgl. Tab. 2).

Teilzeit klassisch Tägliche Reduzierung der Arbeitszeit immer zur gleichen Zeit, oftmals halbtags	**Gleitzeit** mit und ohne Kernarbeitszeit bzw. Funktionsarbeitszeit
Vollzeitnahe Teilzeit 70 % – 80 % der normalen AZ - tageweise	**Job sharing**
Reduzierte Monatsarbeitszeit mit rollierender Wochenarbeitszeit - jede zweite Woche - 2 – 3 von 4 Wochen	**Versetzte Arbeitszeit** Arbeitsblöcke mit festen Anfangs- und Endzeiten
Sabbatical **Altersteilzeit** „unsichtbare Teilzeit" zunächst Vollzeit mit reduzierten Bezügen, anschließend entsprechend vergütete Freizeit	

Tab. 2: Flexible Arbeitszeit-/Teilzeitmodelle
Quelle: Zeitbüro NRW (Hrsg.): Flexible Arbeitszeiten/Informationsbroschüre für Unternehmen in NRW. 3. Aufl. 2008; eigene Darstellung.

Nach einer Untersuchung an den Universitätsspitälern Basel ergeben sich günstige Bedingungen für Teilzeitarbeit insbesondere in folgenden Bereichen:
- „Spezialabteilungen mit großem Anteil an ambulanten Sprechstunden, z. B. Onkologie, Urologie.
- Chirurgische Bereiche mit kurzen Eingriffszeiten, z. B. plastische Chirurgie.
- Bereiche mit hoher Patienten-Fluktuation, z. B. Anästhesie, Notfall.
- Enge Spezialgebiete, z. B. Hand- u. Fußchirurgie: Je kleiner ein Gebiet ist, desto schneller hat eine Nachwuchskraft auch in TZ-Arbeit genügend Arbeits-, bzw. Operationserfahrung".[3]

Zur „Falle" wird eine Teilzeittätigkeit in der Regel dann, wenn
1) zu lange in Teilzeit mit nur wenigen Stunden pro Tag gearbeitet wird und
2) trotz Teilzeit Bereitschaftsdienste und Überstunden anfallen, die sich zu einer Quasi-Vollzeit summieren.

Das so genannte vollzeitnahe Teilzeitmodell

Von daher ist es sinnvoll, seine Situation von Zeit zu Zeit zu analysieren, ggf. nach neuen Möglichkeiten zu suchen und dabei u. U. auch den Partner mit einzubeziehen. So scheint z. B. das so genannte vollzeitnahe Teilzeitmodell für immer mehr Paare eine interessante Option. Beide Partner arbeiten jeweils zu 70 % bzw. 80 % und kombinieren ganztägige Arbeitstage mit freien Wochentagen in der Form, dass familiäre Verpflichtungen von beiden wahrgenommen werden können.

Unterstützung durch Mentoring und Netzwerke

Unter Experten besteht Einigkeit, dass eine Karriere sich nicht in allen Einzelheiten und über viele Jahre hinweg im Voraus planen lässt. Dennoch verlangt eine zufriedenstellende, erfolgreiche Berufslaufbahn ein gewisses Maß an strategischen Überlegungen und Zielvorstellungen.

Unterstützung und Hilfestellung beim Einstieg und Aufstieg finden immer mehr Ärztinnen dabei in Form gezielter Mentoringprogramme, die von verschiedenen Organisationen (z. B. Ärztinnenbund/Marburger Bund) und insbesondere von Universitäten[4] angeboten werden.

Instrument zur Karriereförderung

Mentoring ist ein mittlerweile weitverbreitetes, institutionalisiertes und formalisiertes Instrument zur Karriereförderung von Frauen. Dabei steht eine erfahrene, in der Regel hierarchisch höher stehende Person – der Mentor bzw. die Mentorin – einer förderungswürdigen, karrierewilligen Person (Mentee) zur Seite. Je nach Zielsetzung des Programms kann es dabei um allgemeine Karriereberatung, um Förderung von Promotionen und Habilitationen sowie Beratung in Bewerbungsverfahren um Chefarzt- oder Professorenpositionen gehen.
Ergänzend zu der individuellen „Tandembeziehung" werden weitere individuelle Trainings und Coachings angeboten, wie z. B. Mitarbeiterführung/Rhetorik und Präsentation oder Management.

Einstieg in geeignete Netzwerke

Oftmals bieten derartige Mentoringprogramme auch einen Einstieg in geeignete Netzwerke.
Während es bei Ärzten selbstverständlich zu sein scheint, sich in den verschiedensten formellen und informellen Netzwerken, so genannten „old boys networks" zu bewegen und davon zu profitieren, müssen Ärztinnen dies offenbar erst noch lernen. Weder in den Ärztekammern noch in nationalen und internationalen Fach- und Berufsgesellschaften sind Ärztinnen ihrem Anteil entsprechend in herausgehobenen Funktionen vertreten.
Auch ein Blick in die Referentenlisten medizinischer Kongresse lässt einen erheblichen Nachholbedarf erkennen.

Zusammenfassend lässt sich dennoch festhalten: Die Berufsaussichten von Ärztinnen werden sich auf allen Hierarchieebenen und in allen Bereichen ärztlicher Tätigkeit kontinuierlich verbessern.
Dies dürfte letztlich auch für Ärztinnen mit Kindern gelten, da die Bereitschaft von Krankenhausträgern, Strukturen zu entwickeln, die eine Vereinbarkeit von Beruf und Familie fördern, notwendigerweise wächst.

Mut machen – die Rolle von Vorbildern

„Nutzen Sie Ihre Chancen, fordern Sie von den Chefärzten eine strukturierte und qualitativ hochwertige Weiterbildung und fordern Sie von den Arbeitgebern Konzepte für die Vereinbarkeit von Beruf und Familie.
Aber: entwickeln Sie auch Ihre individuelle Karrierestrategie –
und vor allem: Seien Sie mutig!

> **Karrieremesse DocSteps**

betonte Chefärztin Dr. Gunda Leschber auf der Marburger Bund Karrieremesse DocSteps 2008 in Berlin gegenüber Medizinstudentinnen und jungen Ärztinnen.

Trotz unzweifelhaft vorhandener vielfältiger Probleme und Hürden haben es gerade in den letzten Jahren zahlreiche Ärztinnen in leitende Funktionen, sei es als Oberärztin, Chefärztin, Professorin oder Leiterin eines Gesundheitsamtes, geschafft.
Neben fachlichem Können und breitem Erfahrungshorizont zeichnet diese Frauen vor allem Mut und Willenskraft aus. Viele von ihnen versuchen zudem, etwas von ihren Erfahrungen an die nachfolgende Generation weiterzugeben. So

> **Neue Sektion „Frauen in Thoraxchirurgie (FIT)"**

gründete z. B. Dr. Gunda Leschber, die 2003 Chefärztin für Thoraxchirurgie am Fachkrankenhaus für Lungenheilkunde in Berlin-Buch wurde, einige Jahre später innerhalb der Deutschen Gesellschaft für Thoraxchirurgie eine neue Sektion „Frauen in Thoraxchirurgie (FIT)". Ziel ist es, Frauen für das Fachgebiet zu begeistern und sie entsprechend zu fördern.

Prof. Katrin Engelmann, Chefärztin der Augenklinik am Klinikum Chemnitz betont, dass es für ihre Karriere ganz wichtig war, ein weibliches Vorbild zu haben.[5]
Beide Ärztinnen haben – wie sie betonen – wesentliche Anregungen für ihren Aufstieg durch ihre Teilnahme an einem Mentoring-Projekt erhalten.

Eine besondere klare Zielvorstellung zeichnet Prof. Marion Kiechle aus, die hier als letztes Beispiel präsentiert werden soll.
„Ich will ein Klima schaffen, damit Frauen sich trauen", sagte sie und diese Einstellung wünschen sich viele Ärztinnen – nicht nur von weiblichen Vorbildern.

Quellen:
1 Gemeinsame Wissenschaftskonferenz (Hrsg.): Frauen in der Medizin – Ausbildung und berufliche Situation von Medizinerinnen. GWK-Materialien Heft 17. Bonn 2010. Online: http://www.gwk-bonn.de/fileadmin/Papers/GWK-Heft-17-Frauen-in-der-Medizin.pdf [abgerufen am 10.3.2011].
2 Welcker, K./Ansorg, J.: Kind oder Karriere – oder vielleicht beides? Ergebnisse einer Umfrage zur Familienplanung unter deutschen Chirurginnen. 2010. Online: http://www.bdc.de/index_level3.jsp?documentid=a801cfb9d2639f5cc12577ba003b6f62&form=Dokumente [abgerufen am 10.3.2011].
3 Von Gunten, A./Landmann, R.: Vereinbarkeit von akademischer Karriere und Familie – ein Frauenproblem? In: Schweizerische Ärztezeitung 91/2010, S. 35 ff.
4 Spezielle Mentoring Programme für Ärztinnen gibt es z. B. in Aachen, Berlin, Bochum, Dresden, Düsseldorf, Freiburg, Leipzig, Mainz, Würzburg.
5 Hibbeler, B./Korzilius, H.: Die Medizin wird weiblich. In: Deutsches Ärzteblatt 12/2008, A-609.

„Frau Doktor, übernehmen Sie"

Prof. Dr. med. Marion Kiechle
Professorin am Lehrstuhl
für Gynäkologie
und Geburtshilfe
der Technischen
Universität München

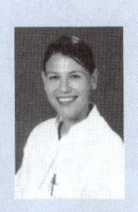

Die 1960 in Oberkirch (Baden-Württemberg) geborene Marion Kiechle hatte Medizin zunächst nicht auf ihrer Wunschliste, sondern wollte Ingenieurin werden. Auf Wunsch des Vaters, der dies als nicht seriös und handfest genug betrachtete, begann sie jedoch nach einem Zwischenjahr als Krankenpflegehelferin mit dem Medizinstudium in Freiburg. Nach dessen Abschluss und anschließender Promotion forschte die junge Ärztin als Stipendiatin der Deutschen Forschungsgemeinschaft am Institut für Humangenetik in Freiburg und am Cancer-Center eines Forschungsinstituts in Scottsdale/USA.

Danach wurde sie wissenschaftliche Assistentin an der Uni-Frauen-Klinik in Freiburg, wo sie 1995 auch habilitierte und anschließend zur Oberärztin ernannt wurde. Schwerpunkt ihrer Forschungstätigkeit war und ist die Erforschung erblicher Krebskrankheiten bei Frauen. Besondere Freude mache ihr das Operieren und der Umgang mit Patientinnen.

Ein Jahr später wechselte sie an die Uniklinik Kiel und arbeitete dort seit 1998 als leitende Oberärztin für Operative Gynäkologie und Gynäkologische Onkologie. In einem bis zuletzt strittigen Berufungsverfahren wurde sie im Jahr 2000 als erste Frau auf einen C4-Lehrstuhl für Gynäkologie berufen und ist nun Lehrstuhlinhaberin für Gynäkologie und Frauenheilkunde der TU München.

In bisher selten gehörter Offenheit und Klarheit gesteht die junge Professorin, dass ein Lehrstuhl in Frauenheilkunde immer ihr Berufsziel war: „Ich war recht sicher, dieses Ziel auch zu erreichen". Dass sie es schon in so frühen Jahren erreichen konnte, hat sie allerdings selber überrascht und gefreut.

„Ich will ein Klima schaffen, damit Frauen sich trauen".

Erst auf dem Weg zu ihrem Wunschziel wurde ihr nach eigener Aussage klar, dass es an weiblichen Vorbildern mangelt und sie selber sich in eine Art Schlüsselfunktion begibt. Diese Funktion nimmt sie bewusst wahr und sieht es neben ihren vielfältigen beruflichen Verpflichtungen als Aufgabe an, andere Frauen zu ermutigen, diesen Weg auch zu gehen. Sie selber hat in ihrem Berufsleben keine Diskriminierung, aber vielfältige Unterstützung erfahren – und zwar sowohl von ihrem Chef als auch von ihrem Mann. Probleme für Ärztinnen insgesamt sieht sie in dem Mangel an Teilzeitstellen, Kinderbetreuungsmöglichkeiten und Wiedereingliederungschancen nach einem Erziehungsurlaub. Gleichwohl gibt es in der Medizin ihrer Ansicht nach inzwischen genügend qualifizierte Frauen auch für Führungspositionen: „Erfolg und Karriere ist daher nicht schwierig für die Frauen, sondern primär für die Männer, die sich mit diesen engagierten und qualifizierten Frauen auseinandersetzen müssen."

Quelle: Marburger Bund-Broschüre Ärztinnen 2002.

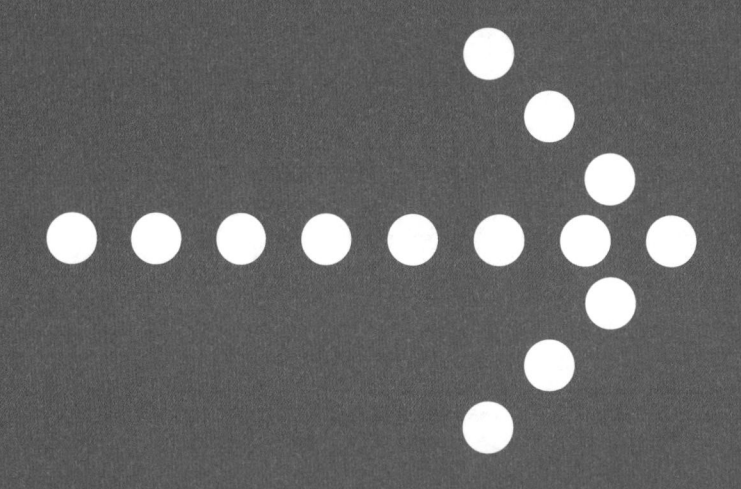

„ Familienfreundliche Strukturen bedeuten für die Unternehmen erhebliche Standort- und Wettbewerbsvorteile. Doch was in Industrie und Dienstleistung bereits häufig geübte Praxis ist, wird in Unternehmen und Einrichtungen des Gesundheitswesens nur zögerlich umgesetzt. Mitarbeiterinnen und Mitarbeiter sehen jedoch gerade darin zentrale Kriterien für die Wahl des Arbeitsplatzes.
Damit zwingt der wachsende Wettbewerb um Mitarbeiter die Kliniken dazu, diesem Aspekt einen wichtigeren Platz einzuräumen.

Vereinbarkeit von Beruf, Familie und Freizeit

Magdalena Benemann, neu bearbeitet und ergänzt von Susanne Renzewitz

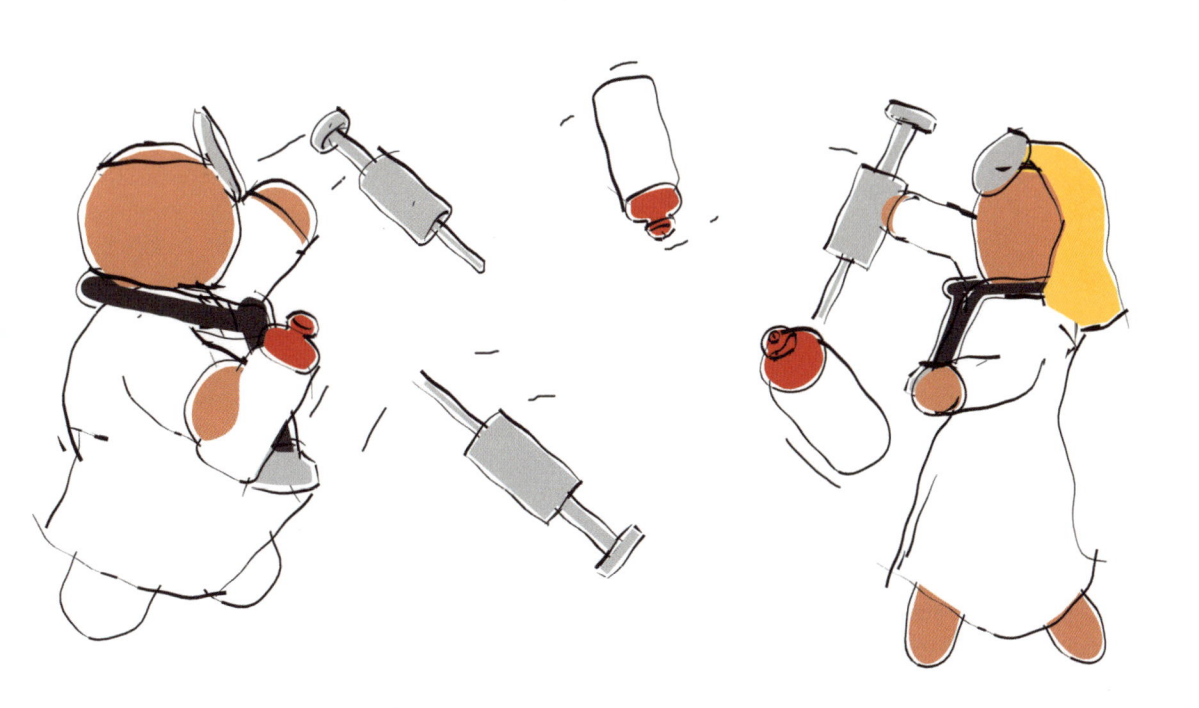

Immer mehr Unternehmen in Industrie und Dienstleistungsbereichen haben in den letzten Jahren entdeckt, dass die Einführung familienfreundlicher Strukturen ihnen erhebliche Standort- und Wettbewerbsvorteile bringen kann. Eine Unternehmensbefragung des Forschungszentrums für familienbewusste Personalpolitik (FFP) bestätigte bereits im Jahr 2008 die positiven betriebswirtschaftlichen Effekte einer familienbewussten Personalpolitik. Danach erreichten familienbewusste Unternehmen im Hinblick auf die Ziele Mitarbeiterproduktivität, Motivation und Mitarbeiterbindung um 17 % bessere Werte als nicht-familienbewusste Unternehmen (vgl. Abb. 1). Besonders deutlich werden die Unterschiede im Hinblick auf familienbewusstes Image und Bewerberpool: Familienbewusste Unternehmen erhalten auf ausgeschriebene Stellen für wichtige Mitarbeiter 31 % mehr Bewerbungen sowie 13 % mehr Initiativbewerbungen. Ihr Imagefaktor steigt auf plus 38 %.

Wettbewerbsvorteil familienfreundlicher Strukturen

„Eine familienbewusste Personalpolitik stellt somit einen wichtigen betriebswirtschaftlichen Entscheidungsparameter dar, der den Unternehmenserfolg nachhaltig beeinflusst."[1]

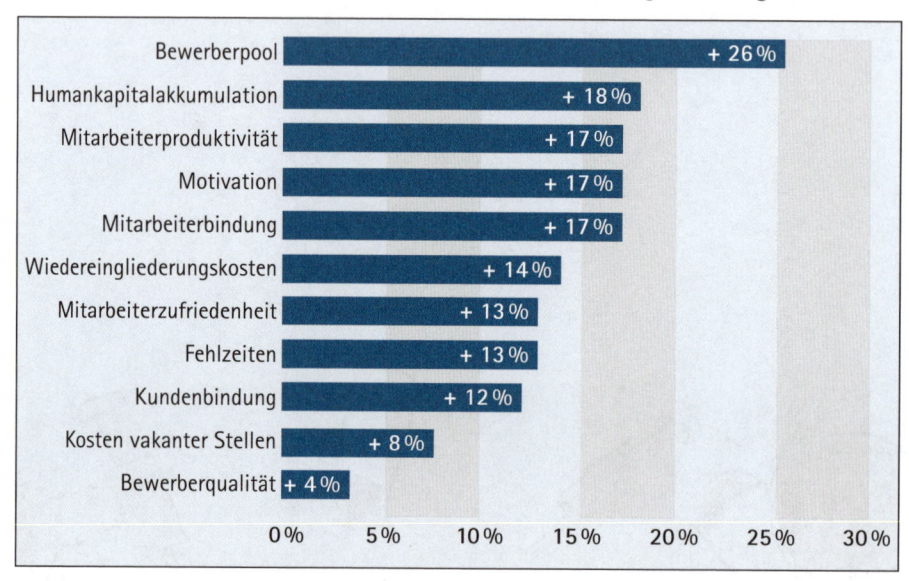

Abb. 1: Betriebswirtschaftliche Effekte familienbewusster Personalpolitik
Quelle: FFP Forschungszentrum Familienbewusste Personalpolitik: Betriebswirtschaftliche Effekte einer familienbewussten Personalpolitik. 2008.

Obwohl für die Unternehmen und Einrichtungen des Gesundheitswesens prinzipiell ähnliche Ergebnisse zu erwarten sind, wurden notwendige Konsequenzen und Aktivitäten in diesem Bereich nur zögerlich angegangen.

Dabei sehen die Wünsche und Forderungen der Mitarbeiter, insbesondere der Ärztinnen und Ärzte, an ihren Beruf heute anders aus als früher. Für sie wird die Vereinbarkeit von Beruf, Familie und Freizeit immer bedeutsamer. Schon die Mitgliederbefragung des Marburger Bundes 2010 zeigte: Für insgesamt 84 % der befragten Ärztinnen und Ärzte war das Thema Vereinbarkeit „am wichtigsten" bzw. „sehr wichtig". 2007 lag dieser Wert noch bei 63 %. Bei der „Generation Y" vollzieht sich dieser Wandel deutlich. Zudem entscheiden sich immer mehr Frauen für den Arztberuf. Der Anteil der

Vereinbarkeit von Beruf, Familie und Freizeit

weiblichen Medizinstudenten liegt bei über 60 %, Tendenz weiter steigend. Zusammen mit einem demografisch bedingten Nachwuchsmangel in der Medizin zeichnet sich die Notwendigkeit zur Veränderung auch im Krankenhausbetrieb ab.

Dies erkennen immer mehr Krankenhäuser. Darauf weist eine Umfrage vom Centrum für Krankenhausmanagement der Universität Münster (CKM) zu den Geschäftserwartungen von Institutionen der Gesundheitswirtschaft hin (Abb. 2): Sofern ausreichend Personal und Kitaplätze vorhanden sind, hielten 80 % der Umfrageteilnehmer eine familienfreundliche Arbeitswelt in jedem medizinischen Fachbereich für umsetzbar. 7 % sahen Möglichkeiten nur in allen nicht-schneidenden Fächern und 4 % nur in der medizinischen Forschung. Lediglich 9 % hielten eine familienfreundliche Arbeitswelt im klinischen Alltag für fast nicht erreichbar.

Familienfreundliche Arbeitswelt

Eine familienfreundliche Arbeitswelt lässt sich tendenziell in allen medizinischen Fachbereichen erreichen.

Eine familienfreundliche Arbeitswelt ist ...

- im klinischen Alltag fast nicht möglich: 9 %
- eher in der Forschung möglich: 4 %
- auf nicht-schneidende Fächer begrenzt: 7 %
- grundsätzlich in jedem medizinischen Fachbereich möglich, sofern ausreichend Personal vorhanden und Kita-Plätze verfügbar sind: 80 %

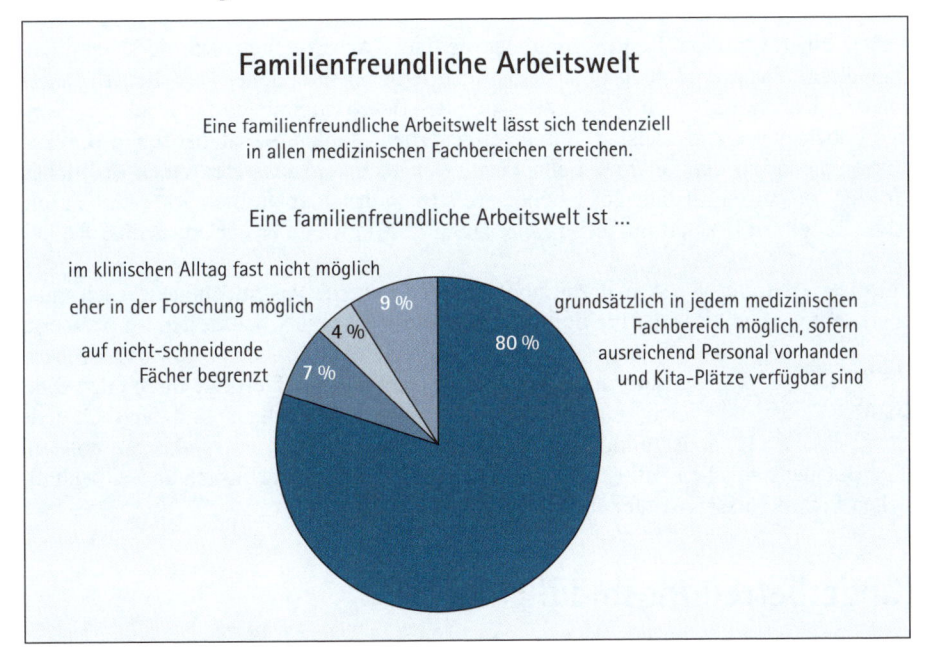

Abb. 2: Realisierung einer familienfreundlichen Arbeitswelt
Quelle: Centrum für Krankenhausmanagement der Universität Münster (CKM), Umfrage zu den Geschäftserwartungen von Institutionen der Gesundheitswirtschaft 2013/2014.

Arbeitszeit

Gerade im ärztlichen Dienst werden die hohe Arbeitszeitbelastung und das Festhalten an alten Arbeitszeitmodellen kritisiert. Geht es nach den Wünschen der Ärztinnen und Ärzte, würden 47 % eine wöchentliche Arbeitszeit zwischen 40 und 50 Stunden und 39 % zwischen 30 und 40 Stunden als erstrebenswert ansehen. Dies war das Meinungsbild der Mitgliederbefragung des Marburger Bundes 2007.

Flexible und gleichzeitig planbare und verlässliche Arbeitszeiten

Dass Wunsch und Wirklichkeit hier noch auseinander liegen, zeigen die Befragungsergebnisse des Marburger Bundes zu den Arbeitszeiten von angestellten Ärztinnen und Ärzten aus dem Jahr 2013:

Danach arbeitet noch immer drei Viertel der Ärztinnen und Ärzte im Durchschnitt mehr als 48 Stunden pro Woche. Die tatsächliche Wochenarbeitszeit inklusive Überstunden und Bereitschaftsdienste liegt bei 47 % der Befragten im Durchschnitt zwischen 49 und 59 Stunden. Außerdem arbeiten fast ein Viertel (24 %) der Befragten pro Woche 60 bis 79 Stunden im Dienst. Die Zahl ist im Vergleich zu der Befragung des Marburger Bundes aus 2010 (32 %) zwar gesunken, liegt aber immer noch sehr hoch. Gleichwohl lässt die Entwicklung darauf schließen, dass Krankenhäuser die Vorteile eines modernen Arbeitszeitmanagements für ihre Wettbewerbsfähigkeit erkennen.

Neben einer weiteren Reduzierung der de facto-Arbeitszeiten erfordern familienfreundliche Strukturen auch unterschiedliche Arbeitszeitmodelle. Dies betrifft insbesondere den Wunsch nach einer Anpassung des Beschäftigungsumfangs an die jeweilige Lebensphase zum Beispiel durch Teilzeitarbeit. Zahlen des Statistischen Bundesamtes zeigen bei den Teilzeitarbeitsplätzen von Krankenhausärzten einen deutlichen Anstieg. So waren im Jahr 2011 bundesweit 18 % der hauptamtlichen Ärztinnen und Ärzte in Teilzeit beschäftigt. Zehn Jahre zuvor (2001) waren er nur etwas über 8 %.

Für die Gestaltung von Arbeitszeitmodellen gibt es keine Patentlösungen. Auch muss anerkannt werden, dass der Flexibilität und Planbarkeit von Arbeitszeiten im Arztberuf – je nach Fachgebiet unterschiedlich – auch gewisse Grenzen gesetzt sind. Arbeitszeitgesetz und Tarifverträge bilden den Rahmen, innerhalb dessen jedes Krankenhaus und letztlich jede Abteilung ein geeignetes Modell finden muss, das die notwendige Balance zwischen Patientenorientierung, Mitarbeiterbedürfnissen und wirtschaftlichen Erfordernissen herstellen kann.

Es gibt keine Patentlösung

Kinderbetreuungsmöglichkeiten

Familienfreundliche Strukturen im Krankenhaus einzuführen, bedeutet auch, sich mit der Problematik der Kinderbetreuung und den vielfältigen Möglichkeiten zur Hilfe für Familien auseinanderzusetzen.
Das Verbundprojekt „Karriereverläufe und Karrierebrüche von Ärztinnen und Ärzten während der fachärztlichen Weiterbildung" (KarMed) der Universität Leipzig und des Universitätsklinikums Hamburg-Eppendorf untersuchte, wodurch Karrieren gefördert oder behindert werden. Darin zeigte sich, dass fehlende oder unzureichende Kinderbetreuungsmöglichkeiten eine der möglichen Karrierehürden vornehmlich für Ärztinnen sind. Umso wichtiger wäre es, gerade im Krankenhausbereich ergänzende Kinderbetreuungsmöglichkeiten zu schaffen bzw. aufzuzeigen. Denn hier geht es vor allem darum, die überdurchschnittlich langen und zu ungewöhnlichen Zeiten zu leistenden Arbeitszeiten mit den entsprechenden Kinderbetreuungsangeboten zu koordinieren.

Noch im Jahr 2008 haben nach Ergebnissen des DKI-Krankenhausbarometers lediglich 9,6 % der Krankenhäuser betriebseigene Kinderkrippen (für Kinder bis 3 Jahren) und 10,9 % einen betriebseigenen Kindergarten vorgehalten. Dagegen gaben rund 70 % der befragten Krankenhäuser an, dies auch mittelfristig nicht zu planen. Hinderungsgründe sind das fehlende Raumangebot sowie mangelnde Investitionsmittel bzw. Finanzierungsmöglichkeiten für den laufenden Betrieb. Doch auch hier vollzieht sich ein Meinungswandel, wie die CKM Arbeitsplatzstudie zeigt. Danach sehen auch die Krankenhäuser das Angebot von Kita-Plätzen, geregelten Arbeitszeiten und die Begrenzung von Diensten heute als die Hauptkennzeichen einer familienfreundlichen Arbeitswelt.

Neben oder anstelle einer betriebseigenen Kinderbetreuung gibt es ein vielfältiges Spektrum sonstiger Serviceleistungen für Familien. Als Wichtigste seien genannt:

Vielfältiges Spektrum sonstiger Serviceleistungen für Familien

- Belegrechte in anderen Betreuungseinrichtungen,
- Kooperation mit anderen Unternehmen/lokale Bündnisse,
- Babysitterbörse,
- Vermittlung von Kinderbetreuung (Kinderfrau/Tagesmutter/Au-pair) sowie in zunehmendem Maße Vermittlung zur Betreuung älterer Familienangehöriger,
- Ferien-, Notfall- und Hausaufgabenbetreuung,
- Zuschuss zu den Kinderbetreuungskosten,
- Mittagstisch.

Zur Verbesserung der Kinderbetreuungsmöglichkeiten ist in den letzten Jahren einiges getan worden. So existieren vielfältige Investitions- und Förderprogramme, die Unternehmen in Anspruch nehmen können. Nach dem Kinderförderungsgesetz (KiföG) besteht zudem seit August 2013 ein Rechtsanspruch auf einen Betreuungsplatz für Kinder ab dem vollendeten ersten Lebensjahr.

Neue Herausforderungen

Wenig genutzt werden bislang spezielle Programme, um Ärztinnen und Ärzte nach längerem beruflichem Ausstieg – zum Beispiel nach einer Familienpause – wieder für die medizinische Tätigkeit zu gewinnen. Nach Angaben der Bundesärztekammer sind über 100.000 Ärztinnen und Ärzte nicht berufstätig. Dieses Potenzial sollte genutzt werden, durch Maßnahmen, die Ärztinnen und Ärzten helfen, den Wiedereinstieg zu erleichtern, den fachlichen Anschluss nicht zu verlieren oder die erforderliche Qualifikation wieder zu erlangen. Erste gute Beispiele wie Kontakthalte- und Wiedereinstiegsprogramme, spezielle Fortbildungsmaßnahmen oder die Möglichkeit zur Teilzeitbeschäftigung während der Elternzeit finden sich bereits.

Hinzu kommen neue Herausforderungen. Angesichts einer Gesellschaft des langen Lebens erwächst die Unterstützung der Mitarbeiter bei der Pflege ihrer Angehörigen zu einem weiteren Feld, auf das sich Krankenhäuser auch bei ihrem ärztlichen Personal einstellen müssen.

Wie werden Krankenhäuser familienfreundlich?

Impulse zur Einführung familienorientierter Strukturen und Maßnahmen kommen sowohl von den Unternehmensleitungen als auch von den Mitarbeitern. Der verstärkte Wettbewerb der Krankenhäuser untereinander und der zunehmende Ärztemangel haben den Handlungsdruck und die Bereitschaft zu Veränderungen verstärkt. Ärztinnen und Ärzte können aber auch eigene Vorstellung entwickeln und im Gespräch mit Chefärzten und Geschäftsführungen nach Lösungsmöglichkeiten suchen. Hierbei kann unter Umständen auch der Betriebs- bzw. Personalrat behilflich sein.

Kampagne „Für ein familienfreundliches Krankenhaus"

Um der Thematik nicht nur auf der politischen Ebene, sondern bei den Krankenhäusern vor Ort stärkeres Gewicht zu verleihen, initiierte der Marburger Bund bereits im Jahr 2007 die Kampagne „Für ein familienfreundliches Krankenhaus" unter der Schirmherrschaft der Bundesfamilienministerin. Die Kampagne startete mit dem Ziel, Krankenhäusern vielfältige Hilfestellung zu geben, um familienfreundliche Strukturen systematisch einführen zu können. Für diese Idee konnten bis 2013 insgesamt über 200 Krankenhäuser gewonnen werden, darunter sowohl kleinere Krankenhäuser in ländlichen Regionen als auch Universitätskliniken. Zahlreiche Projekte zur Umsetzung familienfreundlicher Strukturen sind inzwischen ins Leben gerufen worden.

Der Marburger Bund hat sich im Rahmen der Weiterentwicklung seiner Kampagne auf den Webseiten der insgesamt 878 Krankenhäuser mit 200 und mehr Betten umgeschaut und bei über 700 Krankenhäusern familienfreundliche Angebote gefunden.

Auch die Analyse der Stellenanzeigen zeigt, dass die Krankenhäuser insgesamt auf die veränderte Situation reagieren. An erster Stelle stehen dabei Hinweise auf Teilzeitangebote („Teilzeit möglich" oder „gerne auch in Teilzeit"), gefolgt von Hinweisen auf flexible Arbeitszeitgestaltung und geregelte, verlässliche und familienfreundliche Arbeitszeiten („das praktizierte Arbeitszeitmodell sorgt für die Flexibilität, Beruf und Familie vereinbaren zu können").
Weniger häufig folgen Hinweise auf betriebseigene Betreuungseinrichtungen oder das Angebot, bei der Suche von Kinderbetreuung behilflich zu sein („selbstverständlich können Sie Hilfe bei der Betreuung Ihrer Kinder von uns erwarten").

Krankenhäuser haben sich auf den Weg gemacht – am Ziel angekommen sind sie allerdings noch nicht. Aber die bessere Vereinbarkeit von Beruf und Familie im Krankenhaus ist nicht nur eine Umsetzungsfrage, sondern auch ein gesellschaftlicher Veränderungsprozess. Es geht um die Akzeptanz von unterschiedlichen Karriere- und Beschäftigungsmodellen für Ärztinnen und Ärzte. Je mehr gute Beispiele es gibt, umso mehr kann dieser Prozess beschleunigt werden.

Quellen:
1 Forschungszentrum Familienbewusste Personalpolitik der Westfälischen Wilhelms-Universität Münster/Steinbeis-Hochschule Berlin: Betriebswirtschaftliche Effekte einer familienbewussten Personalpolitik. Factsheet November 2008. Online: http://www.ffp-muenster.de/praesentationen/factsheet_bwleffekte.pdf [abgerufen am 10.3.2011].
Centrum für Krankenhausmanagement der Universität Münster (CKM): Umfrage zu den Geschäftserwartungen von Institutionen der Gesundheitswirtschaft 2013/2014.
Statistisches Bundesamt: Grunddaten der Krankenhäuser 2012. Fachserie 12 Reihe 6.1.1. Wiesbaden 2013.
Wissenschaftliches Institut der AOK: Krankenhaus-Report 2014. Stuttgart 2014.
Deutsches Krankenhausinstitut GmbH: DKI Krankenhausbarometer 2008. Düsseldorf 2008.
KarMed: Karriereverläufe von Ärztinnen und Ärzten während der fachärztlichen Weiterbildung.
Marburger Bund: Mitgliederbefragung 2007 zur beruflichen Situation der angestellten und beamteten Ärztinnen und Ärzte.
Marburger Bund: Mitgliederbefragung 2010 zur beruflichen Situation der angestellten und beamteten Ärztinnen und Ärzte.
MB-Monitor 2013: Marburger Bund Online-Befragung zu den Arbeitszeiten von angestellten Ärztinnen und Ärzten.
Marburger Bund Kampagne „Für ein familienfreundliches Krankenhaus".

Approbation und danach?

Das Interview mit
PD Dr. med. Claudia Borelli

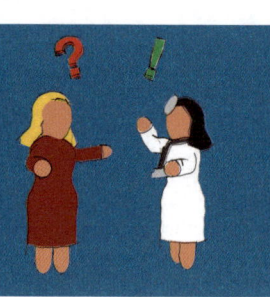

PD Dr. med. Claudia Borelli
Dermatologin/Allergologin/Phlebologin/Proktologin
im Gespräch mit Dr. Uwe K. Preusker

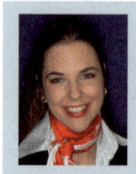

> PD Dr. med. Claudia Borelli ist als Privatdozentin am Klinikum der Ludwig-Maximilians-Universität München und gleichzeitig in Nebentätigkeit und Teilzeit an der Universitätshautklinik Tübingen tätig. Zusätzlich zur ärztlichen Tätigkeit engagiert sie sich berufspolitisch sowohl im Marburger Bund als auch in der Ärztekammer.

? Frau Dr. Borelli, Sie sind geradezu der Prototyp einer Ärztin, die Beruf und Familie miteinander vereinbaren muss – und kann. Vereinbarkeit von Beruf und Familie ist auch eines der zentralen Themen, die Sie mit Ihrem berufspolitischen Engagement angehen. Wie schaffen Sie persönlich diese Vereinbarkeit?

Borelli: Erstens hört sich alles immer besser an, als es sich dann gelebt anfühlt. Auch ich fluche regelmäßig innerlich und kämpfe jeden einzelnen Tag mit der Vereinbarkeit von meinem Beruf und meiner Familie.
Ich habe glücklicherweise sehr viel Unterstützung durch meine Familie, das heißt außer meinem Mann, der da natürlich auch mitspielt und seinen Teil beiträgt, durch meine Eltern und Schwiegermutter. Außerdem habe ich mich klar dazu entschlossen meine Kinder von klein auf nicht nur immer selbst zu betreuen, sondern auch Fremdbetreuung oder familiäre Betreuung in Anspruch zu nehmen.

? Wie ist die Situation insgesamt heute? Ist bereits einiges geschehen auf dem Weg zur besseren Vereinbarkeit von Beruf und Familie?

Borelli: Es ist schon was geschehen, aber die Situation ist noch längst nicht zufriedenstellend. Zum einen fehlt manchmal ganz klar das Verständnis der Kollegen und Kolleginnen, die keine Kinder haben, für die äußeren Zwänge von Müttern und Vätern, die auf Fremdbetreuung ihrer Kinder angewiesen sind. Einfaches Beispiel: Wenn die Kindertagesstätte schließt, dann muss man sein Kind einfach abholen. Ich kann mich noch gut erinnern, dass ich selbst, als ich noch keine Kinder hatte, gar nicht einschätzen konnte, was Kolleginnen und Kollegen mit Kindern so nebenbei alles leisten und organisieren müssen. Ich leiste jetzt da im Nachhinein bei meinen Freundinnen, die Vollzeit gearbeitet haben und gleichzeitig kleine Kindern hatten, immer Abbitte. Dieses Verständnis für die Situation von Ärztinnen und Ärzten mit Kindern würde ich mir insbesondere von der Chefgeneration und den älteren Oberärzten wünschen, die zum Teil die Situation selbst gar nicht einschätzen können, da ihre Frauen als Hausfrauen diesen ganzen Bereich der Organisation um Kinderbetreuung und Haushalt von ihnen weggehalten haben. Ganz wichtig ist auch, dass insbesondere diese Generation erkennt, dass Kinder nicht das Karriereende für Frauen bedeuten müssen: Stichwort: „Die ist ja jetzt Mutter, die will nicht Karriere machen." Das eine hat nichts mit dem anderen zu tun!

? Was sind aus Ihrer Sicht Dinge, die Krankenhäuser und speziell Universitätskliniken in Zukunft einfach anbieten müssen, damit Ärztinnen, aber auch Ärzte sich für sie als Arbeitgeber entscheiden?

Borelli: Zum einen erscheinen mir Fördermaßnahmen der Arbeitnehmer und Wahrnehmung dieser als Potential der Einrichtung sehr wichtig.
Zum anderen eine qualitativ-hochwertige optimale, bezahlbare Kinderbetreuung mit flexiblen Zeiten und dies arbeitsnah. Damit meine ich nicht eine Betreuung von 8.00 – 17.00 Uhr, das ist einfach bei ärztlichen Arbeitszeiten nicht ausreichend.
Ärztinnen und Ärzte brauchen für ihre Kinder Betreuungszeiten von 6.00 Uhr früh bis wenigstens 18.00 Uhr abends, besser 19.00 Uhr. Das heißt ja nicht, dass man die Kinder diese gesamte Zeit dort abgeben muss, aber das ist der Zeitkorridor, den man braucht, um die meisten Arbeitszeiten der ärztlichen Mitarbeiter abzudecken.
Und ganz wichtig ist die Nähe der Kindertagesstätte zur Arbeit: Wenn man in einer Großstadt mit Fahrtzeiten von zu Hause zur Kinderbetreuung und zur Arbeitsstätte von jeweils einer halben bis dreiviertel Stunde rechnet, dann verlieren diese Arbeitnehmer mit Kindern einfach zu viel Zeit jeden Tag. Das ist dann auf Dauer schwer durchzuhalten. Außerdem sollten die Krankenhäuser und Universitätskliniken ganz klar auch über das Angebot einer Betreuung der leicht kranken oder rekonvaleszenten Kinder nachdenken. Das ist sicher ein Angebot, das nicht alle Eltern wahrnehmen werden, aber einige wären sicher dankbar.

? Was würden Sie einer jungen Ärztin bzw. einem jungen Arzt empfehlen, die/der heute am Beginn der beruflichen Tätigkeit steht?

Borelli: Erstens genau zu überlegen, wo man hin will und was man erreichen möchte. Überlegen, was man braucht, um diese Ziele zu erreichen und dann zielstrebig diese Ziele verfolgen. Zu Beginn meiner beruflichen Tätigkeit habe ich viel Zeit verschwendet mit Dingen, die weder den Patienten noch mir/meiner Karriere etwas gebracht haben. Erst nachdem ich meine Ziele (eigentlich erst ab dem Facharzt) klar mir gegenüber formuliert habe, konnte ich zielstrebiger darauf hin arbeiten.
Also: Wer in erster Linie klinisch arbeiten will auf Dauer, sollte seine Zeit nicht unbedingt mit lieblos und unter Zwang gemachter wissenschaftlicher Tätigkeit verschwenden. Wer Wissenschaftler werden will, sollte auch klinisch gut sein, aber trotzdem seinen Fokus auch von Anfang an in der Wissenschaft sehen. In Arbeitsgruppen mitarbeiten, Artikel veröffentlichen etc.

Zweitens: Man braucht als junger Arzt/junge Ärztin einen Mentor/Mentorin, der einem hilft klare Ziele abzustecken und einem hilft, sinnvolle Tätigkeiten (peer-reviewte Artikel schreiben, Doktorarbeitauswahl, Praktika) von sinnlosen zu trennen (Akten raussuchen für wissenschaftliche Arbeiten anderer etc.). Man kann die Dinge, so ging es mir zumindest, selbst nicht so gut einschätzen. Man kommt dann nicht um für einen selbst sinnlose Tätigkeiten herum, aber man hat dabei trotzdem immer auch die eigenen Ziele vor Augen.

Augen auf für Förderprogramme (z. B. der Frauenbeauftragten) und Stipendienprogramme.

Eine Stelle danach aussuchen, wo man viel lernen kann und gleichzeitig gut gefördert wird und wo man den Mitarbeiter als Potential sieht und nicht als Zitrone, die auszuquetschen ist.

Vereinbarkeit von Beruf, Familie und Freizeit

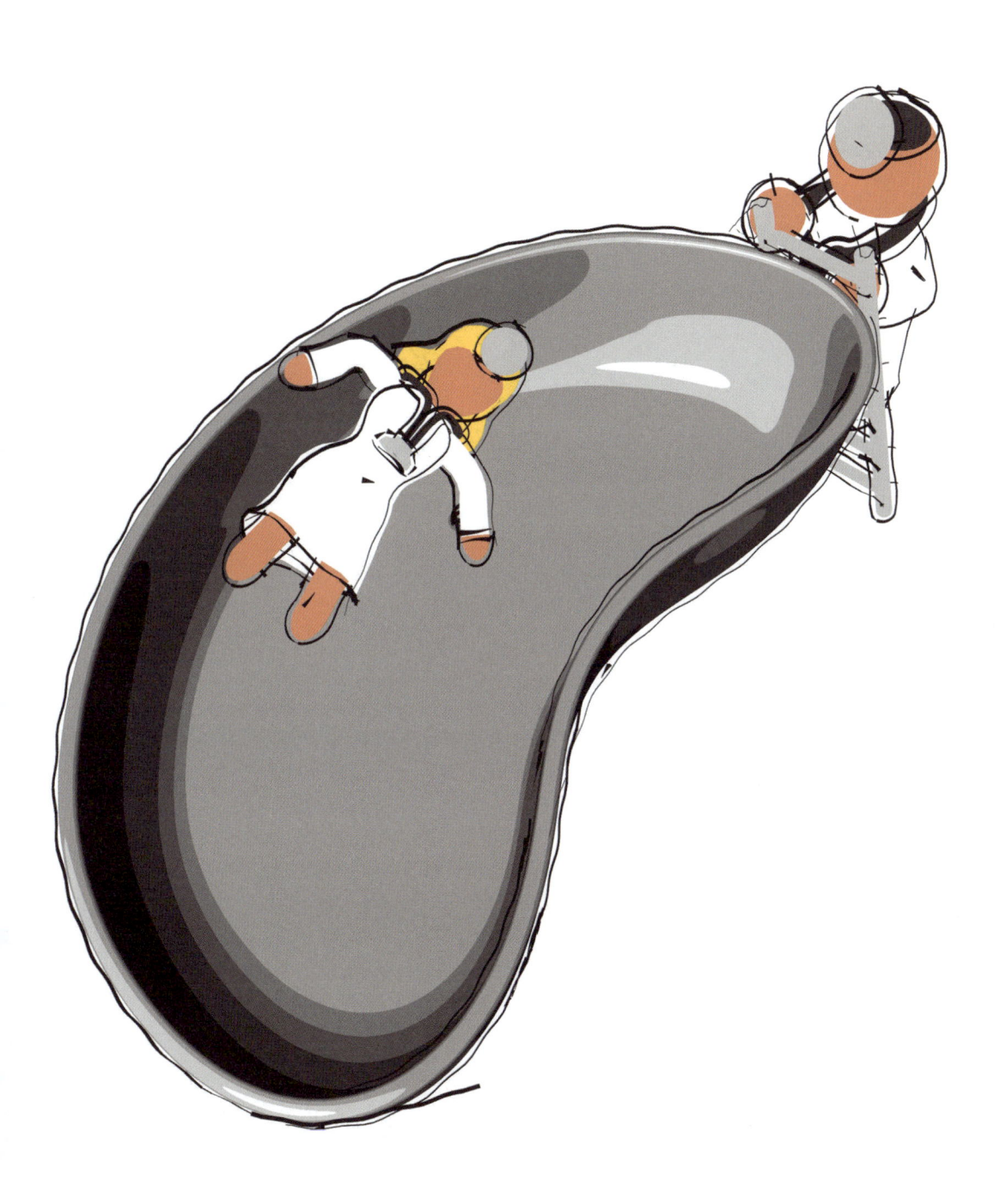

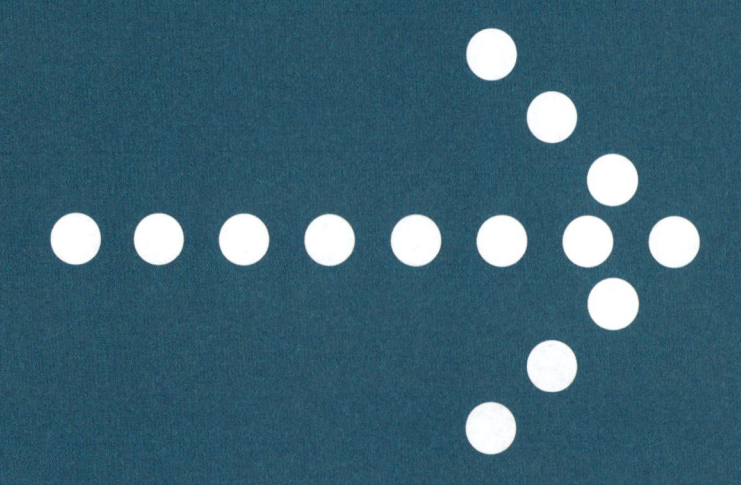

„ Spätestens mit der Approbation lernt der Arzt eines der Ordnungsprinzipien des deutschen Gesundheitswesens kennen: die Selbstverwaltung. Der Staat entledigt sich hier bestimmter Aufgabenbereiche und delegiert diese auf Träger der mittelbaren Staatsverwaltung, die zumeist als Körperschaften und Anstalten des öffentlichen Rechts organisiert sind.

Dieses Prinzip beruht auf der Idee, den betroffenen Bürgern eigenverantwortliche Gestaltungsmöglichkeiten zu eröffnen und Verwaltungsaufgaben zu dezentralisieren, so dass politische Entscheidungen pragmatischer und mit größerer Nähe zu der jeweiligen beruflichen Fachkompetenz getroffen werden können. Demokratisch legitimiert im Außenverhältnis sind die Körperschaften durch Errichtungsgesetze, im Innenverhältnis durch freie Wahlen ihrer Mitglieder. Diese bestimmen in Urwahlen die Kammer- und Vertreterversammlungen, welche wiederum die Vorstände und Vorsitzenden beziehungsweise Präsidenten wählen. Selbstverwaltungskörperschaften haben das Recht, ihre eigenen Angelegenheiten autonom durch Satzungen zu regeln, an die dann alle Mitglieder zwingend gebunden sind.

Zwei der für Ärzte wichtigsten Selbstverwaltungsorganisationen, denen sie auch kraft Gesetzes als Mitglieder angehören, sollen hier näher beleuchtet werden: Ärztekammern und Kassenärztliche Vereinigungen.

Ärztekammern und Kassenärztliche Vereinigungen – Instrumente der ärztlichen Selbstverwaltung

Stefanie Gehrlein

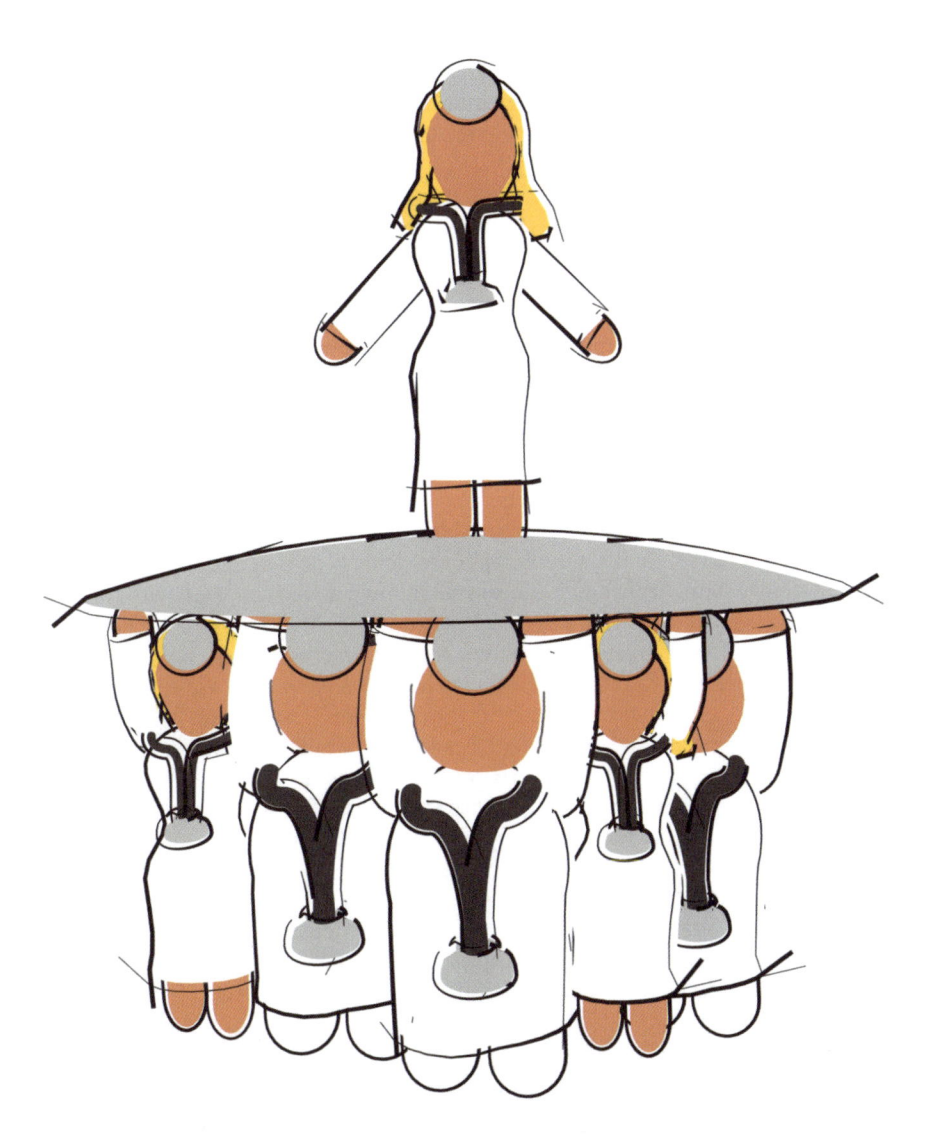

Ärztekammern und Bundesärztekammer

Jeder approbierte Arzt ist unabhängig von der Art seiner Tätigkeit – ob kurativ oder nicht, angestellt oder niedergelassen – Pflichtmitglied seiner für ihn örtlich zuständigen Kammer. Sie ist für ihn zunächst die wichtigste Berufsorganisation und Standesvertretung.

Insgesamt gibt es in Deutschland 17 durch Landesgesetze geschaffene Ärztekammern in Form von Körperschaften öffentlichen Rechts, die der Rechtsaufsicht des zuständigen Sozial- und/oder Gesundheitsministeriums unterliegen. Ihr „Dachverband", die Bundesärztekammer, ist die Arbeitsgemeinschaft der Ärztekammern und Spitzenorganisation der ärztlichen Selbstverwaltung, sie besitzt jedoch keinen Körperschaftsstatus, sondern ist als nicht rechtsfähiger Verein organisiert. Sie vertritt in erster Linie die berufspolitischen Interessen der derzeit rund 470.000 Ärztinnen und Ärzte (davon rund 360.000 Berufstätige) auch in laufenden Gesetzgebungsverfahren sowie auf europäischer Ebene und koordiniert die Tätigkeiten der Landesärztekammern. Daneben erarbeitet sie Empfehlungen in Form einer Musterweiterbildungsordnung und einer Musterberufsordnung, deren Regelungen fast unverändert in die rechtsverbindlichen Berufsordnungen der Landesärztekammern übernommen werden. Ihre jährliche Hauptversammlung ist der Deutsche Ärztetag.

Die Aufgaben der Ärztekammern haben im Laufe der Zeit mit wachsender Strukturierung des Gesundheitswesens immer mehr zugenommen. Dies hängt zum einen mit der stark gestiegenen absoluten Zahl approbierter Ärztinnen und Ärzte zusammen, zum anderen aber auch mit der Spezialisierung des Arztberufs und der Zergliederung der medizinischen Bereiche mit ihren jeweiligen Besonderheiten und unterschiedlichen Arbeitsbedingungen. Seit der Zeit, in der viele Krankenhäuser nur belegärztlich versorgt wurden und es nur wenige hauptamtliche Krankenhausärzte gab, so dass die Ärztekammern primär als Vertretung der Niedergelassenen angesehen wurden, hat sich viel geändert. Mittlerweile geht der Trend eindeutig zum Angestelltenverhältnis mit zahlenmäßigem Übergewicht gegenüber den selbständig tätigen Ärztinnen und Ärzten (rund 203.000 gegenüber 124.000). Zahlreiche Gesundheitsreformgesetze haben die sektoralen Grenzen aufgeweicht, so dass es auch eine steigende Zahl von Ärztinnen bzw. Ärzten gibt, die sowohl ambulant als auch stationär arbeiten.

Aufgaben der Ärztekammern

Diesen Herausforderungen müssen die Ärztekammern gerecht werden. Ihre durch Gesetz zugewiesenen Kernaufgaben sind neben der allgemeinen Vertretung der Berufsinteressen, der Entwicklung von Berufs- und Weiterbildungsordnungen und der Überwachung der Berufsausübung der Ärzte einschließlich der Durchführung berufsrechtlicher Verfahren sowie der Fortbildungsförderung auch die Abnahme von Facharzt- und anderen Prüfungen, die Organisation des Melde- und Beitragswesens für alle Mitglieder, das Führen einer Ärztestatistik sowie die Sicherstellung eines Notfalldienstes und die Erstattung von Fachgutachten. Dieser bunte Aufgabenstrauß wird ergänzt durch die Errichtung von Ethikkommissionen sowie von Gutachter- und Schlichtungsstellen zur Klärung von Behandlungsfehlern und das Errichten von Versorgungswerken als berufsständische Einrichtungen der

Entwicklung von Berufs- und Weiterbildungsordnungen

Alters- und Hinterbliebenenversorgung. Nicht zuletzt müssen die Ärztekammern auch auf eine ausreichende ärztliche Versorgung der Bevölkerung hinwirken sowie den öffentlichen Gesundheitsdienst bei der Erfüllung seiner Aufgaben unterstützen.

Die integrative Aufgabe der Ärztekammern besteht in der Vertretung der Interessen der Gesamtärzteschaft – eine nicht immer ganz einfache Herausforderung. Erleichtert wird dies jedoch durch die Tatsache, dass Fragen der Honorarabrechnung und vor allem – verteilung im Bereich der Gesetzlichen Krankenversicherung nicht in den Zuständigkeitsbereich der Kammern, sondern einer anderen Selbstverwaltungskörperschaft fallen: der Kassenärztlichen Vereinigung.

Kassenärztliche Vereinigungen und Kassenärztliche Bundesvereinigung

Den 17 Kassenärztlichen Vereinigungen (KVen) bundesweit gehören alle zur vertragsärztlichen Versorgung zugelassenen und ermächtigten Ärztinnen bzw. Ärzte und Psychotherapeutinnen bzw. Psychotherapeuten sowie die in Medizinischen Versorgungszentren angestellten Ärztinnen und Ärzte als Pflichtmitglieder an. Kernaufgaben der KVen sind die Sicherstellung der flächendeckenden wohnortnahen ambulanten Versorgung und die Honorarverteilung.

Kernaufgaben

Letztere beruht auf einer komplizierten Systematik im Dreiecksverhältnis zwischen den Krankenkassen, den Kassenärztlichen Vereinigungen und den Vertragsärzten. In der Gesetzlichen Krankenversicherung gilt das Sachleistungsprinzip: Die Vertragsärzte rechnen ihr Honorar nicht wie bei der Privatliquidation direkt mit den Patienten oder deren Krankenversicherung ab, sondern mit der Kassenärztlichen Vereinigung, die wiederum von den Kassen eine sogenannte Gesamtvergütung erhält.

Die Ärztinnen und Ärzte stellen der KV quartalsweise Abrechnungen zur Verfügung, in denen sie alle Leistungen auflisten, die sie für Kassenpatienten erbracht haben. Grundlage der Abrechung ist der Einheitliche Bewertungsmaßstab (EBM), eine Gebührenordnung, in der jeder Leistung ein Preis zugeordnet ist. Die Kassenärztlichen Vereinigungen überprüfen die Abrechnungsdaten der Vertragsärzte auf Richtigkeit und Plausibilität und verteilen erst dann das Honorar entsprechend des Honorarvertrages, den die jeweilige KV auf Basis bundesweit geltender Regelungen mit den Landesverbänden der Krankenkassen aushandelt. Für die gesamte vertragsärztliche Versorgung ihrer Mitglieder zahlt jede Krankenkasse nicht mehr wie bisher eine „Kopfpauschale" pro Versicherten, sondern seit 2009 einen bestimmten, an der Leistungsmenge des Vorjahres orientierten Geldbetrag (Gesamtvergütung).

Das Kollektivvertragssystem, in dem die KV die Interessen ihrer Mitglieder gegenüber den Kassen vertritt, wird seit einiger Zeit durch die Möglichkeit, Selektivverträge direkt zwischen Kassen und Leistungserbringern zu schließen, durchbrochen. Diese „Systemabweichung" ist sehr umstritten und bedeutet eine Schwächung der Macht der Kassenärztlichen Vereinigungen, da den Kollektivverträgen hierbei durch Bereinigung der Gesamtvergütung Geld entzogen wird. Die Kassenärztliche Bundesvereinigung als Dachorganisation sieht Selektivverträge daher sehr kritisch.

Von der staatlichen Einrichtung hin zum Dienstleister für Mitglieder

Das deutsche Gesundheitssystem befindet sich permanent im Umbruch. Für die Selbstverwaltungskörperschaften bedeutet dies die Notwendigkeit einer Entwicklung weg von der staatlichen Einrichtung hin zum Dienstleister für Mitglieder. Dies kann die Ärzteschaft nur begrüßen.

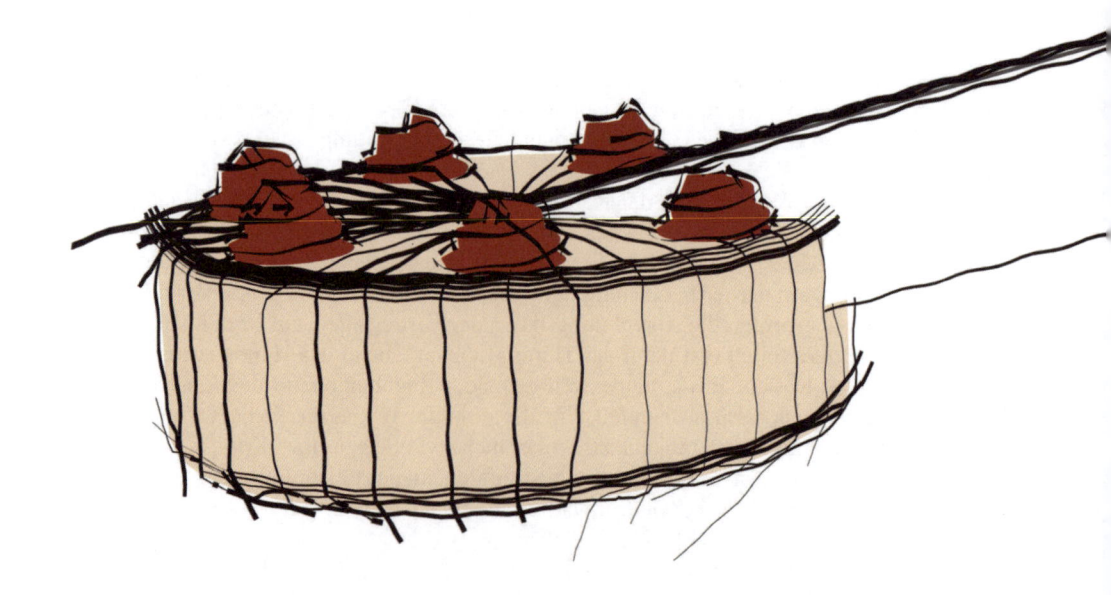

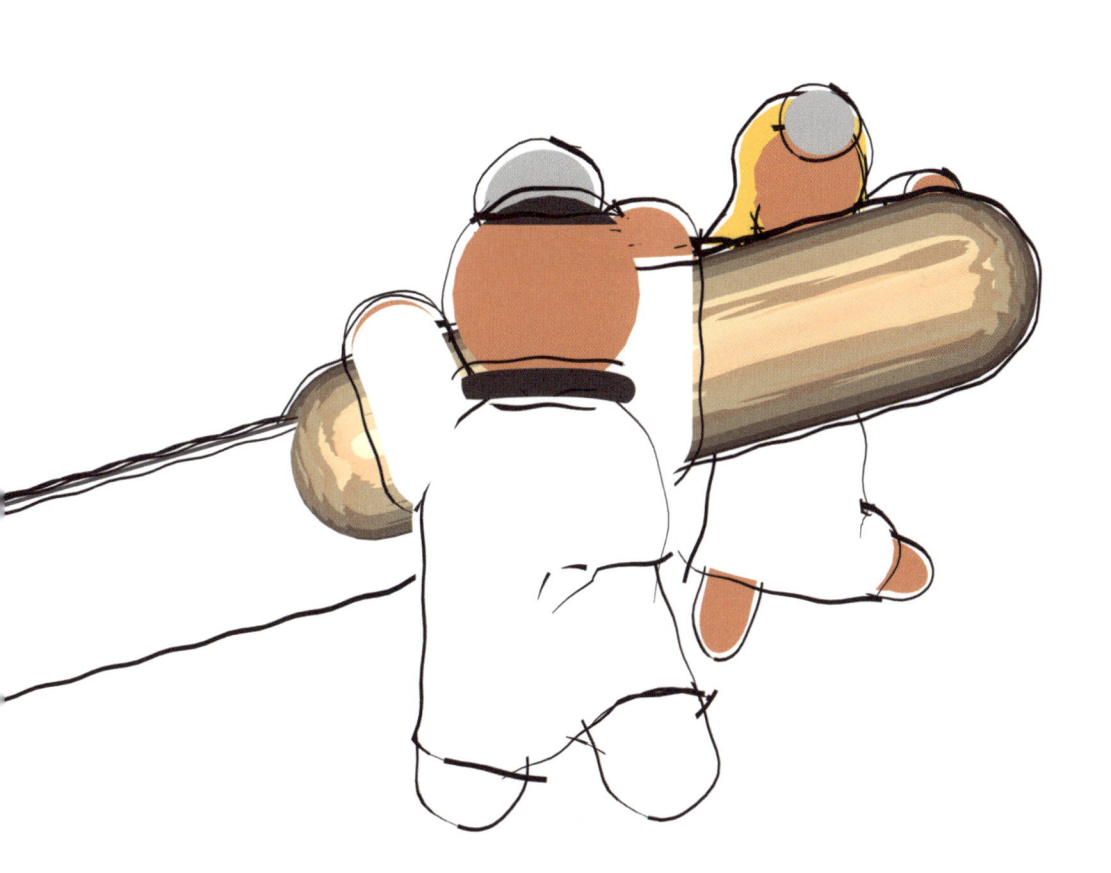

Ärztekammern und Kassenärztliche Vereinigungen

Das Interview mit
Prof. Dr. Frank Ulrich Montgomery

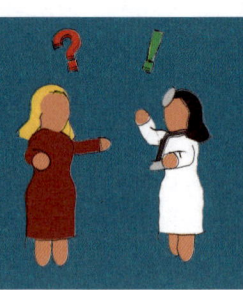

Prof. Dr. Frank Ulrich Montgomery
Präsident der Bundesärztekammer
im Gespräch mit Dr. Uwe K. Preusker

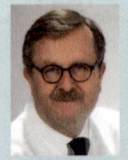

> Prof. Dr. Frank Ulrich Montgomery, Jahrgang 1952, Facharzt für Radiologie, wurde im Juni 2011 vom Deutschen Ärztetag zum Präsidenten der Bundesärztekammer und des Deutschen Ärztetages gewählt. Zuvor hatte er bereits von 2007 bis 2011 das Amt des Vizepräsidenten inne. Prof. Dr. Montgomery war von 1994 bis 2002 und ist seit 2006 Präsident der Ärztekammer Hamburg. Seit 1983 steht er dem Marburger Bund – Landesverband Hamburg – als Vorsitzender vor. 1989 bis 2007 war er Vorsitzender des Marburger Bundes auf Bundesebene.

? Herr Professor Montgomery, jede junge Ärztin und jeder junge Arzt steht nach dem Studium vor der Entscheidung: Wo starte ich in mein Berufsleben? Gibt es eine allgemeingültige Antwort auf diese Frage?

Montgomery: Nein; dies ist eine der individuellsten Entscheidungen, die man nur treffen kann. Die Medizin bietet eine gewaltige Spannbreite von Möglichkeiten. Von sehr technischen Fächern über chirurgische und auf das Gespräch konzentrierte Fachrichtungen. Hier muss man selbst nach seinen Vorstellungen und Neigungen wählen. Gott sei Dank gibt es heute ein großes Angebot an freien Stellen. Da kann man auch einmal eine Wahl korrigieren, wenn man feststellt, dass man sich geirrt hat.

? Vor 20 Jahren war der Berufsweg für die allermeisten Mediziner ja klar vorgegeben: erst ins Krankenhaus, dort die Weiterbildung hinter sich bringen, und dann die Entscheidung: Im Krankenhaus Karriere machen und – möglichst – Chefarzt werden oder aber ab in die Niederlassung. So einfach ist das ja heute nicht mehr ...

Montgomery: Wer in die „klassische" Medizin will, wird immer noch mit einer Weiterbildung zum Facharzt beginnen. Auch hier gilt: „Wer die Wahl hat, hat die Qual". In der Tat kann man heute im Krankenhaus aber auch in manchen ambulanten Einrichtungen mit der Weiterbildung anfangen. Nach der Spezialisierung muss man sich dann noch einmal entscheiden: Krankenhaus? Praxis? Oder andere Berufsfelder?

? Weiterbildung ist gerade für die angehenden Kolleginnen und Kollegen am Ende des Medizinstudiums ein wichtiger Punkt, an dem aber nach wie vor viel Kritik geübt wird. Was tut sich hier, wie entwickeln sich die Rahmenbedingungen für die Weiterbildung?

Montgomery: Die Ambivalenz der Weiterbildung hat zwei Gründe. Zum einen wirkt sie oft verschult, auch wenn es das erste Mal ist, dass man Freiheitsgrade der eigenen Bildung wahrnehmen kann. Es gilt das Motto: „Viele Wege führen nach Rom". Zum anderen ist die Weiterbildung noch immer von starren Hierarchien und Abhängigkeiten von Vorgesetzten geprägt. Und manchmal beißen sich eben ungestümer Fortschrittsdrang, Autonomiebestrebungen, hierarchische Strukturen und auferlegte Pflichten.

? Häufig hört man Klagen von Ärzten darüber, dass ihr Arbeitsalltag immer stärker von Bürokratie und Kontrollen beherrscht wird. Dennoch scheint der Arztberuf nach wie vor eine hohe Attraktivität zu haben, schaut man sich die Bewerberzahlen um die Medizin-Studienplätze an. Wie sieht die Realität aus?

Montgomery: Der Arztberuf ist noch immer – ich sage das aus voller Überzeugung – der schönste Beruf der Welt. Das Gespräch mit Patienten, die Erfolge der Medizin anzuwenden und zu erleben, das macht nicht nur Spaß, sondern erfüllt zutiefst.
Aber natürlich unterliegen auch wir Ärzte gewissen Zwängen. Juristische Rechte und Pflichten wollen bedacht sein, die Dokumentation der eigenen Handlungen frisst einen auf und eine unsägliche Abrechnungsbürokratie kommt obendrauf. Dagegen müssen wir immer wieder ankämpfen.
Es kommt da auf die eigene Synthese an: Man muss manche Lasten tragen, um die Freiheit und Schönheit des Berufes genießen zu können.

? Was geben Sie einer jungen Ärztin und einem jungen Arzt am Beginn der Berufstätigkeit mit auf den Weg?

Montgomery: Sie gehören zur bestausgebildeten Medizinergeneration, die es je gegeben hat. Vor Ihnen liegt eine Welt voller Aufgaben – in der Forschung, in der Anwendung, in der praktischen Arbeit. Machen Sie was draus … !

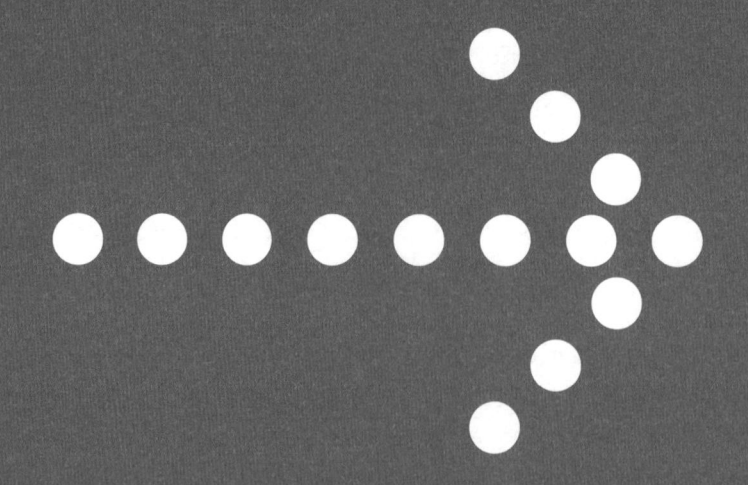

„ Viele Medizinstudierende haben bereits einen Teil ihres Studiums im Ausland verbracht und möchten sich auch nach Abschluss des Studiums jenseits der deutschen Grenzen umschauen. Medizin und Mobilität passen einerseits sehr gut zusammen, andererseits gibt es aber auch Hürden, die es zu umschiffen gilt. So spielen Fragen der gegenseitigen Anerkennung der Diplome, die Struktur der Weiterbildung, die eigenen Sprachkenntnisse und der Arbeitsmarkt eine wesentliche Rolle bei der Entscheidung für ein bestimmtes Zielland. Neben allgemeinen Hinweisen werden Informationen zur ärztlichen Tätigkeit in der Schweiz, Schweden und den USA angeboten.

Ärztliche Tätigkeit im Ausland

Ruth Wichmann

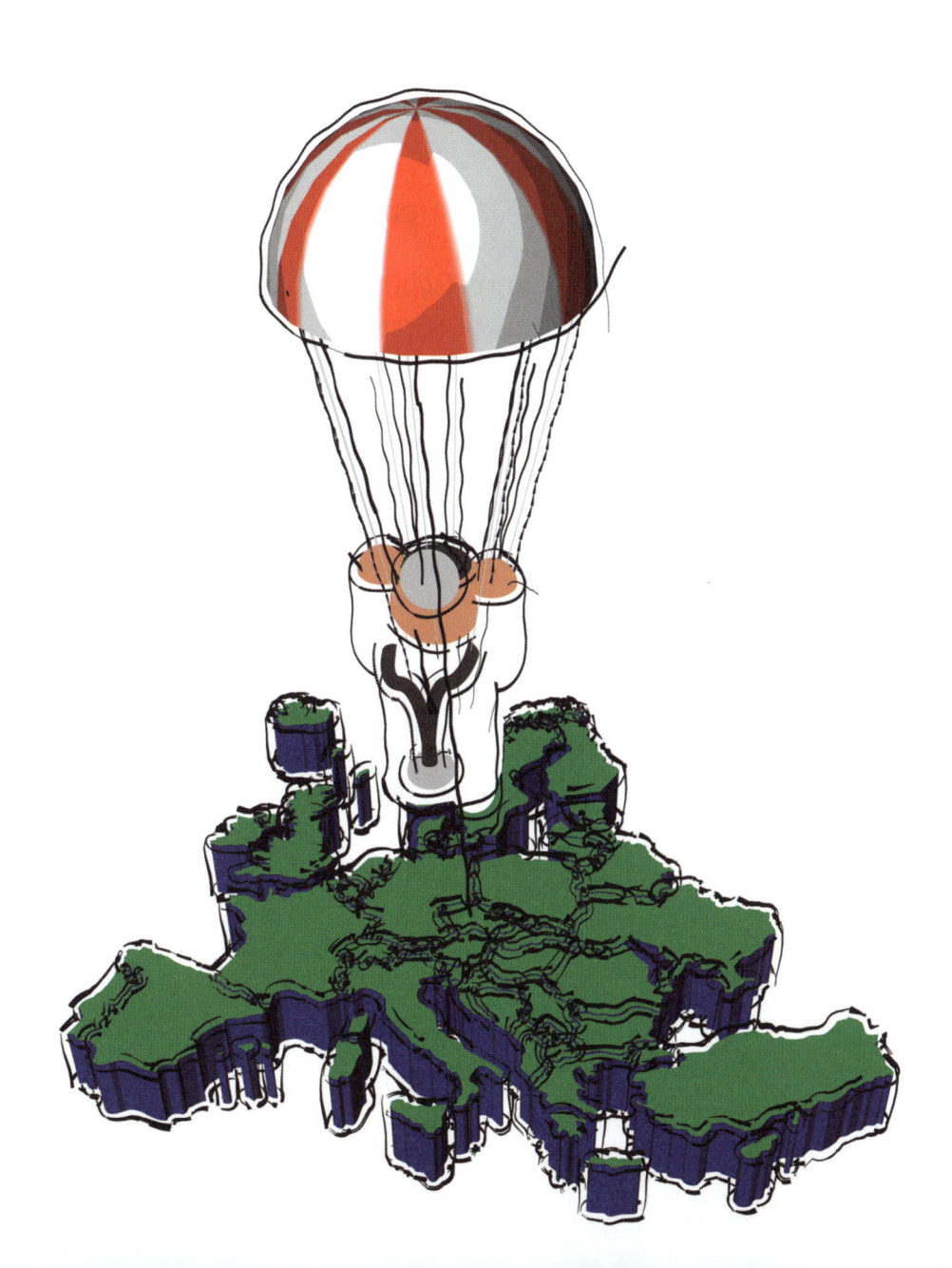

Motivation

Zunächst sollte man sich fragen, warum man eigentlich im Ausland arbeiten möchte. Geht es hauptsächlich darum, ein anderes Gesundheitssystem und eine andere Kultur kennenzulernen? Möchte man neben der klinischen Arbeit noch forschen? Haben einen die Arbeitsatmosphäre und -bedingungen in einem bestimmten Land während des Praktischen Jahres fasziniert? Stehen private Gründe im Vordergrund? Die ehrliche Einschätzung der eigenen Motivation hilft, bei der Auswahl des Gastlandes die richtige Entscheidung zu treffen. Ist man zum Beispiel an einer sehr gut strukturierten Weiterbildung interessiert, hat man Ambitionen sein Forschungsinteresse weiterzuverfolgen und lässt sich von einer 80-Stunden-Woche nicht abschrecken, kann man die USA in die engere Wahl ziehen. Ärzte, die bereits Kinder haben und bei denen die Vereinbarkeit von Familie und Beruf an erster Stelle steht, können dieses Ziel in einem skandinavischen Land sicherlich besser verwirklichen.

Anerkennung von Diplomen

Mitgliedstaaten des Europäischen Wirtschaftsraumes/Schweiz

In allen Ländern der Europäischen Union (EU) gelten die Bestimmungen der Europäischen Richtlinie zur Anerkennung der Berufsqualifikationen (2005/36/EG). Dies bedeutet, dass ein in Deutschland erfolgreich abgeschlossenes Medizinstudium, das den Anforderungen der Richtlinie 2005/36/EG entspricht, auf Antrag in allen EU-Mitgliedstaaten anerkannt wird, sofern der Antragsteller auch die Staatsbürgerschaft eines Mitgliedstaates besitzt.

Die Richtlinie 2005/36/EG kann im Internet abgerufen werden:
http://ec.europa.eu/internal_market/qualifications/policy_developments/legislation_de.htm.

Für die Anerkennung ausländischer Arztdiplome gibt es in jedem Land eine zuständige Organisation, bei der ein entsprechender Antrag gestellt werden muss. Erst wenn die Anerkennung erfolgreich abgeschlossen ist, darf der Arzt in dem Gastland tätig werden. Es empfiehlt sich deshalb, den Antrag rechtzeitig zu stellen und eine Bearbeitungszeit von bis zu vier Monaten einzukalkulieren.

Im EU-Ausland absolvierte Weiterbildungsabschnitte

Im EU-Ausland absolvierte Weiterbildungsabschnitte können auf die deutsche Weiterbildung angerechnet werden, wenn sie den Grundsätzen der jeweiligen Weiterbildungsordnung entsprechen. In der Regel wird eine Tätigkeit im EU-Ausland dann anerkannt, wenn sie:
- in unselbständiger Stellung gegen ein angemessenes Entgelt,
- an einem für die Weiterbildung geeigneten und anerkannten Krankenhaus (Praxis) in einer Abteilung des angestrebten Gebietes,
- unter Leitung eines zur Weiterbildung ermächtigten leitenden Arztes,
- mindestens sechs Monate in einem Fachgebiet und einer Einrichtung ununterbrochen ausgeübt und durch ein entsprechendes Zeugnis sowie notwendige Leistungsnachweise bestätigt wird.[1]

Ärztliche Tätigkeit im Ausland

Es empfiehlt sich dringend, auch im Ausland nur anerkannte Weiterbildungsstellen anzunehmen.

Eine vollständig im EU-Ausland abgeschlossene Weiterbildung wird in Deutschland auf Antrag automatisch anerkannt, wenn sie den Anforderungen der Richtlinie 2005/36/EG entspricht und der Titel im Anhang V, Punkt 5.1.3 der Richtlinie für das Gastland und Deutschland verzeichnet ist.

Die Anerkennung von im Ausland absolvierten Weiterbildungsabschnitten und im Ausland erworbenen Facharztqualifikationen obliegt den Landes- bzw. Bezirksärztekammern, bei denen weiterführende Auskünfte eingeholt werden können. Vor Beginn der Auslandstätigkeit sollte unbedingt Kontakt mit der zuständigen Kammer aufgenommen werden und eine Beratung erfolgen. Die Adressen aller Landesärztekammern können über die Internetseite der Bundesärztekammer abgerufen werden (www.bundesaerztekammer.de).

Aufgrund von Verträgen gelten für Norwegen, Island, Liechtenstein und die Schweiz ähnliche Regeln wie für die EU-Mitgliedstaaten.

Länder außerhalb des Europäischen Wirtschaftsraumes/Schweiz

Ob ein außerhalb des Europäischen Wirtschaftsraumes (EWR)/Schweiz liegendes Land die deutsche Aus- und Weiterbildung anerkennt, liegt im Ermessen des jeweiligen Staates. Viele Länder verlangen von deutschen Ärzten zusätzliche Prüfungen, bevor eine ärztliche Tätigkeit aufgenommen werden kann. So kommt man zum Beispiel in den USA an den United States Medical Licensing Examinations nicht vorbei. Will man seine gesamte Weiterbildung in Australien absolvieren, stehen die Australian Medical Council Examinations auf dem Programm. In Singapur werden Abschlüsse einiger deutscher Hochschulen anerkannt, andere hingegen nicht. Um möglichst schnell verlässliche Informationen zu erhalten, wird empfohlen, sich bei der zuständigen Stelle des jeweiligen Landes nach den Voraussetzungen zu erkundigen, die erfüllt werden müssen. Gerade wenn Prüfungen verlangt werden, ist ein realistischer Zeitplan enorm wichtig. Zum einen ist in vielen Fällen eine gewisse Vorbereitungszeit auf die Prüfungen notwendig, zum anderen müssen Anmeldefristen eingehalten werden oder es kann sein, dass nicht alle Prüfungen das ganze Jahr über angeboten werden.

> Viele Länder verlangen von deutschen Ärzten zusätzliche Prüfungen

Außerhalb des EWR/Schweiz absolvierte Weiterbildungsabschnitte können auf die deutsche Weiterbildung angerechnet werden, wenn sie den Grundsätzen der deutschen Weiterbildungsordnung entsprechen (siehe oben) und qualitativ als gleichwertig angesehen werden. Ein außerhalb des EWR/Schweiz erworbenes Facharztdiplom wird in Deutschland anerkannt, wenn die Gleichwertigkeit des Weiterbildungsstandes gegeben ist und keine wesentlichen Unterschiede gegenüber der jeweiligen deutschen Weiterbildungsordnung vorliegen. Wesentliche Unterschiede liegen vor, wenn die nachgewiesene Weiterbildungsdauer mindestens ein Jahr unter der in der einschlägigen deutschen Weiterbildungsordnung festgelegten Weiterbildungsdauer liegt oder in der nachgewiesenen Weiterbildung Kenntnisse, Erfahrungen und Fertigkeiten fehlen, deren Erwerb eine wesentliche Voraussetzung für die beantragte Bezeichnung ist. Wesentliche Unterschiede können durch Kenntnisse, Erfahrungen und Fertigkeiten ausgeglichen werden, die im Rahmen von Berufserfahrung erworben wurden. Ist dies nicht möglich, kann eine Eignungsprüfung abgelegt werden.[2]

Insbesondere bei Weiterbildungen, die außerhalb des EWR/Schweiz angestrebt werden, sollte man sich vor dem Auslandsaufenthalt unbedingt an die zuständige Landesärztekammer wenden und sich beraten lassen.

Sprachkenntnisse

Gute Kenntnisse der Landessprache sind für Ärzte unverzichtbar. Konnte man sich während einer Famulatur oder eines PJ-Aufenthaltes vielleicht noch mit spärlichen Sprachkenntnissen oder Englisch über Wasser halten, ist dies während einer ärztlichen Tätigkeit nicht mehr möglich. Dies bedeutet nicht, dass man bereits im Vorfeld eine Sprache perfekt beherrschen muss, aber ein gutes Sprachniveau, das die sichere Ausübung der ärztlichen Tätigkeit ermöglicht, muss spätestens bei Arbeitsantritt vorhanden sein. Bei der Wahl des Ziellandes sollte man bedenken, dass einige Sprachen einfacher zu erlernen sind als andere. So gehören Schwedisch und Deutsch zur gleichen Sprachfamilie und es lässt sich häufig nach einem viermonatigen Intensivkurs ein deutlicher Lernfortschritt feststellen. Das Erlernen der finnischen Sprache ist hingegen eine wesentlich größere Herausforderung, bei der mehr Zeit investiert werden muss.

Sprachtest Häufig wird von den zuständigen Behörden auch die Vorlage eines (bestimmten) Sprachtests verlangt.

Ärztegewerkschaften

In vielen Ländern gibt es Ärztegewerkschaften, die die Interessen der angestellten Ärzte vertreten. Hier erhält man in der Regel Informationen zu den Gehältern und Arbeitsbedingungen sowie Unterstützung in arbeits- und berufsrechtlichen Fragen. Es empfiehlt sich daher, der jeweiligen Ärztegewerkschaft im Ausland beizutreten, um sicherzustellen, dass man nicht aus Unkenntnis schlechteren Arbeitsbedingungen zustimmt. Der Marburger Bund hat bereits mit mehreren Ärztegewerkschaften Kooperationsvereinbarungen abgeschlossen. Mitglieder des Marburger Bundes können bei folgenden Ärztegewerkschaften für einen Zeitraum von mindestens 6 Monaten eine kostenlose Gastmitgliedschaft beantragen:

Niederlande: LAD (www.lad.nl)
Schweiz: VSAO (www.vsao.ch)
Tschechische Republik: LOK-SCL (www.lok-scl.cz)

Zeitpunkt

Die Frage nach dem richtigen Zeitpunkt für eine Auslandtätigkeit lässt sich pauschal nicht beantworten. Zum einen können natürlich persönliche Gründe eine Rolle spielen. Zum anderen lohnt sich ein Blick auf das Weiterbildungssystem des Ziellandes. So gibt es eine Reihe von Ländern, die eine klinisch-praktische Phase (meist 12–21 Monate) nach Studienabschluss vorsehen, in der der Arzt eine eingeschränkte Approbation erhält. Absolventen deutscher medizinischer Hochschulen können sich auf diese Stellen meist nicht bewerben, da sie formal als überqualifiziert gelten. Um sich besser in solche Weiterbildungssysteme integrieren zu können, kann es vorteilhaft sein, zunächst etwas Berufserfahrung in Deutschland zu sammeln, parallel die Sprachkenntnisse zu verbessern und sich im Anschluss um eine Assistenzarztstelle zu bemühen.

Zudem gibt es Länder, in denen Weiterbildungsstellen nach den Ergebnissen von Auswahlverfahren/Prüfungen vergeben werden. Will man beispielsweise in das offizielle Weiterbildungssystem in Frankreich einsteigen, das dort noch zum Studium gehört, gilt es das „épreuve classante nationale" zu meistern. Dies ist jedoch nur im unmittelbaren Anschluss an das deutsche Studium möglich und es gibt feste Anmeldefristen, die beachtet werden müssen.

Ein guter Zeitpunkt, in die USA zu gehen, ist direkt nach dem Studium, da in den USA deutsche Weiterbildungszeiten nicht anerkannt werden. Meist müssen sogar deutsche Fachärzte die gesamte Weiterbildung in den USA erneut absolvieren.

In der Entwicklungszusammenarbeit werden häufig zwei Jahre Berufserfahrung vorausgesetzt, da bei den Einsätzen eigenverantwortliches Handeln eine große Rolle spielt. Es gibt aber auch Organisationen, die Nachwuchsförderprogramme für Studienabsolventen anbieten (www.giz.de).

> In der Entwicklungszusammenarbeit werden häufig zwei Jahre Berufserfahrung vorausgesetzt

Länderinformationen

In einer Reihe von Ländern werden Mediziner gesucht. Allerdings haben Fachärzte oftmals deutlich bessere Chancen eine Stelle zu finden als Assistenzärzte. Dies gilt zum Beispiel für Australien, Neuseeland, Frankreich und die Niederlande. Länder, in denen auch für Assistenzärzte gute Arbeitsmöglichkeiten bestehen, sind zurzeit vor allem die Schweiz, Schweden und die USA.

Schweiz[3]

Zurzeit ist der Arbeitsmarkt in der Schweiz gut, weist jedoch regionale Unterschiede auf. Besonders gute Chancen eine Anstellung zu finden, bestehen in den ländlichen Gebieten und kleineren Kliniken.

Neben dem Bund, der durch das Medizinalberufegesetz sowie die entsprechenden Verordnungen den gesetzlichen Rahmen absteckt, ist das Schweizerische Institut für ärztliche Weiter- und Fortbildung (SIWF) das Kompetenzzentrum rund um die ärztliche Weiter- und Fortbildung in der Schweiz. Im SIWF (www.siwf.ch) sind insbesondere die

Fachgesellschaften vertreten. Das SIWF gehört zur Verbindung der Schweizer Ärztinnen und Ärzte (FMH), genießt aber innerhalb der FMH eine erhebliche Autonomie. Für jeden Weiterbildungstitel gibt es ein detailliertes Programm, das die Dauer und die Anforderungen für dessen Erwerb umschreibt. Die Weiterbildung wird an eigens dafür anerkannten Weiterbildungsstätten absolviert, die wiederum in verschiedene Kategorien eingeteilt sind. Die Weiterbildung zum Facharzt wird mit der Facharztprüfung abgeschlossen. Umfangreiche Informationen zur Weiter- und Fortbildung können von der Website des SIWF heruntergeladen werden. Hier sind unter anderem auch die einzelnen Weiterbildungsprogramme und anerkannten Weiterbildungsstätten (inklusive der Bewertung durch die Weiterzubildenden) eingestellt (www.siwf-register.ch).

Die wöchentliche Höchstarbeitszeit für Assistenzärzte beträgt seit dem 1. Januar 2005 50 Stunden. Bereitschaftsdienst, der im Krankenhaus abgeleistet wird, zählt als Arbeitszeit. Die Gehälter variieren stark in den einzelnen Kantonen. Es ist deshalb schwierig, konkrete Angaben zu machen. Ein Kanton, der bei den Verdienstmöglichkeiten im Mittelfeld liegt, ist Bern. Dort bewegt sich das monatliche Bruttogehalt für Assistenzärzte zwischen 7.085 CHF und 8.148 CHF. Oberärzte verdienen monatlich brutto ab 9.565 CHF, wobei für sie in den meisten Spitälern eine 46-Stunden-Woche gilt und Überstunden zusätzlich entschädigt werden. Weitere Informationen zu den Arbeitsbedingungen können beim Verband Schweizerischer Assistenz- und Oberärztinnen und -ärzte (VSAO) abgerufen (http://spitalplattform.vsao.ch) bzw. eingeholt werden, mit dem der Marburger Bund eine Kooperationsvereinbarung abgeschlossen hat.

> Viele Krankenhäuser publizieren offene Stellen auf ihrer Internetseite

Viele Krankenhäuser publizieren offene Stellen auf ihrer Internetseite. Krankenhausadressen können über den Schweizerischen Ärzteverlag (www.emh.ch) und über die Spitalplattform des VSAO abgerufen oder im Deutschen Krankenhaus Adressbuch nachgeschlagen werden. Stellen sind auch im Deutschen Ärzteblatt, in der Schweizerischen Ärztezeitung und im Internet (www.jobmed.ch und www.fmhjob.ch) ausgeschrieben.

> Vor allem im Norden und in ländlichen Regionen werden Ärzte gesucht

Schweden[4]

Der Arbeitsmarkt für Ärzte ist in Schweden gut. Je qualifizierter man ist und je besser man die schwedische Sprache beherrscht, desto mehr Aussichten hat man, eine Stelle zu finden. Für Assistenzärzte ist es vorteilhaft, eine mindestens 2-jährige Berufserfahrung bei Stellenantritt nachweisen zu können, da dies die Eingliederung in das schwedische System deutlich erleichtert. Ferner weist der Arbeitsmarkt auffallende regionale Unterschiede auf. Vor allem im Norden und in ländlichen Regionen werden Ärzte gesucht. Fachgebiete mit besonders vielen offenen Stellen sind Allgemeinmedizin, Psychiatrie, Anästhesie und Radiologie.

An das Medizinstudium schließt sich eine 18–21-monatige praktische Tätigkeit (allmäntjänstgöring, AT) an. Durchlaufen werden die Abteilungen Innere Medizin (3 bis 6 Monate), Chirurgie (3–6 Monate), Psychiatrie (3 Monate) und Allgemeinmedizin (6 Monate). Nach erfolgreicher schriftlicher und praktischer Prüfung erteilt das Zentralamt für das Gesundheits- und Sozialwesen (Socialstyrelsen) dem Arzt die

Approbation (legitimation). Auf das AT können sich deutsche Assistenzärzte nicht bewerben. Die Weiterbildung (specialisttjänstgöring) dauert in allen Fachgebieten mindestens 5 Jahre. Die Einzelheiten der Facharztweiterbildung werden von den medizinischen Fachverbänden und Gesellschaften ausgearbeitet und vom Zentralamt für das Gesundheits- und Sozialwesen genehmigt. Der sich in Weiterbildung befindliche Arzt hat Anspruch auf ein individuelles Trainingsprogramm sowie auf Betreuung durch einen anerkannten Spezialisten. Der Abteilungsleiter ist für die Weiterbildung verantwortlich und entscheidet, wann die Ausbildungsziele erreicht sind. Die Anerkennung als Facharzt erfolgt auf Antrag durch das Zentralamt für das Gesundheits- und Sozialwesen. Da der Wissensstand kontinuierlich evaluiert wird, muss der Arzt keine Facharztprüfung ablegen. Manche Fachgebiete haben jedoch eine freiwillige Prüfung eingeführt.

In der Regel erhalten Ärzte in Weiterbildung und Fachärzte unbefristete Verträge. Nur in einigen Fällen, zum Beispiel an Universitätskliniken, ist die Vertragsdauer begrenzt. Die durchschnittliche Arbeitswoche beträgt 40 Stunden. Zusätzlich fallen Bereitschaftsdienste an, die mit Freizeit ausgeglichen oder vergütet werden. Der Schwedische Ärzteverband handelt mit dem Provinziallandtagsverband Vereinbarungen über Arbeitsbedingungen und Gehälter aus. Diese stecken den Rahmen ab, in dem die Verhandlungen auf lokaler und individueller Ebene stattfinden. So können Ärzte in Weiterbildung in der Region Dalarna mit einem monatlichen Bruttogehalt zwischen 43.000 SEK und 48.000 SEK rechnen. Fachärzte verdienen je nach Position und Erfahrung zwischen 62.000 SEK und 75.000 SEK.

Freie Stellen werden in der Schwedischen Ärztezeitschrift „Läkartidningen" veröffentlicht (www.lakartidningen.se). Zudem rekrutiert die Region Dalarna aktiv internationale Fachkräfte für Mittelschweden (www.ltdalarna.se). Weitere Regionen, die nach Ärzten suchen, sind: Sörmland, Östergötland, Kronoberg, Blekinge, Värmland, Gävleborg, Jämtland und Västerbotten. Zudem kann man sich im Internet nach Stellen umsehen (www.dagensmedicin.se und www.offentligajobb.se). Natürlich ist auch eine Initiativbewerbung bei einem Krankenhaus möglich. Krankenhausadressen sind über die gelben Seiten (www.gulasidorna.se) abrufbar.

> **Voraussetzung ist ein abgeschlossenes Medizinstudium**

USA[5]

Die Educational Commission for Foreign Medical Graduates (ECFMG) ist die Organisation in den USA, die die Fähigkeiten von ausländischen Ärzten überprüft. Das Prüfungs- und Zertifizierungsverfahren ist detailliert in dem jährlich erscheinenden ECFMG Information Booklet (www.ecfmg.org) dargestellt. Bevor eine klinische Tätigkeit in den USA aufgenommen werden kann, benötigt man das sogenannte ECFMG Certificate. Voraussetzung hierfür ist ein abgeschlossenes Medizinstudium, das bestimmte Kriterien erfüllt, sowie das erfolgreiche Absolvieren folgender Prüfungen: United States Medical Licensing Examination Step 1 (USMLE Step1), United States Medical Licensing Examination Step 2 Clinical Knowledge (USMLE Step 2 CK) und United States Medical Licensing Examination Step 2 Clinical Skills (USMLE Step 2 CS). Außerdem benötigt man natürlich ein entsprechendes Visum oder eine Permanent Residency Card (sogenannte Green Card).

Die Weiterbildung findet im Rahmen eines Residency Training Programs (Residency) statt. Sie unterliegt der Kontrolle des Accreditation Council for Graduate Medical Education (ACGME) und dauert je nach Fachgebiet meist drei bis fünf Jahre. In vielen Fachgebieten muss zuvor ein Transitional Year abgeleistet werden. Hier rotiert der Arzt ein Jahr durch verschiedene Fachgebiete. Eine auf die Weiterbildung aufbauende Spezialisierung in einem bestimmten Gebiet wird als Fellowship bezeichnet. Um uneingeschränkt und eigenverantwortlich tätig sein zu können, müssen die Ärzte noch das United States Medical Licensing Examination Step 3 (USMLE Step 3) ablegen. Hierbei handelt es sich um das amerikanische Approbationsexamen, das meist im Laufe der Weiterbildung absolviert wird.

Weiterbildungsprogramme

Alle anerkannten Weiterbildungsprogramme sind im Graduate Medical Education Directory (GMED) aufgelistet. Die Weiterbildungsprogramme fangen in der Regel Anfang Juli an. Die Bewerbungsphase beginnt ca. ein Jahr im Voraus. Die Bewerbung erfolgt meist über den Electronic Residency Application Service (ERAS). Stößt die Bewerbung auf Interesse, wird man zu einem Vorstellungsgespräch (Interview) eingeladen.

Die überwiegende Zahl der Weiterbildungsprogramme nimmt am National Resident Matching Program (NRMP) teil. Das NRMP ist ein offizielles Zuordnungsverfahren und wird umgangssprachlich als Match bezeichnet. Die Kandidaten melden sich in der Regel im Vorjahr beim NRMP an. Die Vorstellungsgespräche werden meist von November bis Februar durchgeführt. Danach reicht das Krankenhaus beim Match eine Liste (Rank Order List) mit den Kandidaten ein, die bei den Bewerbungsgesprächen positiv aufgefallen sind und mit denen es gerne seine Stellen besetzen würde. Der Bewerber erstellt ebenfalls eine Liste mit Weiterbildungsprogrammen, für die er sich interessiert. Beide Listen sind nach Prioritäten geordnet. Der Computer sucht dann nach Übereinstimmungen und ordnet die Kandidaten den Stellen zu. Man hat keine Garantie, über das Match eine Stelle zu bekommen. Das Ergebnis des Match ist sowohl für den Bewerber als auch die Klinik bindend.

Kurz vor der Bekanntgabe der Ergebnisse des Match erfahren die Bewerber, ob sie im Rahmen des Match eine Stelle erhalten haben. Anschließend wird auf der Website des Match eine Liste mit Programmen veröffentlicht, die nicht vergeben wurden. Teilnehmer, die nicht über das Match zugeordnet wurden, können sich auf diese Stellen bewerben.

Rund ein Viertel der Residency-Absolventen und ca. ein Drittel der Fellowship-Absolventen sind Ausländer. Die Aussichten, in den USA eine Weiterbildungsstelle zu bekommen, hängen im hohen Maße von den Ergebnissen des USMLE Step 1 und des USMLE Step 2 CK sowie von dem angestrebten Fachgebiet ab. Viele Programmdirektoren erwarten von den Bewerbern Scores, die deutlich über der Mindestpunktzahl liegen. Gute Chancen bestehen unter anderem in den Fächern Innere Medizin, Allgemeinmedizin, Neurologie, Pädiatrie und Psychiatrie. Zudem ist es einfacher, in Programme an kleineren, weniger renommierten Kliniken aufgenommen zu werden. Hilfreich ist zudem, wenn man bereits in den USA eine Famulatur, ein PJ-Tertial, einen Forschungsaufenthalt oder ein Transitional Year absolviert hat.

Während der Weiterbildung kann der Assistenzarzt mit einem jährlichen Bruttogehalt zwischen 46.000 USD und 60.000 USD rechnen. Die wöchentliche Höchstarbeitszeit darf 80 Stunden nicht überschreiten. Die jährlichen Bruttogehälter für Fachärzte liegen bei ca. 150.000 USD aufwärts.

Quellen:
1 Bundesärztekammer. Online: www.bundesaerztekammer.de, Suchbegriff „Internationales" [abgerufen am 10.4.2014].
2 Bundesärztekammer. Online: www.bundesaerztekammer.de, Suchbegriff „Weiterbildung – (Muster-) Weiterbildungsordnung (§ 19)" [abgerufen am 10.4.2014]
3 Schweizerisches Institut für ärztliche Weiter- und Fortbildung. Online: www.fmh.ch/bildung-siwf/weiterbildung.html [abgerufen am 10.4.2014]; Verband Schweizerischer Assistenz- und Oberärztinnen und -ärzte Sektion Bern: Online: www.vsao-bern.ch, Suchbegriff „Arbeitsbedingungen/Löhne" [abgerufen am 10.4.2014].
4 Swedish Medical Association: Information for doctors with non-Nordic qualifications. 2010. Online: http://www.slf.se/Pages/6/lakarforbundet_utomnordisk_examen_eng.pdf [abgerufen am 14.4.2014]; Swedish Medical Association/National Board of Health and Welfare: Working in Sweden. Information for doctors from EU/EEA countries. 2010.
5 Educational Commission for Foreign Medical Graduates (ECFMG): ECFMG 2014 Information Booklet. Online: www.ecfmg.org/2014ib/2014ib.pdf [abgerufen am 14.4.2014]; National Resident Matching Program (NRMP). Online: www.nrmp.org [abgerufen am 14.4.2014].

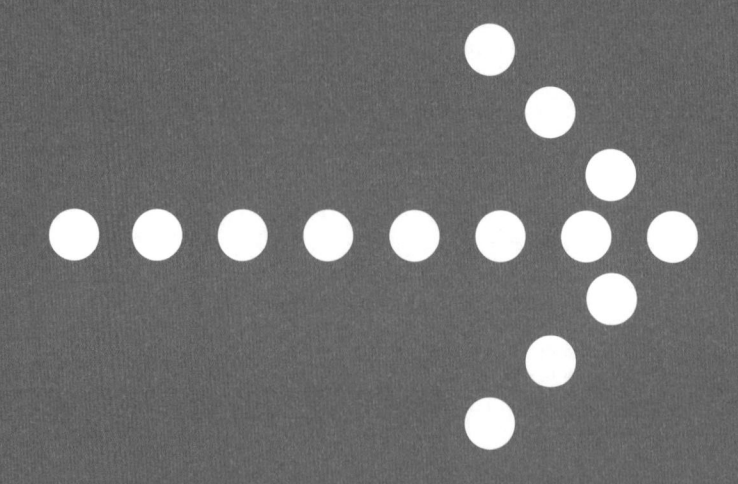

„ Mit dem Thema Arzthaftung sollte sich jede angehende Ärztin und jeder angehende Arzt beschäftigen. Denn im Bereich der deliktischen Haftung nach §§ 823 ff bestehen gleichwertige Ansprüche sowohl gegen die Klinik/den Praxisinhaber, als auch gegen den einzelnen Arzt.
Dieser Beitrag soll Ihnen einen Überblick über das Risiko „Arzthaftung" verschaffen und Möglichkeiten aufzeigen, dieses Risiko zu bewältigen.

Wenn etwas schief läuft: Behandlungsfehler, Aufklärungsfehler, Versicherungsschutz

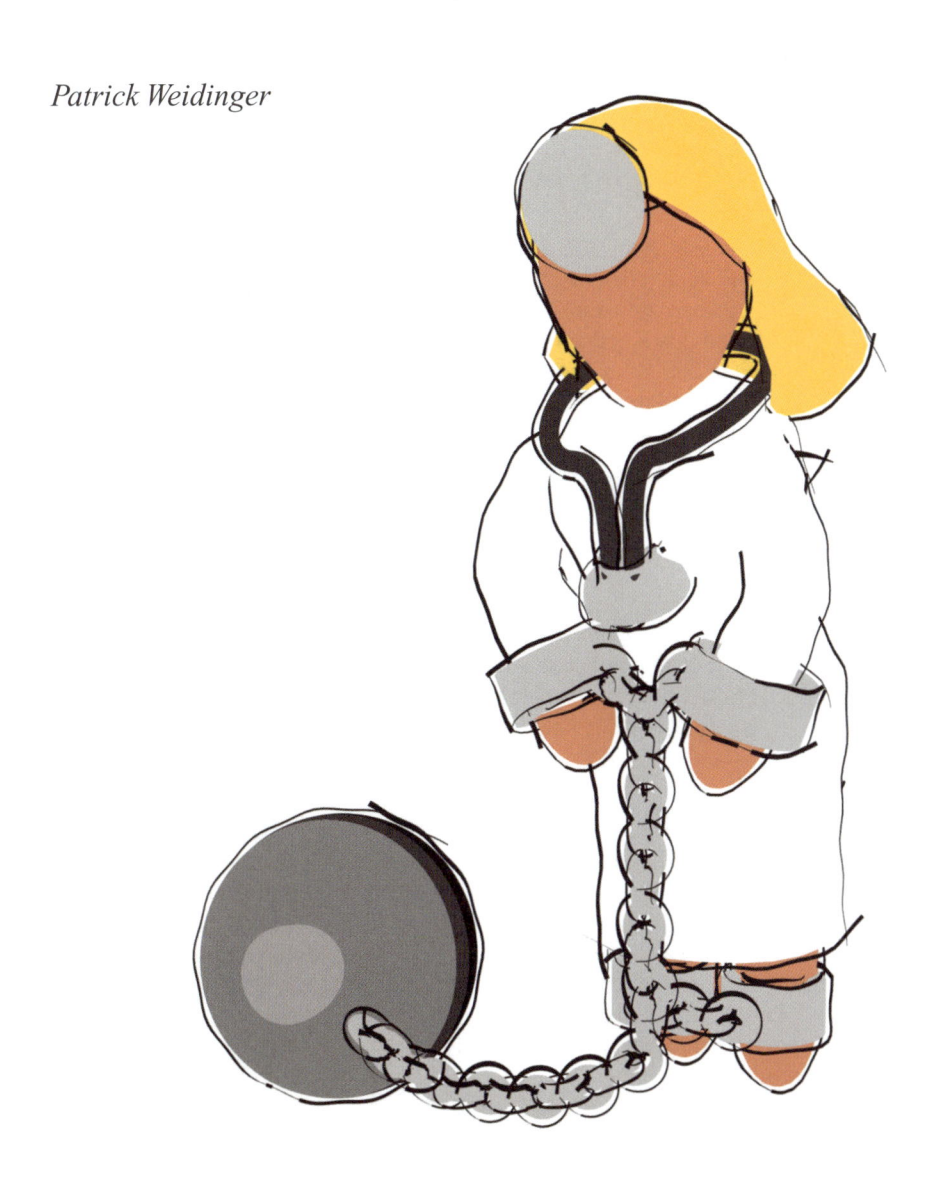

Patrick Weidinger

Approbation und danach?

Warum ist dieses Thema besonders wichtig?

Gerichtliche und außergerichtliche Schadenersatzverfahren sind immer eine große persönliche Belastung. Dies betrifft nicht nur die Betroffenheit wegen unerwarteter Vorhalte und den großen Zeitaufwand für Stellungnahmen und die Wahrnehmung von Terminen. Immer geht es auch um mögliche zivil-, straf- und sogar berufsrechtliche Folgen.
Das Thema Arzt- und Krankenhaushaftung hat aber auch eine gesamtgesellschaftliche Relevanz. Die Bedarfsprämien der Haftpflichtversicherer haben – zurzeit noch vor allem im Fachgebiet der Gynäkologie mit Geburtshilfe – problematische Dimensionen erreicht. Deshalb werden viele Modelle diskutiert, welche den Patienten Schadenersatzsummen sichern sollen, ohne den einzelnen Arzt finanziell zu überfordern. Ergebnisse gibt es hierzu noch keine. Am einfachsten könnte die Prämienlast wohl durch eine entsprechend höhere Vergütung der Ärzteschaft kompensiert werden. Im Hinblick auf die Versorgungssicherheit der Bevölkerung wäre dies der sinnvollste und bei den Hebammen auch schon einmal praktizierte Weg.

Wen kann der Patient in Anspruch nehmen?

Der Patient kann jeden in Anspruch nehmen, der für die Behandlung liquidiert hat (Vertragshaftung) und auch jeden, der persönlich gehandelt hat (Deliktshaftung).
Eine Vertragshaftung kann zum Beispiel den niedergelassenen Arzt, den privat liquidierenden Chefarzt und den Krankenhausträger treffen, eine Deliktshaftung jeden, der persönlich etwas getan hat. Dem Patienten steht es frei, aus diesen Gruppen nur Einzelne oder alle in Betracht kommenden Personen in Anspruch zu nehmen. Meist wird der Patient sich dafür entscheiden, gegen alle vorzugehen. Zum einen verringert er dadurch das Risiko, kein Geld zu erhalten, weil ein Beteiligter nicht angemessen versichert ist. Zum anderen werden in Anspruch Genommene in einem Zivilprozess automatisch zur sogenannten „Partei" und verlieren dadurch die Möglichkeit, für einen anderen Beteiligten des Verfahrens als „Zeuge" auszusagen.

> **Merke:** Der Patient kann jeden fehlerhaft handelnden Arzt und jede fehlerhaft handelnde Ärztin in vollem Umfang auf Schadenersatz in Anspruch nehmen. Daneben haftet ihm auch der Vertragspartner des Behandlungsvertrages („der Liquidierende").

Für welche Fehler haftet der Arzt?

Die rechtlichen Rahmenbedingungen der Arzt- und Krankenhaushaftung haben die die Gerichte mit ihren Urteilen und der Gesetzgeber mit den Vorschriften des Patientenrechtegesetzes festgelegt. Zusammengefasst besagen diese Regeln, dass der Patient einen Anspruch auf eine Behandlung nach dem zum Behandlungszeitpunkt geltenden Facharztstandard, auf Informationen über alle wesentlichen Umstände der Behandlung und auf die selbstbestimmte Entscheidung über die Durchführung medizinischer Maßnahmen hat. Jeder Verstoß gegen diese Grundsätze birgt das Risiko einer Arzt- und Krankenhaushaftung.

Arzthaftung

> **Merke:** Pflicht sind die Behandlung nach Facharztstandard, das Informieren des Patienten über alle wesentlichen Umstände der Behandlung und das Einholen der Eingriffs-Einwilligung des mündlich über die Risiken aufgeklärten Patienten. Pflicht ist aber auch eine vollständige und revisionssichere Dokumentation.

Wer entscheidet, ob eine Behandlung fehlerhaft war?

Dies entscheidet nicht der Jurisprudenz, sondern die Medizin in der Person des medizinischen Sachverständigen. Der Sachverständige hat zu entscheiden, ob Befunderhebung, Diagnose und Therapie den medizinischen Regeln entsprachen oder nicht. Die Juristen befassen sich dann vor allem mit der Frage, ob ein durch den Sachverständigen festgestellter Fehler für den Schaden rechtlich eindeutig kausal war oder nach Beweislastregeln als kausal angesehen werden muss. Letzteres kann zum Beispiel der Fall sein bei einem groben, nicht mehr verständlichen Behandlungsfehler, wie dem Zurücklassen eines Bauchtuches und einer anschließenden Entzündung.

Wer entscheidet, ob ein Risiko aufklärungsbedürftig war?

Auch diese Frage wird durch den medizinischen Sachverständigen beantwortet. Er muss festlegen, ob eine bestimmte Maßnahme oder ein bestimmter Eingriff mit einem immanenten Risiko verbunden war, das sich schicksalhaft verwirklicht hat. Erst dann vermag ein Jurist festzustellen, dass dieses Risiko aufklärungsbedürftig war.

Wie sind die Verjährungsfristen?

Die regelmäßige Verjährungsfrist beträgt drei Jahre. Diese Verjährungsfrist beginnt mit dem Schluss des Jahres, in dem der Anspruch entstanden ist und der Gläubiger von den Anspruch begründenden Umständen und der Person des Schuldners Kenntnis erlangt oder ohne grobe Fahrlässigkeit erlangen müsste. Ohne Kenntnis oder grob fahrlässige Unkenntnis verjähren die Ansprüche in dreißig Jahren von der Begehung der Handlung oder dem den Schaden auslösenden Ereignis an (§§ 195, 199 BGB).
Der Bundesgerichtshof hat dies in seinem Urteil vom 10. November 2009 (AZ VI ZR 247/08) nochmals klargestellt. Der Entscheidung lag folgender Sachverhalt zugrunde: Eine Mutter reichte im Jahr 2007 eine Klage wegen eines Behandlungsfehlers bei der Geburt ihres Kindes am 16. Mai 1998 ein. Sie trug vor, dass wegen fehlerhaften ärztlichen Vorgehens Vernarbungen im Vaginalbereich eingetreten seien, die seither sehr schmerzen. Dass ihre Beschwerden auf einen fehlerhaften Dammschnitt zurückzuführen seien, habe sie erst durch den Hinweis einer Gynäkologin am 23. Juni 2006 erfahren. Der Gynäkologe berief sich auf den Ablauf der dreijährigen Verjährung. Der Bundesgerichtshof folgte diesem Einwand nicht. Die Kenntnis vom Schaden könne nicht schon dann bejaht werden, wenn dem Patienten lediglich der negative Ausgang der

ärztlichen Behandlung bekannt ist. Zur Kenntnis der den Anspruch begründenden Tatsachen gehörte auch das Wissen, dass sich in dem Misslingen der ärztlichen Tätigkeit das Behandlungs- und nicht das Krankheitsrisiko verwirklicht hat. Es bestehe für den Patienten keine Obliegenheit, im Interesse des Schädigers an einem möglichst frühzeitigen Beginn der Verjährungsfrist die Initiative zur Klärung von Schadenshergang oder Person des Schädigers zu entfalten. Das Unterlassen einer solchen Nachfrage sei nur dann als grob fahrlässig einzustufen, wenn weitere Umstände hinzutreten, die dieses Verhalten aus der Sicht eines verständigen und auf seine Interessen bedachten Patienten als unverständlich erscheinen lassen. Dies sei hier nicht der Fall, die Patientin habe erst 2006 von dem Fehler erfahren und die geltend gemachten Ansprüche seien deshalb bei Klageerhebung noch nicht verjährt gewesen.

> **Merke:** Für die Verjährung von Schadenersatzforderungen ist nicht der Zeitablauf zwischen einer fehlerhaften Behandlung und der Anspruchserhebung maßgebend. Maßgebend für den Beginn der Verjährungsfrist ist die Kenntnis des Patienten von den Umständen, die einen Anspruch begründen. Aus diesem Grund kann es auch noch viele Jahre nach einer Behandlung zu dann überraschenden Forderungen kommen.

Wie soll man sich im drohenden Haftungsfall verhalten?

Schadensersatzforderungen erfolgen meist in Verbindung mit
• der Bitte des Patienten um Einsicht in die Krankenunterlagen,
• einem Anspruchsschreiben des Patienten oder eines Rechtsanwalts,
• Vorhalten einer Krankenkasse,
• der Einleitung eines Verfahrens bei der Gutachter- und Schlichtungsstelle,
• der Zustellung eines Mahnbescheids oder einer Klage.

Nach Nr. 25 AHB (Allgemeine Versicherungsbedingungen für die Haftpflichtversicherung) ist jeder Versicherungsfall dem Versicherer unverzüglich anzuzeigen, auch wenn noch keine Schadenersatzansprüche erhoben wurden. Versicherer kann die persönliche Berufshaftpflichtversicherung sein oder die durch den Arbeitgeber zu informierende Betriebshaftpflichtversicherung eines Krankenhauses; auch aus diesem Grund sollte im Arbeitsverhältnis wegen Vorwürfen aus dienstlicher Tätigkeit grundsätzlich immer der Arbeitgeber informiert werden.

Hat der Patient den Verdacht auf einen Behandlungsfehler, wendet er sich oft zunächst persönlich an den Behandelnden. Ein dann mögliches Gespräch ist extrem wichtig für den weiteren Verlauf. Wichtige Elemente sind: sich Zeit nehmen, eine ruhige Atmosphäre schaffen, sich vergegenwärtigen, dass es für den Patienten um sein wichtigstes Gut, nämlich um seine Gesundheit, geht. In dieser Situation sollte sich der Mediziner bewusst machen, dass er vom Patienten als der Stärkere wahrgenommen wird. Der Arzt sollte also nicht in eine (natürliche und spontane) Verteidigungshaltung gehen, sondern den Patienten spüren lassen, dass er dessen Problem ernst nimmt. Wichtig ist, dem

Arzthaftung

Patienten Lösungen anzubieten, wie die Möglichkeit des Einholens einer Zweitmeinung oder die schnelle Kontaktaufnahme durch die Haftpflichtversicherung. Sinnvoll ist weiter, den Patienten zwar vollständig über den Sachverhalt zu informieren, aber kein Haftungsanerkenntnis ohne Rücksprache mit der Haftpflichtversicherung abzugeben. Zu dem Gespräch sollte ein Zeuge hinzugezogen werden, vor allem, wenn der Patient in Begleitung erscheint. Und schließlich sollte man das Gespräch zeitnah dokumentieren.

> **Merke:** Bei Vorwürfen oder einer Anspruchserhebung sollte man sich klarmachen, dass außer dem Vorhalt als solchem nichts Schlimmes passiert ist. Es bestehen noch alle Chancen, den Konflikt in einem Gespräch oder mit Hilfe des Haftpflichtversicherers außergerichtlich zu klären und zu befrieden.

Was ist in zivilgerichtlichen Verfahren zu beachten?

Klagen werden in einem beige-gelben Umschlag persönlich zugestellt, Mahnbescheide in einem blauen Umschlag. Gegen einen Mahnbescheid ist mit dem dort beigefügten Formular fristgemäß Widerspruch einzulegen. Bei einer Klagezustellung sind unbedingt die Gerichtsfristen beachten, damit es nicht allein wegen einer Fristversäumnis zu einer Verurteilung kommt. Die einzuhaltenden Fristen sind auf der Zustellungsurkunde (Briefumschlag) vermerkt. Diesen Umschlag sollte man aufbewahren! Der Haftpflichtversicherer ist umgehend zu informieren und die Beauftragung eines Rechtsanwaltes mit diesem abzustimmen. Für Ärzte im Anstellungsverhältnis gilt: Der Arbeitgeber ist zu benachrichtigen, alleine schon, damit dieser die Betriebshaftpflichtversicherung des Krankenhauses einschalten kann.

> **Merke:** Bei laufenden Gerichtsfristen ist immer sicherzustellen, dass die Unterlagen beim Versicherer angekommen sind und dieser die notwendigen Veranlassungen getroffen hat. Die Verantwortung für die Fristwahrung liegt beim Arzt!

Wann drohen Strafverfahren?

Führt ein versehentlicher Behandlungsfehler zu einem Schaden des Patienten, ist meist auch der strafrechtliche Tatbestand einer „Fahrlässigen Körperverletzung" erfüllt. Und im Falle eines Eingriffes ohne ordnungsgemäße Patientenaufklärung kann sogar eine „Vorsätzliche Körperverletzung" gegeben sein (da der Eingriff als solcher vorsätzlich erfolgt und nicht durch eine Einwilligung des Patienten gerechtfertigt ist).

Das ärztliche Risiko kennt keinen Dienstschluss

> **Merke:** Strafverfahren sind in vielerlei Hinsicht gefährlich. Es drohen nicht nur ein öffentliches Verfahren und eine Vorstrafe, sondern auch weitere Folgen, wie die Verweigerung der Niederlassung, eine arbeitsrechtliche Suspendierung, der Widerruf bzw. ein Ruhen der Approbation, der Entzug oder das Ruhen der Kassenzulassung und im schlimmsten Fall sogar ein Berufsverbot.

Was ist bei Strafverfahren zu beachten?

Da dem Strafverfahren oft zivilrechtliche Ansprüche nachfolgen, ist auch dieses der Haftpflichtversicherung anzuzeigen. Unter Umständen besteht über diese Deckungsschutz für Strafverfahren.

In Strafverfahren müssen die Weichen so früh wie möglich gestellt werden, um von Anfang an auf eine Einstellung des Verfahrens hinzuarbeiten. Es geht darum, eine drohende Verurteilung mit ihren negativen Auswirkungen für die Berufsausübung zu vermeiden. Unabhängig davon, ob eine Versicherung (Rechtschutzversicherung, Haftpflichtversicherung) die Kosten übernimmt oder nicht: Eine anwaltliche Vertretung ist immer sinnvoll. Ohne anwaltliche Beratung sollte kein Schuldeingeständnis abgegeben werden. Als „Beschuldigter" sollte man auch keine mündlichen Erklärungen zur Sache gegenüber der Polizei oder der Staatsanwaltschaft abgeben. Und als Zeuge sollte man sein Aussageverweigerungsrecht nutzen, wenn man sich selbst oder nahe Angehörige der Gefahr einer Strafverfolgung aussetzen würde.

Für den Fall einer Beschlagnahme der Krankenunterlagen sollten diese vor Herausgabe an die Ermittlungsbehörden kopiert werden.

Welche Risiken sollte man versichern?

Sowohl die zivilrechtlichen Schadenersatzansprüche als auch die Kostenrisiken in Zivil- und Strafverfahren sollten hinreichend versichert sein.

Für den zivilrechtlichen Bereich mit seinen enormen Schadenpotentialen (Schmerzensgeld, Heilbehandlungs-/Pflegekosten und vieles mehr) ist eine solche Haftpflichtversicherung in den Landesberufsordnungen vorgeschrieben (entsprechend § 21 der Muster-Berufsordnung für die in Deutschland tätigen Ärztinnen und Ärzte). Das Patientenrechtegesetz hat dies aufgegriffen und die Bundesärzteordnung (BÄO) ergänzt. In § 6 BÄO heißt es jetzt: „Das Ruhen der Approbation kann angeordnet werden, wenn sich ergibt, dass der Arzt nicht ausreichend gegen die sich aus seiner Berufsausübung ergebenden Haftpflichtgefahren versichert ist, sofern kraft Landesrechts oder kraft Standesrechts eine Pflicht zur Versicherung besteht." Eine ausreichende Versicherung erfordert zum einen Deckungsschutz für die vollständig anzugebenden ärztlichen Tätigkeiten und zum anderen eine genügende Deckungssumme, welche 5.000.000 EUR nicht unterschreiten sollte.

Für den strafrechtlichen Bereich ist es wichtig, eine Versicherung für die Kosten der Strafverteidigung zu haben. Im Rahmen des sogenannten „erweiterten Strafrechtsschutzes" kann Versicherungsschutz auch über die Haftpflichtversicherung bestehen (Annexdeckung für Haftpflichtfälle).

Welche Haftpflichtversicherung benötigt man als im Krankenhaus angestellter Arzt?

Grundsätzlich zu unterscheiden sind das dienstliche, das außerdienstliche und das strafrechtlich zu versichernde Risiko.

Das dienstliche Risiko betrifft alle Tätigkeiten innerhalb des Arbeitsvertrages. Sind diese über eine Betriebshaftpflichtversicherung des Krankenhauses versichert, so bedarf es insoweit keiner zusätzlichen persönlichen Berufshaftpflichtversicherung. Die Mitversicherung in einer Betriebshaftpflichtversicherung sollte man sich von der Krankenhausverwaltung bestätigen lassen.

> **Merke:** Ist das dienstliche Risiko durch eine Krankenhaushaftpflichtversicherung gedeckt, ist hinsichtlich etwaiger Haftpflichtansprüche nur noch die Absicherung des außerdienstlichen Risikos nötig.

> **Merke:** Ein angestellter Arzt oder angestellte Ärztin in Weiterbildung sollte über die Police des Anstellenden versichert sein. Leider gibt es immer wieder Fälle, in denen entweder der Praxisinhaber nicht, falsch oder zu falschen Bedingungen versichert ist. Dies kann sich im Schadenfall dramatisch auswirken, da grundsätzlich eine unbeschränkte Eigenhaftung des Angestellten besteht. Gleiches gilt für kleinere Privatkliniken oder MVZ. Hier sollte die Deckung über den Arbeitgeber abgeklärt und schriftlich bestätigt werden.

Unterhält das Krankenhaus keine Betriebshaftpflichtversicherung, ist zu prüfen, inwieweit die dienstliche Tätigkeit versichert werden muss. Maßgeblich ist, inwieweit ein arbeitsrechtlicher Freistellungsanspruch greift. Schädigt ein Arbeitnehmer (angestellter Arzt) bei betrieblicher Tätigkeit einen Dritten (den Patienten), haftet er diesem Dritten in voller Höhe. In diesem Außenverhältnis gibt es keine Haftungsbegrenzung. Nach den Regeln des innerbetrieblichen Schadenausgleiches ist der Arbeitnehmer aber durch seinen Arbeitgeber für von ihm bei betrieblicher Tätigkeit verursachte Schäden unter bestimmten Umständen freizustellen: Bei leichter Fahrlässigkeit ganz, bei mittlerer Fahrlässigkeit teilweise und bei Vorsatz und grober Fahrlässigkeit überhaupt nicht (es sei denn, dass dann eine ungerechte Risikoverteilung vorliegt, z. B. weil der Arbeitgeber das Schadenrisiko selbst erhöht hat). Die Beweislast für ein Versagen der Freistellung hat der Arbeitgeber wegen seiner grundsätzlichen Fürsorgepflicht. Der Arbeitnehmer soll vorrangig freigestellt werden und nicht erst den Regressweg beschreiten müssen. Daneben gibt es spezielle Regeln: So hat Bayern für Unikliniken den Arbeitgeberregress (bei mittlerer und grober Fahrlässigkeit) auf drei Monatsgehälter beschränkt, soweit der Arbeitnehmer nicht berufshaftpflichtversichert ist. Dagegen hat der TVöD (Tarifvertrag für den Öffentlichen Dienst) nicht geregelt, dass der Arbeitgeber seinen Arbeitnehmer nur bei grober Fahrlässigkeit regresspflichtig machen kann; Rückgriff ist also bei allen Graden der Fahrlässigkeit möglich. Modifizierungen enthalten die Tarifverträge VKA (Tarifvertrag für Ärztinnen und Ärzte an kommunalen Krankenhäusern im Bereich der Vereinigung der kommunalen Arbeitgeberverbände) und TdL (Tarifvertrag für Ärztinnen und Ärzte an Universitätskliniken/TV-Ärzte) vom 30. Oktober 2006 in der Fassung des Änderungstarifvertrages Nr. 1 vom 27. August 2009): Deren Regelungen sehen Freistellung vor, soweit weder Vorsatz noch grobe Fahrlässigkeit gegeben ist. In diesem Sinne gibt es auch eine Regelung in § 48 Beamtenstatusgesetz (Geltung ab 1.4.2009): „Beamtinnen und Beamte, die vorsätzlich oder grob fahrlässig die ihnen obliegenden Pflichten verletzen, haben dem Dienstherrn, dessen Aufgaben sie wahrgenommen haben, den daraus entstehenden Schaden zu ersetzen".

> **Merke:** Ein Arbeitnehmer haftet für von ihm bei betrieblicher Tätigkeit verursachte Schäden Dritter im Außenverhältnis ohne Haftungsbeschränkung, er ist aber unter bestimmten Voraussetzungen durch seinen Arbeitgeber von diesen Aufwendungen freizustellen. Die für das konkrete Arbeitsverhältnis einschlägige Regress- und Freistellungsregelung sollte man bei der Krankenhausverwaltung erfragen und bestätigen lassen. Auf dieser Grundlage kann dann der persönliche Versicherungsbedarf festgestellt werden.

Außerhalb des dargestellten dienstlichen Risikos besteht Versicherungsbedarf für den Bereich der Privatliquidation, für sogenannte „außerdienstliche Tätigkeiten" und für den strafrechtlichen Bereich.

Die Privatliquidation kann über die Betriebshaftpflichtversicherung des Krankenhauses versichert sein. Hier gilt es nachzufragen und sich den Versicherungsschutz ggfs. bestätigen zu lassen. Besteht über die Krankenhauspolice kein Versicherungsschutz oder besteht gar keine Betriebshaftpflichtversicherung, muss man sich insoweit selbst versichern.

Das ärztliche Risiko kennt keinen Dienstschluss. Behandelt der Arzt etwa freundschaftshalber im Bekanntenkreis oder macht er Praxisvertretung, spricht man von einer gelegentlichen außerdienstlichen Tätigkeit, die als eigenes Risiko zu versichern ist.

> **Merke:** Das gelegentliche außerdienstliche Risiko muss immer versichert sein.

Und schließlich ist an das Kostenrisiko eines Strafverfahrens zu denken. In der Betriebshaftpflichtversicherung eines Krankenhauses ist dies meist nicht enthalten und muss dann persönlich versichert werden.

> **Merke:** Lassen Sie sich zu Ihren Risiken umfassend beraten und diese Beratung schriftlich dokumentieren, dann sind Sie auf der sicheren Seite. Bestehen nämlich im Schadenfall trotz Ihrer vollständigen Risikobeschreibung Deckungslücken, kann unter bestimmten Umständen auch der Beratende haften.

Was ist, wenn die Betriebshaftpflichtversicherung eines Krankenhauses wegfällt?

Ende 2012 gab es eine breite Medienberichterstattung über den Ausstieg eines der letzten Klinikversicherer aus dem Haftpflichtsegment und über die Schwierigkeiten der Krankenhäuser, einen Anschlussversicherer zu finden. Was sollte ein angestellter Arzt berücksichtigen, wenn diese Suche für sein Haus erfolglos ist und es ab einem bestimmten Zeitpunkt keine Betriebshaftpflichtversicherung mehr gibt?

Grundsätzlich sollten dann folgende Bereiche überprüft werden:
1. Die dienstliche Tätigkeit: Hatte der Arbeitgeber im Arbeitsvertrag eine Haftpflichtversicherung zugesagt, sollte er gefragt werden, wie er seiner arbeitsvertraglichen Pflicht nachkommen will (z. B. durch Einkauf einer Anschlussdeckung für sein Haus oder Zusage einer generellen arbeitsvertraglichen Freistellung oder Übernahme der Kosten einer Berufshaftpflichtversicherung für dienstliche Tätigkeiten). Bei Bedarf sollte sich der angestellte Arzt selbst versichern.
2. Die Privatliquidation: War die Privatliquidation/Freiberuflichkeit im Zusammenhang mit der Betriebshaftpflicht des Krankenhauses versichert, gilt das zur dienstlichen Tätigkeit Gesagte analog.
3. Die außerdienstliche Tätigkeit: Für außerdienstliche Tätigkeiten wie ärztliche Beratungen/Behandlungen im Freundes- und Bekanntenkreis oder gelegentliche Praxisvertretungen ist meist die Ärztin/der Arzt selbst in der Pflicht, für Versicherungsschutz zu sorgen. Sollten diese Tätigkeiten über die Krankenhaushaftpflichtversicherung gedeckt gewesen sein, gilt wiederum das Gesagte analog.
4. Der Strafrechtsschutz: Grundsätzlich kann jeder schuldhaft herbeigeführte Personenschaden zu einer Vorstrafe mit berufsrechtlichen Konsequenzen führen. Strafrechtsschutz ist deshalb besonders wichtig. Sollte Bestandteil der Betriebshaftpflichtversicherung gewesen (Ausnahmefall) und jetzt entfallen sein, so ist darauf zu achten, dass er jetzt in der persönlichen Berufshaftpflichtversicherung als „Annexdeckung" enthalten ist.

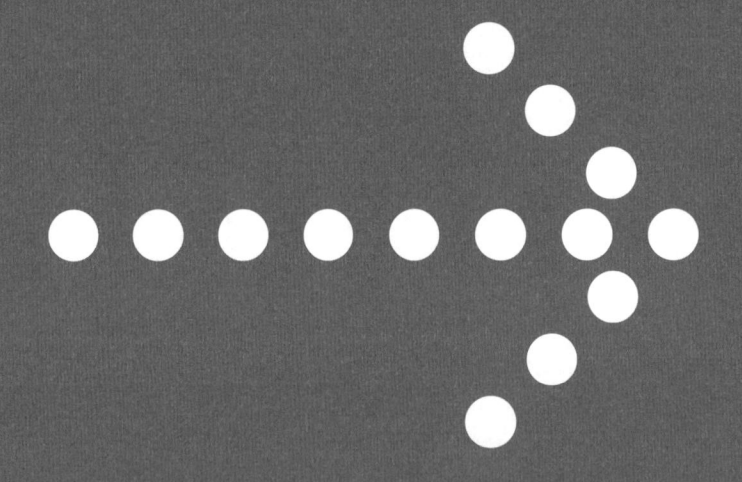

„ Versicherung und Vorsorge sind Themen, mit denen sich jeder Berufsanfänger auseinandersetzen muss. Die nachfolgenden drei Beiträge betrachten sowohl die Altersversorgung über das Ärztliche Versorgungswerk, die Absicherung des Krankheitsrisikos (Krankenversicherung) und schließlich die ebenfalls wichtigen Aspekte des Schutzes bei Berufsunfähigkeit sowie Möglichkeiten der Rentenergänzung und des Vermögensaufbaus.

Versicherung und Vorsorge

Stefan Strunk/Petra Benesch/Karl-Heinz Silbernagel

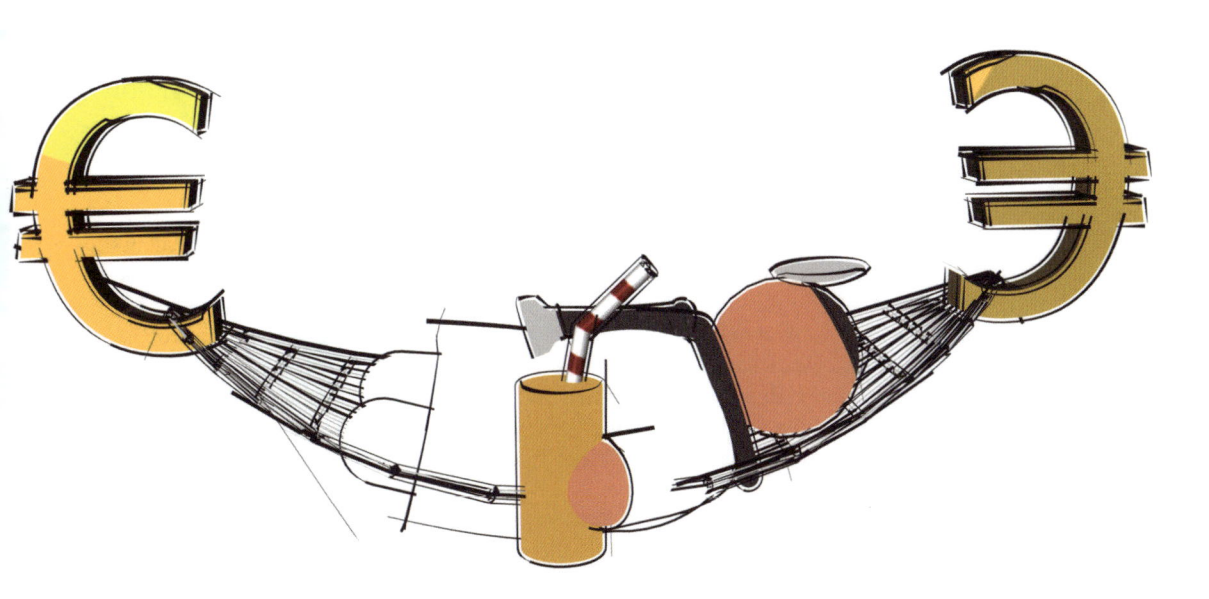

Versicherung und Versorgung – Alterssicherung im ärztlichen Versorgungswerk

Stefan Strunk

Mit der Aufnahme des Berufes nach der Approbation wird man Pflichtmitglied im ärztlichen Versorgungswerk. Die Mitgliedschaft tritt automatisch ein, es bedarf weder eines Antrages seitens der Ärztin/des Arztes noch einer förmlichen Aufnahme durch das Versorgungswerk. Die Pflichtmitgliedschaft tritt nur dann nicht ein, wenn zum Zeitpunkt der erstmaligen Berufsaufnahme das 45. Lebensjahr bereits vollendet wurde oder Berufsunfähigkeit vorliegt. Als Ärztin/Arzt im Beamten- oder Soldatenverhältnis mit Anspruch auf eine Versorgung durch den Dienstherrn kann man sich allerdings von der Pflichtmitgliedschaft im Versorgungswerk befreien lassen. Hier ist ein schriftlicher Antrag an das Versorgungswerk erforderlich, der nach den Satzungen vieler Versorgungswerke innerhalb einer Ausschlussfrist von 6 Monaten einzureichen ist. Wird die Frist versäumt, gilt der Antrag erst ab Eingang im Versorgungswerk.

Nimmt man seine Berufstätigkeit als angestellte Ärztin/angestellter Arzt auf, kann man sich zugunsten der Pflichtmitgliedschaft im Versorgungswerk von der ansonsten ebenfalls automatisch eintretenden Pflichtversicherung in der gesetzlichen Rentenversicherung befreien lassen (§ 6 Abs. 1 Satz 1 Nr. 1 SGB VI). Auch diese Befreiung setzt einen schriftlichen Antrag voraus, auch hier gilt eine Ausschlussfrist (3 Monate). Das Versorgungswerk stundet leistungswirksam die Beiträge, bis seitens der Deutschen Rentenversicherung dem Befreiungsantrag entsprochen wurde. Zur Fristwahrung sollte man sich möglichst umgehend mit dem Versorgungswerk der zuständigen Ärztekammer in Verbindung setzen, so die entsprechenden Unterlagen nicht zusammen mit der Approbation zugestellt wurden. Es ist im Interesse der Ärztin/des Arztes, den Antrag auf Befreiung von der gesetzlichen Rentenversicherung möglichst umgehend zu bearbeiten und zurückzusenden. Die ärztlichen Versorgungswerke sind von der Deutschen Rentenversicherung Bund ermächtigt, die Befreiungsanträge fristwahrend entgegenzunehmen.

Befreiung von der gesetzlichen Rentenversicherung

Die Befreiung von der gesetzlichen Rentenversicherung ist auf das jeweilige Beschäftigungsverhältnis beschränkt. Die trotzdem häufig anzutreffende Auffassung, die Befreiung erfolge für den ausgeübten Beruf, gelte also nach der Herbeiführung für alle Tätigkeiten, die ein Arzt ausübt, ist irrig. Die bis zum 31.10.2012 geübte Verwaltungspraxis der Deutschen Rentenversicherung Bund, eine einmal für eine ärztliche Tätigkeit ausgesprochene Befreiung auch noch Jobwechseln weiter anzuerkennen, sofern eine berufsspezifische ärztliche Tätigkeit ausgeübt wird, ist jedoch mit der Entscheidung des Bundessozialgerichts vom selben Tag für nicht gesetzeskonform befunden worden. Seither gilt:
Eine Befreiung von der gesetzlichen Rentenversicherung ist grundsätzlich bei jedem Wechsel des Arbeitgebers sowie bei wesentlichen Änderungen der Tätigkeit für denselben Arbeitgeber erneut zu beantragen. Für die Bewilligung der Befreiung ist nach wie vor ausschlaggebend, ob die ausgeübte Tätigkeit ärztlicher Natur ist. Für die Entscheidung darüber, legt die gesetzliche Rentenversicherung jedoch immer engere Kriterien

Versicherung und Vorsorge

an. Unzweifelhaft ärztlicher Natur sind alle kurativen Tätigkeiten, etwa im Krankenhaus oder bei Anstellung in einer Arztpraxis. Eindeutig nicht befreiungsfähig sind Tätigkeiten, die keinen Bezug mehr zum Berufsbild der Ärztin/des Arztes aufweisen. Dies ist dann der Fall, wenn die Tätigkeit auch von einer Person ausgeübt werden kann, die keine medizinische Ausbildung hat. Dies sind auch Pharmaberater oder Tätigkeiten in der pharmazeutischen Industrie, die nicht nur für Ärzte, Tierärzte oder Apotheker, sondern z. B. auch für Biologen oder Chemiker ausgeschrieben wurden.

Dazwischen gibt es eine Grauzone von Tätigkeiten, die im Randbereich des ärztlichen Berufsbildes liegen. Hier kommt es entscheidend darauf an, nachzuweisen, dass die ärztliche Qualifikation zwingende Voraussetzung für die Ausübung der Tätigkeit ist. Das probate Mittel zum Nachweis des ärztlichen Charakters einer Tätigkeit ist eine Stellen- und Funktionsbeschreibung. Eine in dieser Hinsicht unklare Stellenausschreibung des Arbeitgebers hingegen kann Zweifel wecken. Im Befreiungsantrag sollte auf die konkrete innerbetriebliche Funktion jedoch nicht abgestellt werden, zu beantragen ist immer eine Befreiung für eine Tätigkeit als Ärztin oder Arzt. Ist man bei einem Arbeitgeber im Rahmen einer Konzernstruktur tätig, sollte nach Möglichkeit der übergeordnete Rechtsträger und nicht die konkrete Niederlassung angegeben werden. Hierdurch wird vermieden, dass einmal das Kriterium der wesentlichen Änderung nur durch eine innerbetriebliche Versetzung tangiert wird (Beförderungen etwa zum Oberarzt sind hierbei unschädlich!) oder der Wechsel zwischen zwei Kliniken innerhalb eines Klinikkonzerns einen neuen Befreiungsantrag erfordert.

Nachweis des ärztlichen Charakters einer Tätigkeit

Arbeitgeberanteile zu den Beiträgen, die der Arbeitgeber bis zum Vorliegen der Befreiung noch an die gesetzliche Rentenversicherung abführt, werden nach der Befreiung von dieser dem Versorgungswerk erstattet. Allerdings erwartet die Rentenversicherung bei Befreiung nach Arbeitgeberwechseln bis zur Bescheiderteilung keine Beitragszahlung, die Beiträge können also auch dann schon ins Versorgungswerk fließen. Der Arbeitgeber ist verpflichtet, der Ärztin/dem Arzt einen Zuschuss zum Versorgungswerksbeitrag in der Höhe zu zahlen, der dem Arbeitgeberanteil an den Rentenversicherungsbeiträgen ohne Befreiung entsprochen hätte. Die Ärztin/der Arzt haftet selbst gegenüber dem Versorgungswerk für den Gesamtbeitrag; dies gilt auch dann, wenn der Arbeitgeber die Abführung des Beitrages (oft Arbeitgeber- und nehmeranteil) übernimmt. Der Arbeitgeber ist überdies verpflichtet, dem Versorgungswerk über die Tätigkeitsaufnahme sowie die monatlichen Bezüge auf elektronischem Wege Meldung zu erstatten.

Die Versorgungswerke erheben grundsätzlich einkommensbezogene Beiträge, bei Angestellten unter Beachtung des Beitragssatzes und der Beitragsbemessungsgrenze der Rentenversicherung. Viele Versorgungswerke erheben auch für ihre selbständigen Mitglieder einkommensbezogene Beiträge in Anlehnung an die Beitragshöhe der gesetzlichen Rentenversicherung, andere stellen auf den Praxisertrag ab. Viele Satzungen ermöglichen zur Eigenvorsorge in gewissen Grenzen eine sogenannte Höherversicherung.

Die Versorgungswerke erheben grundsätzlich einkommensbezogene Beiträge

Die Beiträge sind als Sonderausgaben wie Beiträge zur gesetzlichen Rentenversicherung abzugsfähig. Das bedeutet, sie mindern das steuerpflichtige Einkommen. Damit entfalten sie steuerlich dieselbe Wirkung wie die den Selbständigen angepriesenen Rürup-Renten. Vor dem Abschluss eines Vorsorgevertrages sollte daher Rücksprache mit dem Versorgungswerk genommen werden, da hier das Geld besser angelegt ist, wie der Wirtschaftsjournalist Herbert Fromme schreibt (Ärzte-Zeitung vom 12.01.2011). Eine Höherversicherung erhöht immer auch den Berufsunfähigkeits- und Hinterbliebenenschutz. Die entsprechende spätere Rentenleistung des Versorgungswerks unterfällt dann jedoch der nachgelagerten Besteuerung.

Das Versorgungswerk schließt die Risiken Alter, Berufsunfähigkeit und Hinterbliebene ein

Der Leistungsumfang des ärztlichen Versorgungswerks schließt die Risiken Alter, Berufsunfähigkeit und Hinterbliebene ein. Die Versorgungswerke heben ihre Regelaltersgrenze wie in der gesetzlichen Rentenversicherung, allerdings in teilweise davon abweichendem Tempo, auf 67 Jahre an. Für die Einweisung in die Berufsunfähigkeitsrente muss die Fähigkeit, im ärztlichen Beruf nennenswerte berufsbezogene Einkünfte zu erzielen, aufgrund körperlicher oder geistiger Schwäche vollkommen entfallen sein. Teilberufsunfähigkeit wie in den Tarifen mancher Privatversicherer kennen die ärztlichen Versorgungswerke nicht. Zeiten der Kindererziehung können sich Ärztinnen und Ärzte bei der gesetzlichen Rentenversicherung vormerken lassen (§ 56 SGB VI). Für Geburten nach 1992 werden pro Kind drei Jahre anerkannt, für Geburten vor 1992 ein Jahr, geplant sind zwei Jahre. Zur Erfüllung der Wartezeit der gesetzlichen Rentenversicherung von 60 Beitragsmonaten können ggf. freiwillige Beiträge nachgezahlt werden, so dass der Rentenanspruch nicht verfällt.

Versorgungswerke für Ärzte, Zahnärzte und Tierärzte:

Baden-Württembergische Versorgungsanstalt für Ärzte, Zahnärzte und Tierärzte
Gartenstr. 63, 72074 Tübingen
Postfach 26 49, 72016 Tübingen
E-Mail: info@bwva.de   Tel.: 07071/2 01-0
Internet: www.bwva.de   Fax: 07071/2 69 34

Bayerische Ärzteversorgung
Denninger Str. 37, 81925 München
Postanschrift: 81919 München
E-Mail: info@aerzteversorgung.eu   Tel.: 089/92 35-7011
Internet: www.aerzteversorgung.eu   Fax: 089/92 35-8767

Versorgungswerk für Ärzte und Zahnärzte

Versorgungswerk der Ärztekammer des Saarlandes
Faktoreistr. 4, 66111 Saarbrücken
Postfach 100 262, 66002 Saarbrücken
E-Mail: info-vw@aeksaar.de   Tel.: 0681/40 03-0
Internet: www.aerztekammer-saarland.de   Fax: 0681/40 03-340

Versicherung und Vorsorge

Versorgungswerk für Ärzte und Tierärzte

Sächsische Ärzteversorgung
Schützenhöhe 20, 01099 Dresden
Postfach 10 04 51, 01074 Dresden
E-Mail: info@saev.de   Tel.:   0351/888 86-300
Internet: www.saev.de   Fax: 0351/888 86-410

Versorgungswerke für Ärzte

Berliner Ärzteversorgung
Potsdamer Str. 47, 14163 Berlin
E-Mail: info@vw-baev.de   Tel.:   030/81 60 02-21
Internet: www.vw-baev.de   Fax: 030/81 60 02-40

Ärzteversorgung Land Brandenburg
Ostrower Wohnpark 2, 03046 Cottbus
E-Mail: mail@aevlb.de   Tel.:   0355/78 02 00
Internet: www.aevlb.de   Fax: 0355/78 02 030

Versorgungswerk der Ärztekammer Bremen
Schwachhauser Heerstr. 24, 28209 Bremen
Postfach 10 77 29, 28077 Bremen
E-Mail: info@aekhbvw.de   Tel.:   0421/34 04-270
Internet: www.aekhb.de   Fax: 0421/34 04-279

Versorgungswerk der Ärztekammer Hamburg
Winterhuder Weg 62, 22085 Hamburg
E-Mail: versorgungswerk@vw-aek-hh.de   Tel.:   040/227 196-0
Internet: www.vw-aek-hh.de   Fax: 040/227 196-96

Versorgungswerk der Landesärztekammer Hessen
Mittlerer Hasenpfad 25, 60598 Frankfurt/M.
E-Mail: info@versorgungswerk-laekh.de   Tel.:   069/97 96 40
Internet: www.versorgungswerk-laekh.de Fax: 069/97 96 4-171

Versorgungseinrichtung der Bezirksärztekammer Koblenz
Emil-Schüller-Str. 45, 56068 Koblenz
E-Mail: mail@ve-koblenz.de   Tel.:   0261/39 00 1-51
Internet: www.ve-koblenz.de   Fax: 0261/39 00 1-54

Ärzteversorgung Mecklenburg-Vorpommern
Gutenberghof 7, 30159 Hannover
E-Mail: info@aevm.de   Tel.:   0511/700 21-
Internet: www.aevm.de   Fax: 0511/700 21-125

Ärzteversorgung Niedersachsen
Gutenberghof 7, 30159 Hannover
E-Mail: info@aevn.de   Tel.:   0511/700 21-0
Internet: www.aevn.de   Fax: 0511/700 21-125

Nordrheinische Ärzteversorgung
Tersteegenstr. 9, 40474 Düsseldorf
E-Mail: post@naev.de   Tel.:   0211/43 02-0
Internet: www.nordrheinischeaerzteversorgung.de   Fax: 0211/43 02-1348

Ärzteversorgung Sachsen-Anhalt
Gutenberghof 7, 30159 Hannover
E-Mail: info@aevn.de   Tel.:   0511/700 21-0
Internet: www.aevs.de   Fax: 0511/700 21-125

Versorgungseinrichtung der Ärztekammer Schleswig-Holstein
Bismarckallee 14-16, 23795 Bad Segeberg
E-Mail: sekretariat@veaeksh.de   Tel.:   04551/803 300
Internet: www.veaeksh.de   Fax: 04551/803 150

Ärzteversorgung Thüringen
Im Semmicht 33, 07751 Jena-Maua
Postfach 10 06 19, 07706 Jena
E-Mail: post@laek-thueringen.de   Tel.:   03641/614-0
Internet: www.laek-thueringen.de   Fax: 03641/614-169

Versorgungseinrichtung der Bezirksärztekammer Trier
Balduinstr. 10-14, 54290 Trier
E-Mail: info@ve-trier.de   Tel.:   0651/170 886-0
Internet: www.ve-trier.de   Fax: 0651/170 886-66

Ärzteversorgung Westfalen-Lippe
Scharnhorststr. 44, 48151 Münster
E-Mail: info@aevwl.de   Tel.:   0251/52 04-0
Internet: www.aevwl.de   Fax: 0251/52 04-149

Versicherung und Vorsorge

Versicherung und Vorsorge – Krankenversicherung

Petra Benesch

Arbeitnehmer mit einem regelmäßigen Arbeitsentgelt über der Krankenversicherungspflichtgrenze von derzeit brutto 53.550 EUR/Jahr können bereits ab Beschäftigungsbeginn von der Pflichtmitgliedschaft in der Gesetzlichen Krankenversicherung (GKV) befreit sein. Denn: Bei der Ermittlung des für die Versicherungspflichtgrenze maßgeblichen Gehalts werden auch Bereitschaftsdienste mitberücksichtigt. Speziell Assistenzärztinnen und -ärzten eröffnet das schon früh die Möglichkeit, in die private Krankenversicherung (PKV) einzusteigen. Gerade Mediziner kennen die Vorteile einer solchen Absicherung aus dem täglichen Arbeitsumfeld.

Befreiung von der Pflichtmitgliedschaft

Ein grundsätzlicher Unterschied zur GKV besteht darin, dass in der PKV der Versicherungsbedarf individuell ermittelt und ein maßgeschneidertes Versorgungspaket zusammengestellt wird. Vereinbarte Leistungen gelten dauerhaft und beinhalten je nach gewähltem Tarif zum Beispiel freie Arzt- und Krankenhauswahl, Kostenbeteiligung für Sehhilfen oder Erstattung von Zahnersatz weit über Festkostenzuschüsse der GKV hinaus. In vielen Fällen winkt auch ein attraktives Bonusprogramm: Dem Versicherten wird für leistungsfreie Jahre eine bestimmte Anzahl an Monatsbeiträgen zurückerstattet.

Gruppenverträge bieten viele Vorteile

Als größte deutsche Krankenversicherung für Ärzte bietet beispielsweise die Allianz Medizinern ein spezielles Tarifangebot. Bestehende Gruppenverträge mit nahezu allen Ärztekammern und dem Marburger Bund sichern weitere Pluspunkte: Wer sich über einen Gruppenvertrag versichert, genießt in der Regel Beitragsvorteile. Außerdem entfallen beispielsweise Wartezeiten, was bedeutet, dass der Versicherungsschutz sofort besteht. Auch wird jede Anmeldung angenommen – vorausgesetzt, die Antragstellung erfolgte fristgerecht und die Bonitätsprüfung wurde bestanden. Darüber hinaus werden auch Vorerkrankungen versichert, wenn deren Behandlung abgeschlossen ist. Die Ärztetarife der Allianz stehen im Rahmen der Gruppenversicherung ausschließlich Medizinern und ihren Familienangehörigen offen. Die Möglichkeit, seine Familie ebenfalls in einem Ärztetarif zu versichern, ist ein weiterer Vorzug.

Familie kann mitversichert werden

Wer sich nicht für einen Wechsel in die PKV entscheidet oder entscheiden kann, hat die Möglichkeit, den Krankenversicherungsschutz mit privaten Zusatzversicherungen zu optimieren.

Pflege kann jeden treffen

Ob GKV- oder PKV-versichert: Optimierungsbedarf besteht in jedem Fall hinsichtlich der Pflegeversicherung. Die bestehende Pflegepflichtversicherung wurde seitens des Staates grundsätzlich nur als Teilkostenversicherung konzipiert. Was sie zahlt, reicht in vielen Fällen nicht, um die tatsächlichen Kosten zu decken. Gefördert wird deshalb auch der Abschluss einer privaten Pflegezusatzversicherung: Wer selbst mindestens 10 EUR im Monat investiert, dem legt der Staat nochmals 5 EUR dazu, im Jahr also 60 EUR. Förderfähige Tarife gibt es dementsprechend schon ab 15 EUR Monatsbeitrag.

Pflegezusatzversicherung

Verträge dieser Größenordnung bieten einen ersten Einstieg. Sie helfen, die finanzielle Situation im Ernstfall etwas zu entspannen, schließen aber nicht die Versorgungslücke. Denn: Ein Pflegeheimplatz in Deutschland kostet durchschnittlich 3.250 EUR im Monat bei Pflegestufe III. Die Pflegekasse leistet dann, wenn kein Härtefall vorliegt, 1.550 EUR. Folglich fehlen monatlich 1.700 EUR, auf das Jahr summiert rund 20.000 EUR, um die Einrichtung zu bezahlen.

Schon heute leben in Deutschland bereits rund 2,5 Mio. Menschen, die der Pflege bedürfen. In wenigen Jahrzehnten werden mehr als 4 Mio. Menschen auf Pflege angewiesen sein – viele von ihnen, weil sie an Demenz leiden. Der Markt bietet eine Vielzahl an Produkten. Wie viel Risiko ist man selbst bereit zu tragen und wer kann im Ernstfall zusätzlich Belastungen schultern? Es gibt ergänzenden Versicherungsschutz vom Grund- bis zum Top-Niveau.

Absicherung bei Verdienstausfall wegen Krankheit

Auch Ärzte können krank werden. Sowohl für gesetzlich als auch für privatversicherte Betroffene ist die Absicherung bei Verdienstausfall wegen Krankheit von Bedeutung. Im Rahmen spezieller Gruppentarife für Ärzte bei der Allianz ist ein Tagessatz von bis zu 600 EUR möglich. Geleistet werden kann schon ab dem vierten Tag der Arbeitsunfähigkeit (AU). Sonn- und Feiertage zählen dazu. Die Leistungsdauer ist zeitlich unbegrenzt; die Beiträge können steuerlich berücksichtigt werden. Tritt während der Arbeitsunfähigkeit eine Berufsunfähigkeit (BU) ein, wird das Krankentagegeld sogar sechs Monate weitergezahlt. Ein entscheidender Vorteil, denn: Das Ärzteversorgungswerk leistet erst bei Aufgabe jeglicher beruflichen Tätigkeit. Zwischen AU und BU besteht folglich eine empfindliche Absicherungslücke, die eine private Krankentagegeld-Versicherung schließt.
Niedergelassene Ärzte in eigener Praxis können unter bestimmten Voraussetzungen bis zum 80. Lebensjahr ein Krankentagegeld aufrechterhalten, zum Beispiel bei Bezug von vorgezogenem Altersruhegeld ab dem 60. Lebensjahr – ohne Gegenrechnung –, solange Praxisumsatz vorhanden ist.

Das Absichern gegen Berufsunfähigkeit ist die Grundlage der Altersvorsorge

Karl-Heinz Silbernagel

Altersvorsorge bedeutet zunächst einmal Sparen. Genauer gesagt – Ansparen und zwar über einen meist langen Zeitraum. Das ist keine neue Erkenntnis und jeder muss sich früher oder später mit der Frage beschäftigen, wie der Aufbau seiner Altersvorsorge aussehen soll. Doch langsam. Um nicht einen zweiten vor dem ersten Schritt zu machen, ist es für den jungen Arzt bzw. die junge Ärztin sinnvoll, zunächst darüber nachzudenken, was eigentlich passiert, wenn er/sie plötzlich berufsunfähig wird. Oder womöglich durch Unfall oder Krankheit überhaupt nicht mehr arbeiten kann.

Altersvorsorge bedeutet sparen!

Dann ist eine Lebensplanung außer Fugen geraten und dann kommt auch die geplante Altersvorsorge in Not. Die Logik daraus ist, dass der Aufbau einer Altersvorsorge nicht mit dem Sparen seines Geldes in eine Vermögensanlage, sondern mit der Abwehr von Gefahren, also der finanziellen Absicherung im Falle der Berufsunfähigkeit beginnen sollte.

1. Schritt: Berufsunfähigkeitsschutz ohne Wenn und Aber

Auch wenn der Arzt und die Ärztin über das Versorgungswerk eine solide Grundversorgung hat, kann es finanziell bei einer Berufsunfähigkeit ganz schön eng werden. Unisono verkünden Verbraucherschützer und Versicherer in seltener Eintracht von der Wichtigkeit einer Berufsunfähigkeitsversicherung. Sie ist ein „Muss".

Für die Ärztin und den Arzt ist die obligatorische berufsständische Absicherung über das Versorgungswerk eine Absicherung, von der sie/er im Falle einer völligen Berufsunfähigkeit eine Rente zu erwarten hat. Allerdings gewähren die Versorgungswerke eine Berufsunfähigkeits-Rente nur nach der Devise „ganz oder gar nicht". Ein bisschen Berufsunfähigkeit geht nicht. Nur wenn der Arzt seinen Beruf ganz aufgeben muss, entspricht dies der satzungsmäßigen Berufsunfähigkeit. Wird der Arzt oder die Ärztin also „nur" zu einem bestimmten Prozentsatz berufsunfähig, kommen keine Leistungen von Seiten des Versorgungswerkes.

Die private Berufsunfähigkeitsversicherung hat eine andere Definition. Der Arzt bzw. die Ärztin kann mit einem garantierten monatlichen Einkommen rechnen, das nach dem persönlichen Bedarf vereinbart wurde. Eine Wartezeit gibt es nicht. Vor allem aber wird die volle Leistung bereits bei einer Teil-Berufsunfähigkeit ab 50 % sowie im Pflegefall bereits ab nur 1 Pflegepunkt bezahlt. Des Weiteren muss im Leistungsfall keine weitere Prämie bezahlt werden.

Apropos Prämie. Die Höhe der zu zahlenden Prämie ist bei der Wahl einer Versicherungsgesellschaft sicher wichtig, aber nicht alles. Die Qualität des Versicherungsproduktes spielt gerade bei einer Berufsunfähigkeits-Absicherung eine ganz entscheidende Rolle. Zu prüfen ist:

- Ist das Versicherungsunternehmen spezialisiert auf die Angehörigen der akademischen Heilberufe?
- Wie schneiden bei den Bewertungen durch Ratingagenturen die BU-Bedingungen des jeweiligen Versicherers ab?
- Wird die BU-Versicherung von Berufsverbänden wie z. B. dem Marburger Bund geprüft und auch empfohlen?
- Besteht auch Schutz, wenn die Ärztin oder der Arzt als Infektionsträger eine Gefahr für die Patienten darstellen, ohne dass zum Beispiel durch das Gesundheitsamt ein Tätigkeitsverbot verhängt wird?
- Wie hoch ist die Prozessquote des Versicherers?
- Gibt es Optionen, den Versicherungsschutz problemlos an berufliche oder private Veränderungen anzupassen?
- Wie wird im Falle der Berufsunfähigkeit die Altersvorsorge sichergestellt?
- Und das Wichtigste: Ist in den Bedingungen festgeschrieben, dass der Versicherer den Arzt/die Ärztin nicht in einen anderen Beruf oder eine andere ärztliche Tätigkeit verweisen darf?

2. Schritt: Vorsorgen mit einer exklusiven Altersvorsorge

Ein mögliches Szenario: Demografische Faktoren der Beitragszahler könnten dazu führen, dass die Versorgungsleistungen der Versorgungswerke negativ beeinflusst werden und nicht mehr die Höhe der vergangenen Jahre erreichen. Dazu kommt, dass Steuern und Inflation die Rente auf die Hälfte des ursprünglichen Wertes reduzieren. Ein Beispiel: Ein heute 30-jähriger Assistenzarzt plant mit einer Rente aus dem Versorgungswerk in Höhe von 3.000 EUR mit 67 Jahren. Das hört sich zunächst gut an, aber aus dieser Rente bleiben nach Abzug von Steuern 2.100 EUR – und bei einer jährlichen Inflation von 2 % hat er dann ca. 1.450 EUR zum Leben.

Das macht deutlich, dass eine zusätzliche Altersvorsorge unverzichtbar ist. Was kann man tun?

Der Marburger Bund hat speziell für seine Mitglieder einen Gruppenvertrag mit der Deutschen Ärzteversicherung abgeschlossen. Dieser Vertrag unter dem Markennamen DocD´or bietet flexible Vorsorgemöglichkeiten für das Alter, für Berufsunfähigkeit und zur Absicherung der Familie.

Gruppenvertrag des Marburger Bundes

Über DocD´or werden Leistungen bei Berufsunfähigkeit mit dem Aufbau der Altersvorsorge sinnvoll verknüpft. Das bedeutet, dass man schon von der ersten Beitragszahlung an nicht nur eine Berufsunfähigkeitsrente versichert hat, sondern auch Sparbeiträge für eine zusätzliche Rente im Alter zahlt. Der besondere Clou dabei ist, dass im Fall der Berufsunfähigkeit diese Sparbeiträge dann von der Deutschen Ärzteversicherung übernommen und sogar noch um 10 % jährlich dynamisiert werden. Das ist auch wichtig, da man im Falle der Berufsunfähigkeit ja in aller Regel aus eigener Kraft keine weitere Altersvorsorge mehr aufbauen kann.

Weitere Vorteile sind, dass der Arzt auch die freie Wahl über die Art des Kapitalaufbaus hat. Er kann Tarife mit Garantieverzinsung wählen oder Fondsgebundene Lebensversicherungen oder Mischungen daraus. Des Weiteren besteht die Wahl zwischen Tarifen,

Versicherung und Vorsorge

die auch Kapitalauszahlungen zulassen oder eine steuerlich geförderte Rentenversicherung. Natürlich sind die in DocD´or enthaltenen Tarife rabattiert. Die Rabattierung entspricht etwa 2 bis 4 % gegenüber den Normaltarifen der Deutschen Ärzteversicherung.

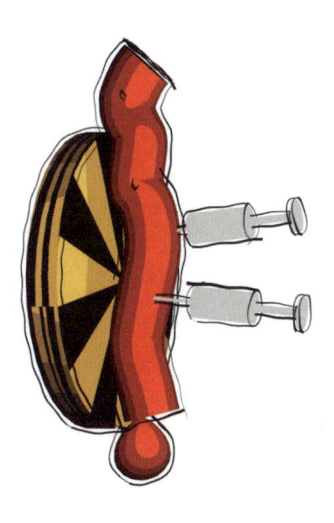

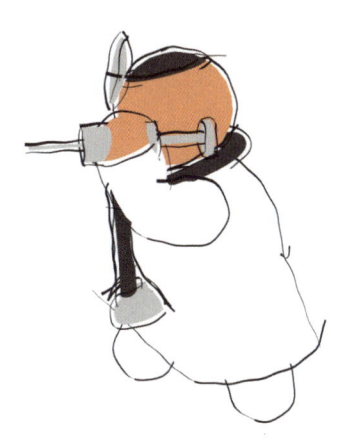

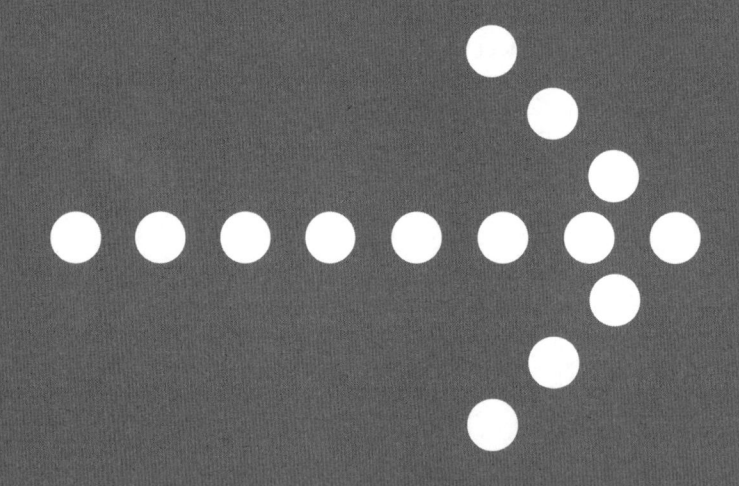

„ Glossar
Hilfreiche Links
Herausgeber- und
Autorenverzeichnis

Anhang

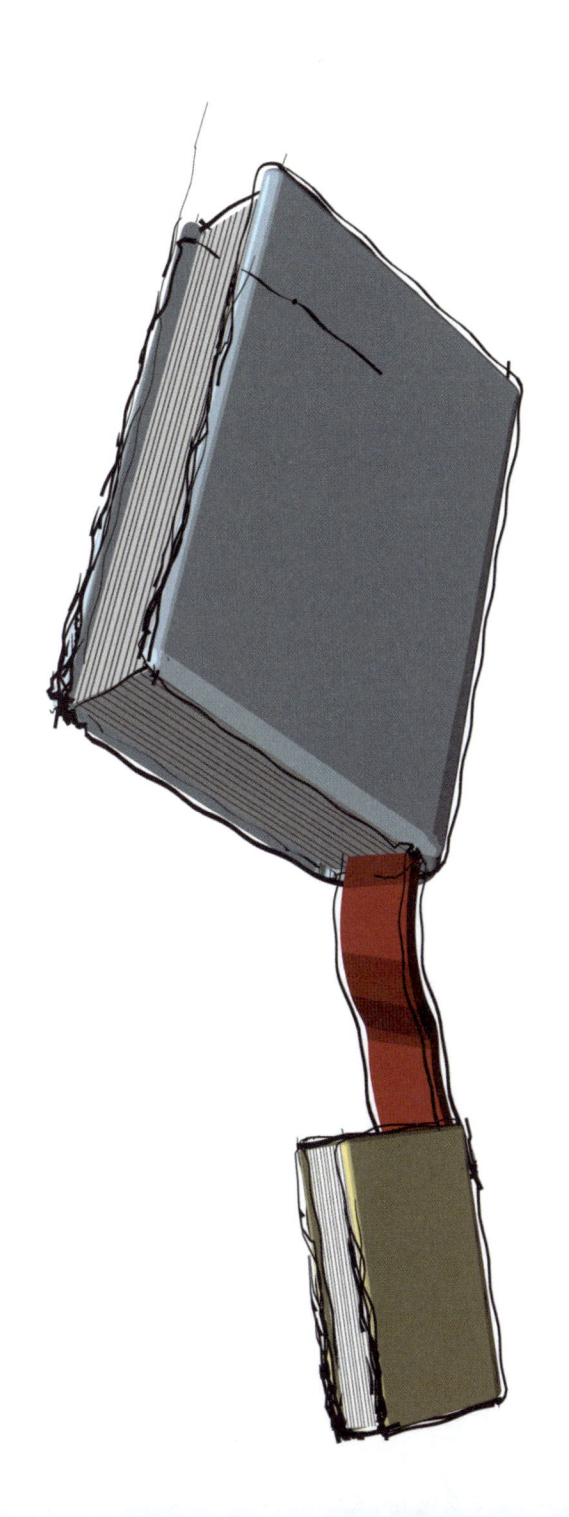

Glossar

Dr. Uwe K. Preusker

Ärztekammer

Ärztekammern sind Körperschaften öffentlichen Rechtes, in denen alle Ärztinnen und Ärzte, die ihren Beruf als Arzt ausüben, per Gesetz Pflichtmitglieder sind. Die Pflicht zur Mitgliedschaft entsteht jeweils in der Ärztekammer, in deren Gebiet der Arzt seinen Beruf ausübt. Die Rechtsgrundlagen finden sich in den Heilberufs- bzw. Kammergesetzen der jeweiligen Bundesländer. Hauptaufgabe der Ärztekammern ist danach die Regelung und Überwachung der Berufspflichten der Ärztinnen und Ärzte, insbesondere durch den Erlass von Berufsordnungen, Weiterbildungsordnungen und Fortbildungsordnungen. Hierzu gehört auch die Wahrnehmung der Berufsgerichtsbarkeit. Außerdem regeln sie die Ausbildung der Arzthelferinnen.

Darüber hinaus nehmen sie auch die Funktion von Interessenvertretungen der Ärzteschaft wahr und sind zum Beispiel in den meisten Bundesländern an der Krankenhausplanung beteiligt oder werden dazu zumindest gehört. Weiter gehört die Errichtung von Fürsorge- und Versorgungseinrichtungen zum Aufgabenkreis der Ärztekammern. Im Rahmen dieser Aufgabe haben die Ärztekammern insbesondere die Ärzteversorgungen errichtet, über die die Altersversorgung der Ärzte sichergestellt wird.

Insgesamt gibt es in der Bundesrepublik Deutschland 17 (Landes-)Ärztekammern. Lediglich in Nordrhein-Westfalen gibt es auf Grund der historischen Entwicklung zwei Ärztekammern: die Ärztekammer Nordrhein mit Sitz in Düsseldorf sowie die Ärztekammer Westfalen-Lippe mit Sitz in Münster. Die Kammern sind normalerweise zusätzlich in regionale Untergliederungen – meist Bezirksärztekammern genannt – unterteilt. Die Ärztekammern unterliegen als Körperschaften des öffentlichen Rechts der Rechtsaufsicht des jeweiligen Sozial- bzw. Gesundheitsministeriums. Auch Berufs- und Weiterbildungsordnung erlangen erst Gültigkeit, wenn sie vom jeweiligen Aufsicht führenden Ministerium genehmigt worden sind.

Oberste Organe der Ärztekammern sind die Kammerversammlung bzw. Delegiertenversammlung sowie der von dieser gewählte Vorstand.

Die (Landes-)Ärztekammern der Bundesrepublik Deutschland bilden gemeinsam die Bundesärztekammer, die selbst aber keine Körperschaft öffentlichen Rechts ist, sondern die Arbeitsgemeinschaft der (Landes-)Ärztekammern. Als höchstes Gremium der deutschen Ärzteschaft gilt der jährlich stattfindende Deutsche Ärztetag.

Bedarfsplanung

Für die vertragsärztliche Versorgung existiert eine gesetzlich geregelte Bedarfsplanung, die die Möglichkeiten der Niederlassung als Vertragsärztin/-arzt in überversorgten Gebieten einschränkt. Liegt gemäß den Richtlinien des Gemeinsamen Bundesausschusses (G-BA) zur Bedarfsplanung in einem Planungsbereich Überversorgung vor, wird der Planungsbereich für weitere Zulassungen gesperrt. Dort kann nur dann ein weiterer Vertragsarzt eine Tätigkeit aufnehmen, wenn ein bereits existierender Vertragsarztsitz frei wird und zur Wiederbesetzung ausgeschrieben wird. Überversorgung ist nach § 101 SGB V dann anzunehmen, wenn der allgemeine bedarfsgerechte Versorgungsgrad um 10 vom Hundert überschritten ist. Eine Neuregelung durch das GKV-

Versorgungsstrukturgesetz schreibt vor, dass der Zulassungsausschuss bereits im Vorfeld eines in überversorgten Planungsbereichen vorgesehenen Nachbesetzungsverfahrens darüber entscheiden kann, ob ein Nachbesetzungsverfahren überhaupt erfolgen soll. Entscheidet er sich dagegen, erhält der ausscheidende Vertragsarzt von der KV eine Entschädigung in der Höhe des Verkehrswertes der Praxis; die Praxis wird dann also nicht neu besetzt.

Ebenso wie Überversorgung soll die Bedarfsplanung auch Unterversorgung verhindern. Viele Jahre spielte Unterversorgung jedoch faktisch keine Rolle in der ärztlichen Bedarfsplanung. Erst in den letzten Jahren rückte der Begriff der Unterversorgung wieder stärker in das öffentliche Interesse, weil zunehmend frei werdende Vertragsarztsitze in den östlichen Bundesländern nicht mehr oder nur sehr schwer besetzt werden konnten. Bei Unterversorgung können die KVen besondere Maßnahmen ergreifen. Ein Beispiel sind zeitlich begrenzte Umsatzgarantien für Vertragsärzte, die bereit sind, sich in unterversorgten Gebieten niederzulassen. Mit dem GKV-Versorgungsstrukturgesetz ist die Bedarfsplanung insbesondere im Hinblick auf die demographische Entwicklung reformiert worden. Konkretisiert wurden außerdem die Voraussetzungen für Sonderbedarfszulassungen als Instrument der Feinsteuerung der Versorgungssituation vor Ort: Solche Sonderbedarfszulassungen sind nur möglich, wenn sie unerlässlich sind, um in einem Versorgungsbereich einen zusätzlichen lokalen oder qualifikationsbezogenen Versorgungsbedarf zu decken.

Belegarzt

Niedergelassener (Vertrags-)Arzt, der an einem Krankenhaus seine eigenen Patienten als Belegpatienten stationär oder teilstationär behandelt. Der Belegarzt schließt für seine belegärztliche Tätigkeit mit dem Krankenhaus einen Belegarztvertrag ab, der die Rahmenbedingungen für die Nutzung der Klinik-Ressourcen festlegt. Außerdem benötigt der Belegarzt für seine belegärztliche Tätigkeit eine Anerkennung als Belegarzt durch die jeweils regional zuständige Kassenärztliche Vereinigung.

Die Vergütung des Belegarztes für seine belegärztliche Tätigkeit erfolgt nicht aus dem Budget des Krankenhauses, sondern aus der vertragsärztlichen Gesamtvergütung, die die Krankenkassen und die Kassenärztliche Vereinigung für die ambulante ärztliche Versorgung vereinbart haben. Die Vergütung des Belegarztes hat nach § 121 SGB V die Besonderheiten der belegärztlichen Tätigkeit zu berücksichtigen. Dazu gehören auch leistungsgerechte Entgelte für den ärztlichen Bereitschaftsdienst für Belegpatienten und die vom Belegarzt veranlassten Leistungen nachgeordneter Ärzte des Krankenhauses, die bei der Behandlung seiner Belegpatienten in demselben Fachgebiet wie der Belegarzt tätig werden.

Der Belegarzt entrichtet für die Nutzung der Klinik-Ressourcen ein Nutzungsentgelt an das Krankenhaus.

Berufsausübungsgemeinschaft

Nach den Festlegungen in den Bundesmantelverträgen sind Berufsausübungsgemeinschaften rechtlich verbindliche Zusammenschlüsse von Vertragsärzten oder/und Vertragspsychotherapeuten oder Vertragsärzten/Vertragspsychotherapeuten und Medizinischen Versorgungszentren oder Medizinischen Versorgungszentren untereinander zur gemeinsamen Ausübung der Tätigkeit. Davon abgegrenzt werden nicht als Berufsausübungsgemeinschaften zählende Praxisgemeinschaften, Apparategemeinschaften oder Laborgemeinschaften und andere Organisationsgemeinschaften.

Bundesmantelverträge

Die allgemeinen Rechtsnormen des Sozialgesetzbuches (SGB) V werden für den vertragsärztlichen Bereich durch die Bundesmantelverträge (Abkürzung: BMV) konkretisiert. Sie werden von der Kassenärztlichen Bundesvereinigung (KBV) und dem Spitzenverband Bund der Krankenkassen (GKV-Spitzenverband) vereinbart und beinhaltet nach den Regelungen des § 82 SGB V den allgemeinen Inhalt der Gesamtverträge, die die Kassenärztlichen Vereinigungen mit den Landesverbänden der Krankenkassen zu vereinbaren haben. Bundesmantelvertrag und Gesamtverträge bilden die beiden Teile des vom Gesetzgeber vorgeschriebenen zweistufigen Vertragssystems zur Ausgestaltung der Rechtsbeziehungen zwischen den Kassenärztlichen Vereinigungen und den gesetzlichen Krankenkassen.

Bestandteile des Bundesmantelvertrages sind unter anderem der Einheitliche Bewertungsmaßstab (EBM) für die ambulanten ärztlichen Leistungen im Rahmen der vertragsärztlichen Versorgung sowie die vom Gemeinsamen Bundesausschuss (G-BA) erlassenen Richtlinien, Einzelheiten über die Abrechnung ärztlicher Leistungen, den Umfang der Leistungen in der ambulanten Medizin sowie Vereinbarungen zur Qualitätssicherung.

Die jeweils geltenden Vergütungen der an der vertragsärztlichen Versorgung teilnehmenden Ärzte und ärztlich geleiteten Einrichtungen werden dagegen von den Landesverbänden der Krankenkassen und den Ersatzkassen mit den jeweiligen Kassenärztlichen Vereinigungen durch den Abschluss von Gesamtverträgen geregelt.

Einheitlicher Bewertungsmaßstab (EBM)

Der Wert der Leistungen von niedergelassenen Vertragsärzten, also der Ärzte, die zur Behandlung von Versicherten der Gesetzlichen Krankenkassen und deren Familienangehörigen zugelassen sind, wird im Einheitlichen Bewertungsmaßstab (EBM) festgelegt, den die Kassenärztliche Bundesvereinigung und der Spitzenverband Bund der Krankenkassen (GKV-Spitzenverband) gemeinsam in Bewertungsausschüssen vereinbaren. Der jeweils gültige EBM legt damit verbindlich fest, welche ärztlichen Leistungen gegenüber der GKV wie abgerechnet werden können. Seit dem 1.1.2009 gilt der EBM 2009, in dem erstmals die Leistungen der Vertragsärztinnen/-ärzte nicht mehr in Punktwerten, sondern direkt in Euro und Cent bewertet werden.

Bei der Vereinbarung des EBM müssen die Vertragspartner, also KBV und GKV-Spitzenverbände, die vom Gesetzgeber erlassenen Vorgaben berücksichtigen, so zum Beispiel die Aufteilung in einen hausärztlichen und einen fachärztlichen Honorarteil. Die Folge ist, dass bestimmte Leistungen nur von Hausärzten abgerechnet werden dürfen, andere wiederum nur von Fachärzten.

EBM

Der Wert der Leistungen von niedergelassenen Vertragsärzten, also der Ärzte, die zur Behandlung von Versicherten der Gesetzlichen Krankenkassen und deren Familienangehörigen zugelassen sind, wird im Einheitlichen Bewertungsmaßstab festgelegt, den die Kassenärztliche Bundesvereinigung und der Spitzenverband Bund der Krankenkassen

(GKV-Spitzenverband) gemeinsam in Bewertungsausschüssen vereinbaren. Der jeweils gültige EBM legt damit verbindlich fest, welche ärztlichen Leistungen gegenüber der GKV wie abgerechnet werden können.

Mit Einführung des EBM 2009, auch Euro-Gebührenordnung genannt, zum 1. Januar 2009 wurde die Vergütung auf eine neue Basis gestellt, die auf festen Euro- und Cent-Werten beruht und stärker an der Morbidität der zu behandelnden Patienten orientiert ist. Sie trat zeitgleich mit dem Gesundheitsfonds und dem morbiditätsorientierten Risikostrukturausgleich (Morbi-RSA) in Kraft und wird vom Bewertungsausschuss regelmäßig weiterentwickelt bzw. fortgeschrieben. In den früheren Versionen des Einheitlichen Bewertungsmaßstabes wurden die abrechnungsfähigen ärztlichen Leistungen nicht direkt mit Euro-Preisen bewertet. Vielmehr erhielt jede Leistung eine Punktzahl, mit der sie bewertet wurde. Der tatsächliche Preis, also die Vergütungshöhe einer Leistung, ergab sich erst durch die Multiplikation der Punktzahl einer Leistung mit dem jeweiligen Punktwert – einem in Cent ausgedrückten Wert jedes einzelnen Abrechnungspunktes.

Ermächtigung von Krankenhausärzten

Krankenhausärzte können sich als ermächtigte Ärzte an der ambulanten medizinischen Versorgung beteiligen. Sie können vom Zulassungsausschuss zur Teilnahme an der ambulanten Versorgung ermächtigt werden, wenn bestimmte Leistungen im vertragsärztlichen Bereich nicht im notwendigen Umfang erbracht werden können. Die Ermächtigung ist in der Regel auf 2 Jahre befristet. Der Umfang der Ermächtigung – und damit die Anzahl der Leistungspositionen aus dem Einheitlichen Bewertungsmaßstab – wird durch den Zulassungsausschuss festgelegt.

Filialpraxis

Mit dem Vertragsarztrechtsänderungsgesetz (VÄndG) geschaffene Möglichkeit für den Inhaber einer Vertragsarztpraxis, weitere Praxen ohne Beschränkung – auch in anderen KV-übergreifenden Orten, zu errichten (so genannte Filialbildung nach § 98 Abs. 2 Nr. 13 SGB V). Danach kann der Inhaber einer Vertragsarztpraxis weitere Vertragsarztsitze kaufen und Filialen auch in anderen KV-Bereichen oder in einem Krankenhaus gründen. Auf diesen neuen Sitzen können dann Ärzte für die Filialpraxis angestellt werden. Abgerechnet wird dabei jeweils über die „Stamm"-Arztpraxis.

Genehmigungspflichtige Leistungen (in der vertragsärztlichen Versorgung)

Vertragsärztliche Leistungen, die erst nach einer entsprechenden Genehmigung durch die Kassenärztliche Vereinigung gegenüber der gesetzlichen Krankenversicherung abrechenbar werden. Um diese Leistungen gegenüber der Kassenärztlichen Vereinigung abrechnen zu können, reicht die Zulassung als Vertragsarzt also nicht aus. Dabei handelt es sich nach den Regelungen des Bundesmantelvertrages um solche ärztlichen Untersuchungs- und Behandlungsmethoden, welche wegen der Anforderungen an ihre Ausführung oder wegen der Neuheit des Verfahrens besonderer Kenntnisse und Erfahrungen (Fachkunde) sowie einer besonderen Praxisausstattung oder weiterer Anforderungen an die Strukturqualität bedürfen.

Gebührenordnung für Ärzte (GOÄ)

Staatliche Verordnung, die die Vergütungen für die beruflichen Leistungen der Ärzte bestimmt. Sie gilt insbesondere für die Abrechnung von Leistungen, die Ärzte im Rahmen der Behandlung von Privatpatienten erbringen. Die derzeit geltende Fassung der GOÄ stammt aus dem Jahr 1983 und erfuhr geringfügige Anpassung im Jahr 1996. Eine Neufassung der GOÄ ist seit längerer Zeit in Vorbereitung.

Gemeinsamer Bundesausschuss (G-BA)

Mit dem GKV-Modernisierungsgesetz (GMG) ab Anfang 2004 eingeführtes und durch das GKV-Wettbewerbsstärkungsgesetz (GKV-WSG) Mitte 2008 reformiertes Spitzengremium der gemeinsamen Selbstverwaltung von Krankenkassen, Ärzten, Zahnärzten und Krankenhäusern für die gesetzliche Krankenversicherung. Er besteht aus insgesamt 13 Mitgliedern: ein hauptamtlicher unparteiischer Vorsitzender, zwei weitere unparteiische Mitglieder, je zwei Vertreter der Deutschen Krankenhausgesellschaft (DKG) und der Kassenärztlichen Bundesvereinigung (KBV) sowie ein Vertreter der Kassenzahnärztlichen Bundesvereinigung (KZBV), weiterhin fünf Vertreter des GKV-Spitzenverbandes. Zudem beraten fünf stimmberechtigte Patientenvertreter mit in den Sitzungen.

Die Aufgabe des G-BA ist es zu konkretisieren, welche ambulanten oder stationären medizinischen Leistungen ausreichend, zweckmäßig und wirtschaftlich sind und somit zum Leistungskatalog der gesetzlichen Krankenversicherung gehören. Außerdem definiert er Anforderungen an Qualitätsmanagement- und Qualitätssicherungsmaßnahmen für die verschiedenen Leistungssektoren des Gesundheitswesens. Die Sitzungen des Beschlussgremiums sind in der Regel öffentlich.

Gesetzliche Krankenversicherung (GKV)

Durch das Sozialgesetzbuch (SGB) V normierte Pflichtversicherung gegen das Krankheitsrisiko für den größten Teil der Bevölkerung. Nach dem SGB V hat die Krankenversicherung als Solidargemeinschaft die Aufgabe, die Gesundheit der Versicherten zu erhalten, wiederherzustellen oder ihren Gesundheitszustand zu bessern. Träger der gesetzlichen Krankenversicherung sind die Krankenkassen. Sie schließen zur Versorgung der Versicherten mit den Leistungserbringern entsprechende Verträge ab. Die GKV arbeitet insgesamt nach dem Prinzip der Selbstverwaltung. In der GKV sind etwa 86 Prozent der Bevölkerung versichert.

Gesetz zur Verbesserung der Versorgungsstrukturen in der gesetzlichen Krankenversicherung

Abkürzung GKV-Versorgungsstrukturgesetz (GKV-VSG).
Mit dem am 1. Januar 2012 in Kraft getretenen GKV-Versorgungsstrukturgesetz sollte die Tätigkeit als niedergelassener Vertragsarzt vor allem in ländlichen Regionen gefördert werden. Das Gesetz steuerte dazu demographiebedingten Versorgungsengpässen entgegen; Flexibilisierung und Deregulierung eröffnen darüber hinaus größere Handlungsspielräume vor Ort. Gleichzeitig wurde die vertragsärztliche Vergütung flexibilisiert und regionalisiert.

Ein zweiter Schwerpunkt lag in der Schaffung eines neuen Versorgungsbereiches für die ambulante spezialfachärztliche Versorgung, an der sich alle niedergelassenen Fachärzte sowie Krankenhäuser beteiligen können, die die vom Gesetzgeber festgelegten und vom Gemeinsamen Bundesausschuss zu präzisierenden Anforderungen erfüllen.

Zentrale Regelungen des GKV-VStG zur vertragsärztlichen Versorgung

- Anreize im Vergütungssystem, indem Ärztinnen und Ärzte in unterversorgten Gebieten von Maßnahmen der Mengenbegrenzung (Fallzahlbegrenzung und Fallzahlminderung durch den Honorarverteilungsmaßstab oder Abstaffelungsregelungen für die Regelleistungsvolumina) ausgenommen werden
- Möglichkeit, Preiszuschläge für besonders förderwürdige Leistungen sowie Leistungen von besonders förderungswürdigen Leistungserbringern, die in strukturschwachen Gebieten tätig sind (z. B. mit höherer Versorgungsqualität), zu vereinbaren
- Die Kassenärztlichen Vereinigungen (KVen) erhalten die Möglichkeit, Strukturfonds einzurichten, aus denen die Neuniederlassung von Ärzten in Gebieten, in denen eine Unterversorgung oder lokaler Versorgungsbedarf besteht, zum Beispiel durch. Zuschüsse zu den Investitionskosten bei Neuniederlassungen oder bei Gründung von Zweigpraxen oder auch die Nachwuchsförderung von Medizinstudenten durch Vergabe von Stipendien unterstützt werden sollen. Die Strukturfonds werden zu gleichen Teilen von den KVen und den Krankenkassen finanziert.
- Die Residenzpflicht für Vertragsärzte (gesetzliche Verpflichtung von Vertragsärzten, ihren Wohnsitz so zu wählen, dass der Arzt für die Versorgung der Versicherten an seinem Vertragsarztsitz zur Verfügung steht) wurde mit dem GKV-VStG aufgehoben
- Außerdem wird bestimmt, dass Vertragsärzte ihre Sprechstunden für Versicherte der gesetzlichen Krankenversicherung so einzurichten haben, dass diese entsprechend ihrem Behandlungsbedarf medizinisch versorgt werden können.
- Die Reform erleichtert auch die Eröffnung von Filialpraxen. Um dafür die erforderliche Genehmigung der zuständigen KV zu erhalten, reicht es zu zeigen, dass sich mit der Zweigpraxis die medizinische Versorgung am neuen Standort verbessern, die Versorgung am Stammsitz aber nicht spürbar schlechter wird
- Die KVen haben nun das Recht, eigene Praxen betreiben, wenn anders ein Arztsitz nicht besetzt werden kann
- Dazu gehören auch mobile Versorgungskonzepte, durch die in strukturschwachen Regionen regelmäßige hausärztliche bzw. fachärztliche Versorgung angeboten wird
- Auch die Kommunen können bei Situationen von Unterversorgung in Zukunft mit Genehmigung der KV eigene Einrichtungen betreiben
- Bessere Vereinbarkeit von Familie und Beruf: Die Möglichkeit für Vertragsärztinnen, sich im zeitlichen Zusammenhang mit einer Entbindung vertreten zu lassen, wird von sechs auf zwölf Monate verlängert. Die Möglichkeit für die Beschäftigung eines Entlastungsassistenten wird für die Erziehung von Kindern für bis zu 36 Monate sowie für die Pflege von Angehörigen für bis zu sechs Monate eröffnet
- Die gesetzliche Verpflichtung der Selbstverwaltungspartner, auf Bundesebene für die Ärztinnen und Ärzte Richtlinien zur Dokumentation der ärztlichen Behandlungsdiagnosen zu erarbeiten (ambulante Kodierrichtlinien), ist gestrichen worden
- Vernetzungen und Kooperationen auf Ärzteseite, die bestimmten Qualitätskriterien entsprechen (anerkannte Praxisnetze), können künftig von der Kassenärztlichen Vereinigung durch gezielte finanzielle Fördermöglichkeiten unterstützt werden

- Stärkung des Grundsatzes „Beratung vor Regress" bei Wirtschaftlichkeitsprüfungen im Arzneimittel- und Heilmittelbereich und Schaffung von Transparenz im Rahmen der Richtgrößen und bei der Anerkennung von Praxisbesonderheiten im Heilmittelbereich: Überschreitet ein Arzt künftig erstmalig sein Richtgrößenvolumen für Arzneimittel und Heilmittel um mehr als 25 Prozent, droht ihm nicht mehr sofort ein Regress, sondern er bekommt zunächst die Auflage, sich individuell beraten zu lassen. Ein Regress kann bei weiteren Überschreitungen dann erstmals für den Prüfzeitraum nach der Beratung festgesetzt werden.
- Ablösung der Richtgrößenprüfung im Arzneimittelbereich in einer Modellregion befristet auf drei Jahre (die Selbstverwaltung kann hierzu einen Medikationskatalog auf Wirkstoffbasis vereinbaren, um insbesondere die Verbesserung der Therapietreue der Patienten, der Arzneimittelsicherheit und der Wirtschaftlichkeit der Arzneimittelversorgung zu erproben)
- Der Zulassungsausschuss kann bereits im Vorfeld eines in überversorgten Planungsbereichen vorgesehenen Nachbesetzungsverfahrens darüber entscheiden, ob ein Nachbesetzungsverfahren überhaupt erfolgen soll
- Entscheidet er sich dagegen, erhält der ausscheidende Vertragsarzt von der KV eine Entschädigung in der Höhe des Verkehrswertes der Praxis.
- Sektorenübergreifende Organisation des vertragsärztlichen Notfalldienstes
- Bereitstellung einer bundeseinheitliche Bereitschaftsdienstnummer (Notdienstnummer) „116 117" für den ärztlichen Bereitschaftsdienst (ist von der Kassenärztliche Bundesvereinigung einzurichten)

Individuelle Gesundheits-Leistungen (IGeL)

Dabei handelt es sich um Gesundheitsleistungen, die nicht zum Leistungskatalog der gesetzlichen Krankenversicherung (GKV) gehören und damit von den Vertragsärzten also nicht zu Lasten der Krankenkassen abgerechnet werden können. Diese Leistungen sind in der 1998 von der Kassenärztlichen Bundesvereinigung und den freien ärztlichen Berufsverbänden vorgestellten IGeL-Liste festgehalten und müssen, sofern sie in Anspruch genommen werden, von den Versicherten privat bezahlt werden. Die IGeL-Liste wird ständig erweitert. Es gibt inzwischen einige private Zusatzkrankenversicherungen, die Leistungen aus der IGeL-Liste erstatten.

Integrierte Versorgung (IV)

Im Jahr 2000 eingeführte und Anfang 2004 weiterentwickelte, auf einer speziellen vertraglichen Grundlage erfolgende systematische Versorgung von Patienten der gesetzlichen Krankenversicherung (GKV) über die Sektorengrenzen (z. B. zwischen ambulanter und stationärer oder stationärer und Reha-Versorgung) hinweg.
In § 140b SGB V sind die möglichen Vertragspartner abschließend wie folgt aufgelistet:
- einzelne, zur vertragsärztlichen Versorgung zugelassene Ärzte und Zahnärzte und einzelne sonstige, nach dem SGB V zur Versorgung der Versicherten berechtigte Leistungserbringer oder deren Gemeinschaften,
- Träger zugelassener Krankenhäuser, soweit sie zur Versorgung der Versicherten berechtigt sind,
- Träger von stationären Vorsorge- und Rehabilitationseinrichtungen, soweit mit ihnen ein Versorgungsvertrag nach § 111 Abs. 2 besteht,

- Träger von ambulanten Rehabilitationseinrichtungen oder deren Gemeinschaften,
- Träger von Einrichtungen nach § 95 Abs. 1 Satz 2 (Medizinische Versorgungszentren) oder deren Gemeinschaften,
- Träger von Einrichtungen, die eine integrierte Versorgung nach § 140a durch zur Versorgung der Versicherten nach dem Vierten Kapitel berechtigte Leistungserbringer anbieten,
- Gemeinschaften der vorgenannten Leistungserbringer und deren Gemeinschaften.
- Mit dem Arzneimittelmarktneuordnungsgesetz wurden auch Arzneimittel- und Medizintechnik-Hersteller in den Kreis der originären Vertragspartner der Integrierten Versorgung aufgenommen.
- Die Partner der Integrierten Versorgung sind dabei weitgehend frei in der Ausgestaltung der Verträge. Krankenkassen können solche IV-Verträge auch mit Trägern von Medizinischen Versorgungszentren abschließen sowie mit solchen Trägern von Integrierter Versorgung, die selbst gar nicht zum Kreis der Versorger zählen, sondern eine Versorgung durch dazu berechtigte Leistungserbringer anbieten (zum Beispiel Managementgesellschaften).
- Grundvoraussetzung für einen IV-Vertrag ist, dass er mindestens zwei Sektoren umfasst (Verträge über eine verschiedene Leistungssektoren übergreifende Versorgung der Versicherten), also zum Beispiel haus- und fachärztliche ambulante Versorgung, ärztliche und nicht-ärztliche Versorgung, ambulante und stationäre Behandlung oder aber die stationäre Behandlung und nachfolgende Rehabilitation. Die zweite Möglichkeit für den Abschluss von IV-Verträgen stellen solche Verträge dar, bei denen eine interdisziplinär-fachübergreifende Versorgung der Versicherten vorgesehen ist.
- Für die Versicherten bzw. Patienten ist die Teilnahme an der Integrierten Versorgung freiwillig. Die Krankenkassen haben jedoch die Möglichkeit, ihren Versicherten Bonusprogramme anzubieten, mit denen die Teilnahme an der Integrierten Versorgung finanziell gefördert wird, etwa durch verringerte Zuzahlungen oder Beitragsermäßigungen.
- Ausdrücklich hat der Gesetzgeber bestimmt, dass der Sicherstellungsauftrag der Kassenärztlichen Vereinigungen für die vertragsärztliche Versorgung im Rahmen von IV-Verträgen eingeschränkt ist. KVen sind auch nicht Vertragspartner im Rahmen von IV-Verträgen. Weiter können die Vertragspartner der integrierten Versorgung sich auf der Grundlage ihres jeweiligen Zulassungsstatus für die Durchführung der integrierten Versorgung darauf verständigen, dass Leistungen auch dann erbracht werden können, wenn die Erbringung dieser Leistungen vom Zulassungs- oder Ermächtigungsstatus des jeweiligen Leistungserbringers nicht gedeckt ist.
- Mit dem GKV-Wettbewerbsstärkungsgesetz wurde auch die Einbindung der Pflegeversicherung in die Integrierte Versorgung ermöglicht.

Kassenärztliche Bundesvereinigung (KBV)

Körperschaft des öffentlichen Rechts, die nach den Vorschriften des Sozialgesetzbuches (SGB) V von den 17 Kassenärztlichen Vereinigungen (KVen) in Deutschland gebildet wird. Die KBV hat einen hauptamtlichen Vorstand mit einer Amtszeit von sechs Jahren und eine Vertreterversammlung mit maximal 60 Mitgliedern. Sie steht unter der Aufsicht des Bundesministeriums für Gesundheit (BMG).

Grundsätzliche Aufgabe der KBV ist die Erfüllung der ihr durch das SGB V übertragenen Aufgaben der vertragsärztlichen Versorgung, insbesondere der Abschluss der Gesamtverträge mit dem GKV-Spitzenverband. Darüber hinaus ist die KBV auch gesundheits- und berufspolitische Spitzenvertretung der Vertragsärzte in Deutschland. Mit dem GKV-Modernisierungsgesetz wurde die KBV – ebenso wie die einzelnen KVen – auch dazu verpflichtet, eine Stelle zur Bekämpfung von Fehlverhalten im Gesundheitswesen einzurichten, die Fällen und Sachverhalten nachzugehen hat, die auf Unregelmäßigkeiten oder auf rechtswidrige oder zweckwidrige Nutzung von Finanzmitteln im Zusammenhang mit den Aufgaben der Kassenärztlichen Bundesvereinigung hindeuten.

Kassenärztliche Vereinigung (KV)

Körperschaft des öffentlichen Rechts, deren Mitglieder per Gesetz alle zugelassene Vertragsärzte sind, die im Zuständigkeitsbereich der jeweiligen Kassenärztlichen Vereinigung praktizieren. Die KVen sind Bestandteil der gemeinsamen Selbstverwaltung in der gesetzlichen Krankenversicherung und Vertragspartner der gesetzlichen Krankenkassen. KVen haben einen hauptamtlichen Vorstand und eine Vertreterversammlung. Sie stehen unter der Aufsicht der Länder. Insgesamt gibt es heute in Deutschland 17 KVen, in jedem Bundesland eine, in Nordrhein-Westfalen zwei (KV Nordrhein und KV Westfalen-Lippe).
Grundsätzliche Aufgabe der KVen ist die Erfüllung der ihnen durch das Sozialgesetzbuch (SGB) V übertragenen Aufgaben der vertragsärztlichen Versorgung. Dazu gehören insbesondere die Erfüllung des Sicherstellungsauftrags, die Bereitstellung eines ärztlichen Notdienstes, der Abschluss der Gesamtverträge mit den Landesverbänden der Krankenkassen und den Verbänden der Ersatzkassen, die Verteilung der Gesamtvergütung unter den zugelassenen niedergelassenen Ärzten sowie die Prüfung vertragsärztlicher Abrechnungen. Außerdem nehmen die KVen Aufgaben des Qualitätsmanagements wahr und bieten ihren Mitgliedern entsprechende Systeme an. Mit der Einführung eines Zweitmeinungsverfahrens haben die KVen zusätzlich die Aufgabe, Zweitmeinungsärzte im Einvernehmen mit den Landesverbänden der Krankenkassen und den Verbänden der Ersatzkassen zu bestimmen.
Die KVen bilden gemeinsam die Kassenärztliche Bundesvereinigung.

Medizinisches Versorgungszentrum (MVZ)

Medizinische Versorgungszentren (MVZ) werden zu den neuen Versorgungsformen gezählt und stellen eine zusätzliche Form der ärztlichen Tätigkeit in der ambulanten ärztlichen Versorgung dar. Diese neue Organisationsform ärztlicher Tätigkeit wurde Anfang 2004 mit dem GKV-Modernisierungsgesetz (GMG) geschaffen. Das Sozialgesetzbuch (§ 95 Abs. 1 SGB V) beschreibt diese neue Versorgungsform als „fachübergreifende ärztlich geleitete Einrichtungen", in denen Ärzte als Angestellte oder Vertragsärzte tätig sein können.

Neue Versorgungsformen

Den Begriff der „Neuen Versorgungsformen" gibt es in Deutschland erst seit dem Jahr 2000: In diesem Jahr wurde die Integrierte Versorgung (IV) gesetzlich ermöglicht. Zu den so genannten neuen Versorgungsformen zählen heute insbesondere die Integrierte Versorgung, die Disease Management Programme (DMP) für die Versorgung chronisch Kranker, Medizinische Versorgungszentren (MVZ) sowie die hausarztzentrierte Versorgung oder Hausarztmodelle.

Integrierte und hausarztzentrierte Versorgung beruhen auf Einzelverträgen, bei denen die Teilnahme sowohl der Vertragspartner als auch der Versicherten bzw. Patienten freiwillig ist. Auch bei den DMP-Programmen ist die Teilnahme der chronisch Kranken freiwillig. Vertragspartner der Krankenkassen auf der Seite der Ärzte ist hier jedoch die Kassenärztliche Vereinigung. Medizinische Versorgungszentren dagegen stellen eine neue Tätigkeits- und Organisationsform für die ambulante ärztliche Behandlung dar – zusätzlich zu den Formen der Einzelpraxis, Gruppenpraxis und Praxisgemeinschaft oder Praxisklinik.

Gemeinsam ist all diesen neuen Versorgungsformen, dass sie die Koordination der Versorgung von Patienten und die Zusammenarbeit der in Deutschland durch eigenständige gesetzliche Bestimmungen und eigene Budget-Regelungen strikt getrennten Versorgungs-Sektoren verbessern wollen.

Niederlassung

Die Approbation als Arzt gibt ihrem Inhaber nach der Bundesärzteordnung das Recht, die Heilkunde am Menschen unter der Bezeichnung „Arzt" oder „Ärztin" als Angestellte/r oder in freier Niederlassung auszuüben. Die Ausübung des ärztlichen Berufes in eigener Praxis ist nach den Berufsordnungen der Landesärztekammern und den Heilberufsgesetzen der Länder an die Niederlassung gebunden. Niederlassung bedeutet nach der Definition der Landesärztekammer Baden-Württemberg die „Errichtung einer mit den notwendigen räumlichen, sachlichen und personellen Mitteln ausgestatteten Sprechstelle zur Ausübung der ärztlichen Tätigkeit an einem bestimmten Ort". Der Ort der Niederlassung ist die Praxisanschrift.

In § 29 des Heilberufsgesetzes von Nordrhein-Westfalen heißt es zum Beispiel: „Die Ausübung ärztlicher, psychotherapeutischer und zahnärztlicher Tätigkeit außerhalb von Krankenhäusern und außerhalb von Privatkrankenanstalten nach § 30 der Gewerbeordnung ist an die Niederlassung in einer Praxis gebunden, soweit nicht gesetzliche Bestimmungen etwas anderes zulassen oder eine weisungsgebundene ärztliche, psychotherapeutische oder zahnärztliche Tätigkeit in der Praxis niedergelassener Ärztinnen und Ärzte, Psychotherapeutinnen und -therapeuten oder Zahnärztinnen und -ärzte ausgeübt wird."

Notfalldienst (vertragsärztlicher Bereitschaftsdienst)

Der vertragsärztliche Notfalldienst, heute meist vertragsärztlicher Bereitschaftsdienst genannt, soll in dringenden Fällen die Behandlung erkrankter Personen während der sprechstundenfreien Zeiten sicherstellen. Die Kassenärztlichen Vereinigungen und die Kassenärztliche Bundesvereinigung haben für diesen als Notdienst bezeichneten Dienst nach § 75 Abs. 1 Satz 1 SGB V den Sicherstellungsauftrag. Die Behandlung im

Rahmen eines solchen Bereitschaftsdienstes ist darauf ausgerichtet, den Patienten bis zur nächstmöglichen regulären ambulanten oder stationären Behandlung ärztlich zweckmäßig und ausreichend zu versorgen. Sie hat sich auf das Notwendige zu beschränken. Vom vertragsärztlichen Notfalldienst bzw. Bereitschaftsdienst ist der Rettungsdienst abzugrenzen, der für die notärztliche Versorgung zuständig ist.

Praxisnetz

Kooperative Organisationsformen von niedergelassenen Ärzten. Dabei können diese Kooperationen eine sehr unterschiedliche Intensität haben – beginnend bei losen Zusammenschlüssen, die vor allem den Informations- und Erfahrungsaustausch fördern, über feste Qualitätszirkel bis hin zu Praxisnetzen, die auch vertraglich eine feste Kooperation vereinbart haben und bei denen die Honorierung Bestandteil der Praxisnetz-Vereinbarungen ist. Im letzteren Fall wird das Praxisnetz Vertragspartner der Krankenkassen für die Leistungen, die für die Patienten zu erbringen sind. Dabei kann das Praxisnetz insgesamt für die zwischen dem Netz und den Kassen vereinbarten Leistungen honoriert werden; das Praxisnetz verteilt die Honorare dann innerhalb des Netzes. Teilweise werden auch die Schnittstellen zu den anderen Versorgungsbereichen wie Krankenhäusern, Vorsorge- und Rehakliniken und anderen Gesundheitsberufen mit einbezogen. Die rechtliche Basis von Praxisnetzen sind insbesondere Modellvorhaben und Strukturverträge. In diesem Rahmen haben auch die gesetzlichen Krankenkassen Verträge mit Praxisnetzen abgeschlossen. Ziel der Kassen sind dabei vor allem Qualitätsverbesserungen und eine erhöhte Wirtschaftlichkeit der medizinischen Versorgung. Seit Inkrafttreten des GKV-Modernisierungsgesetzes (GMG) können Krankenkassen und Praxisnetze auch im Rahmen der Integrierten Versorgung Verträge abschließen.

Qualitätsmanagement

Allgemein kann man Qualitätsmanagement als aufeinander abgestimmte Tätigkeiten zum Leiten und Lenken einer Organisation im Hinblick auf die Erreichung und Sicherung von Qualität definieren. Qualität bezieht sich dabei sowohl auf die Produkte und Dienstleistungen als auch auf die internen Prozesse des Leistungserbringers. Alle Maßnahmen der Qualitätsplanung, -messung, -kontrolle und Qualitätsverbesserung gehören dabei zum Qualitätsmanagement. Dazu müssen die Qualitätsziele festgelegt und operationalisiert sowie die Verantwortlichen für die Qualität bestimmt werden.
Alle Leistungserbringer im Gesundheitswesen sind gesetzlich zur Sicherung und Weiterentwicklung der Qualität der von ihnen erbrachten Leistungen verpflichtet. Die Leistungen müssen dem jeweiligen Stand der wissenschaftlichen Erkenntnisse entsprechen und in der fachlich gebotenen Qualität erbracht werden. In § 135a Sozialgesetzbuch (SGB) V werden Vertragsärzte, medizinische Versorgungszentren, zugelassene Krankenhäuser, Erbringer von Vorsorgeleistungen oder Rehabilitationsmaßnahmen und Einrichtungen, mit denen ein Versorgungsvertrag nach § 111a besteht (Einrichtungen des Müttergenesungswerks oder gleichartige Einrichtungen oder für Vater-Kind-Maßnahmen geeignete Einrichtungen), verpflichtet, einrichtungsintern ein Qualitätsmanagement einzuführen und weiterzuentwickeln.

Qualitätszirkel

Auf Dauer angelegte regelmäßige Gesprächsgruppen von meist niedergelassenen Ärztinnen und Ärzten, in denen die eigene Tätigkeit kritisch überprüft, insbesondere Qualitätsfragen erörtert und Erfahrungen mit Qualitätsproblemen und Lösungsmöglichkeiten besprochen werden. Ziel von ärztlichen Qualitätszirkeln ist es, im interkollegialen Erfahrungsaustausch die eigene Arbeit zu analysieren und zu bewerten und so die Qualität der ärztlichen Arbeit zu verbessern.

Durch das Sozialgesetzbuch V (§ 217 a SGB V) zum 1.7.2008 geschaffene Spitzenorganisation der gesetzlichen Krankenkassen, die die bis dahin existierenden sieben Spitzenverbände der Krankenkassen ablöste. Der GKV-Spitzenverband, geführt als Körperschaft des öffentlichen Rechts und mit Sitz in Berlin, besteht aus drei Selbstverwaltungsorganen (Vorstand, Verwaltungsrat, Mitgliederversammlung) und untersteht der Aufsicht des Bundesministeriums für Gesundheit. Alle gesetzlichen Krankenkassen sind per Gesetz Zwangsmitglieder im neuen GKV-Spitzenverband.
Zu seinen wichtigsten Aufgaben (§ 217 f SGB V) zählen:
- Unterstützung der Krankenkassen und Landesverbände bei der Erfüllung ihrer Aufgaben und Wahrnehmung ihrer Interessen
- Fachliche und rechtliche Entscheidungen zum Beitrags- und Meldeverfahren
- Entscheidungen zur einheitlichen Erhebung der Beiträge (Beitragseinzug für den Gesundheitsfonds)
- Gestaltung und Weiterentwicklung des Vergütungssystems für die stationäre und ambulante Versorgung
- Entscheidungen zur Organisation des Qualitäts- und Wirtschaftlichkeitswettbewerbs der Krankenkassen
- Ausgestaltung der Telematik im Gesundheitswesen

Die vom GKV-Spitzenverband getroffenen Entscheidungen und Verträge sind für die Mitgliedskassen und deren Landesverbände sowie die GKV-Versicherten verbindlich.

Teilberufsausübungsgemeinschaft

Teilberufsausübungsgemeinschaften sind auf einzelne Leistungen bezogene rechtlich verbindliche Zusammenschlüsse von Vertragsärzten oder/und Vertragspsychotherapeuten oder Vertragsärzten/Vertragspsychotherapeuten und Medizinischen Versorgungszentren oder Medizinischen Versorgungszentren untereinander zur gemeinsamen Ausübung der Tätigkeit.

Überversorgung

Eine ärztliche Überversorgung besteht, wenn der allgemeine, bedarfsgerechte Versorgungsgrad der Bevölkerung mit ärztlichen Leistungen um zehn oder mehr Prozent überschritten wird. Der bedarfsgerechte Versorgungsgrad ergibt sich aus dem numerischen Verhältnis von Ärzten zur Einwohnerzahl. Wenn eine Überversorgung vorliegt, müssen nach § 103 SGB V Zulassungsbeschränkungen erlassen werden, um den Anstieg der Arztzahlen einzudämmen. Überversorgung ist nach § 101 SGB V dann anzunehmen, wenn der allgemeine bedarfsgerechte Versorgungsgrad um 10 Prozent überschritten ist.

Unterversorgung

Eine ärztliche Unterversorgung besteht dagegen, wenn der Versorgungsgrad den Bedarf bei den Hausärzten um mehr als 25 % und bei Facharztgruppen um mehr als 50 % unterschreitet. Die Öffnung für neue Niederlassungen erfolgt aber bereits, wenn der Versorgungsgrad unter 110 % fällt. Dann sind so viele Neuzulassungen möglich, bis die 110-%-Grenze erstmals wieder überschritten wird.

Vertragsarzt

Ein Arzt, der eine Zulassung zur vertragsärztlichen Versorgung erhalten hat, wird Vertragsarzt genannt. Er darf dann Leistungen zu Lasten der gesetzlichen Krankenversicherung (GKV) erbringen.

Vertragsarztrechtsänderungsgesetz (VÄndG)

Am 1.1.2007 in Kraft getretene gesetzliche Neuregelung, die den Vertragsärzten deutlich mehr Spielraum bei der Gestaltung ihrer Berufsausübung ermöglicht.
Wichtige Regelungen im Überblick:
Einführung der Berufsausübungsgemeinschaft
Einzelpraxen und Berufsausübungsgemeinschaften wird durch das VÄndG einfacher ermöglicht, Ärzte anzustellen. Voraussetzung hierfür ist, dass die entsprechenden Vertragsarzt-Sitze vorhanden sind beziehungsweise der Planungsbezirk nicht gesperrt ist. Hier können sich Vertragsärzte um weitere Vertragsarztsitze bemühen, um diese mit Angestellten zu besetzen.
Außerdem wird die Möglichkeit eröffnet, Filialen zu bilden, die auch mit angestellten Ärzten betrieben werden können. Diese Möglichkeit gilt auch über den Planungsbereich und den KV-Bezirk hinaus. Voraussetzung ist hier, dass die entsprechenden Sitze vorhanden sind oder der Landesausschuss der Ärzte und Krankenkassen einen zusätzlichen lokalen Versorgungsbedarf festgestellt hat.
Weiterhin eröffnet das VÄndG die Möglichkeit von Teilzulassungen sowie die grundsätzliche Vereinbarkeit ambulanter und stationärer Tätigkeit. Dies gilt sowohl für Vertragsärzte, die damit eine Teilzeit-Tätigkeit in einem Krankenhaus anstreben können, wie auch für Klinikärzte, die ihre Arbeitskraft auf eine halbe vertragsärztliche Zulassung und eine halbe stationäre Stelle aufteilen könnten.
Weitere Neuregelungen sollen die Gründung und den Betrieb von Medizinischen Versorgungszentren (MVZ) erleichtern. So können angestellte Ärzte eines Krankenhauses zukünftig auch in einem MVZ desselben Krankenhauses tätig werden; eine gleichzeitige Tätigkeit im Krankenhaus bewirkt damit anders als bisher keine Ungeeignetheit für die vertragsärztliche Tätigkeit in einem medizinischen Versorgungszentrum in Sinne von § 20 Abs. 2 Ärzte-ZV mehr.
Außerdem wird das bisher häufig umstrittene Merkmal der fachübergreifenden Tätigkeit nun gesetzlich definiert, nachdem sich eine uneinheitliche Spruchpraxis der Zulassungsgremien entwickelt hatte. Grundsätzlich gilt für das Merkmal der fachübergreifenden Tätigkeit die Gebiets- oder Schwerpunktbezeichnung des Weiterbildungsrechts. Das bedeutet, dass zukünftig ein MVZ auch zwischen Hausarzt- und Facharztinternist sowie zwischen Gebietsärzte einer Fachgruppe möglich sind, wenn unterschiedliche Schwerpunktbezeichnungen geführt werden (Beispiel: Kardiologe und Rheumatologe).

Vertragsarztsitz

§ 1a des Bundesmantelvertrags – Ärzte (BMV-Ä) definiert den Vertragsarztsitz als Ort der Zulassung für den Vertragsarzt oder Vertragspsychotherapeuten oder das medizinische Versorgungszentrum.

Zulassung

Wer als Ärztin/Arzt an der ambulanten Versorgung von Patienten der gesetzlichen Krankenversicherung (GKV) teilnehmen will, benötigt eine Zulassung als Vertragsärztin/-arzt. Diese Zulassung erfolgt nach einem gesetzlich festgelegten Zulassungsverfahren und ist an bestimmte Voraussetzungen gebunden:
- Approbation als Arzt
- Eintrag in das Arztregister (Voraussetzung: Approbation/abgeschlossene Weiterbildung zum Facharzt)
- Schriftlicher Antrag auf Zulassung an den Zulassungsausschuss

Approbation und danach?

Hilfreiche Links

Dr. Uwe K. Preusker

Nachfolgend sind Internet-Links zusammengetragen worden, die für die Tätigkeit als Ärztin bzw. Arzt in den verschiedenen Bereichen des Gesundheitswesens von Bedeutung sind. Sie bieten die Möglichkeit, schnell und einfach vertiefende bzw. weiterführende Informationen bzw. den (elektronischen) Weg zu Einrichtungen und Organisationen, die im beruflichen Alltag eine hohe Bedeutung haben, zu finden.

Zu diesen Links zählen unter anderem die Internet-Adressen der Bundesärztekammer sowie der Landesärztekammern, der Kassenärztlichen Bundesvereinigung sowie der Kassenärztlichen Vereinigungen auf Landesebene, der wissenschaftlich-medizinischen Fachgesellschaften sowie der Arbeitsgemeinschaft der wissenschaftlich-medizinischen Fachgesellschaften (AWMF), von wichtigen Behörden und Körperschaften, Organisationen und Verbänden sowie Links mit statistischen sowie medizinischen Informationen.

Bundesärztekammer und Landesärztekammern

Bundesärztekammer	http://www.bundesaerztekammer.de
Landesärztekammer Baden-Württemberg	http://www.aerztekammer-bw.de
Landesärztekammer Bayern	http://www.blaek.de
Landesärztekammer Berlin	http://www.aekb.de
Landesärztekammer Brandenburg	http://www.laekb.de
Landesärztekammer Bremen	http://www.aekhb.de
Landesärztekammer Hamburg	http://www.aerztekammer-hamburg.de
Landesärztekammer Hessen	http://www.laekh.de
Landesärztekammer Mecklenburg-Vorpommern	http://www.aek-mv.de
Landesärztekammer Niedersachsen	http://www.aekn.de
Landesärztekammer Nordrhein	http://www.aekno.de
Landesärztekammer Rheinland-Pfalz	http://www.laek-rlp.de
Landesärztekammer des Saarlandes	http://www.aerztekammer-saarland.de
Sächsische Landesärztekammer	http://www.slaek.de
Landesärztekammer Sachsen-Anhalt	http://www.aeksa.de
Landesärztekammer Schleswig-Holstein	http://www.aeksh.de
Landesärztekammer Thüringen	http://www.laek-thueringen.de
Landesärztekammer Westfalen-Lippe	http://www.aekwl.de

Kassenärztliche Bundesvereinigung und Kassenärztliche Vereinigungen

Kassenärztliche Bundesvereinigung	http://www.kbv.de
Kassenärztliche Vereinigung Baden-Würtemberg	http://www.kvbawue.de
Kassenärztliche Vereinigung Bayerns	http://www.kvb.de
Kassenärztliche Vereinigung Berlin	http://www.kvberlin.de
Kassenärztliche Vereinigung Brandenburg	http://www.kvbb.de
Kassenärztliche Vereinigung Bremen	http://www.kvhb.de
Kassenärztliche Vereinigung Hamburg	http://www.kvhh.net
Kassenärztliche Vereinigung Hessen	http://www.kvhessen.de
Kassenärztliche Vereinigung Mecklenburg-Vorpommern	http://www.kvmv.info
Kassenärztliche Vereinigung Niedersachsen	http://www.kvn.de
Kassenärztliche Vereinigung Nordrhein	http://www.kvno.de
Kassenärztliche Vereinigung Rheinland-Pfalz	http://www.kv-rlp.de
Kassenärztliche Vereinigung Saarland	http://www.kvsaarland.de
Kassenärztliche Vereinigung Sachsen	http://www.kvs-sachsen.de
Kassenärztliche Vereinigung Sachsen-Anhalt	http://www.kvsa.de
Kassenärztliche Vereinigung Schleswig-Holstein	http://www.kvsh.de
Kassenärztliche Vereinigung Thüringen	http://www.kv-thueringen.de
Kassenärztliche Vereinigung Westfalen-Lippe	http://www.kvwl.de

Körperschaften und Organisationen auf Bundesebene

Bundesministerium für Gesundheit	www.bmg.bund.de
GKV-Spitzenverband	https://www.gkv-spitzenverband.de
Deutsche Krankenhausgesellschaft	http://www.dkgev.de
Gemeinsamer Bundesausschuss	http://www.g-ba.de
Institut für Qualität und Wirtschaftlichkeit im Gesundheitswesen (IQWIG)	http://www.iqwig.de
Deutsches Institut für Medizinische Dokumentation und Information (DIMDI)	http://www.dimdi.de

Arbeitsgemeinschaft der Wissenschaftlichen medizinischen Fachgesellschaften e. V. (AWMF) und ihre Mitgliedsgesellschaften

AWMF   http://awmf.org

Ärztegewerkschaften und Berufsverbände

Gemeinschaft fachärztlicher Berufsverbände GFB
http://www.gfb-facharztverband.de

Deutscher Facharztverband e. V.
http://www.deutscher-facharztverband.de

Verband der angestellten und beamteten Ärztinnen und Ärzte Deutschlands (Marburger Bund) e. V.
www.marburger-bund.de

Verband der Ärzte Deutschlands (Hartmannbund) e. V.
www.hartmannbund.de

NAV Virchow-Bund Verband der niedergelassenen Ärzte Deutschlands (NAV) e. V.
http://www.nav-virchowbund.de

Deutscher Ärztinnenbund
http://www.aerztinnenbund.de

Verband der leitenden Krankenhausärzte Deutschlands e. V.
http://www.vlk-online.de

Deutscher Hausärzteverband
http://www.hausaerzteverband.de

Berufsverband Deutscher Anästhesisten e. V.
www.bda.de

Berufsverband der Augenärzte Deutschlands e. V.
www.augeninfo.de

Berufsverband der Deutschen Chirurgen e. V.
www.bdc.de

Berufsverband der Deutschen Dermatologen e. V.
www.uptoderm.de

Berufsverband der Frauenärzte e. V.
www.bvf.de

Hilfreiche Links

Berufsverband der Hals-Nasen-Ohren-Ärzte e. V.
www.hno-aerzte.de

Berufsverband Deutscher Internisten e. V.
www.bdi.de

Berufsverband Deutscher Nervenärzte e. V.
www.bvdn.de

Berufsverband niedergelassener Chirurgen e. V.
www.bncev.de

Berufsverband Deutscher Nuklearmediziner e. V.
www.bdn-online.de

Berufsverband der Fachärzte für Orthopädie e. V.
www.orthinform.de

Bundesverband der Pneumologen e. V.
www.pneumologenverband.de

Berufsverband der Fachärzte für Psychosomatische Medizin und Psychotherapie Deutschlands e. V..
www.bpm-ev.de

Berufsverband der Deutschen Radiologen e. V.
www.radiologenverband.de

Deutscher Berufsverband der Umweltmediziner e. V.
www.dbu-online.de

Berufsverband der Deutschen Urologen e. V.
www.urologenportal.de

Deutsche Gesellschaft für Mund-, Kiefer- und Gesichtschirurgie
www.mkg-chirurgie.de

Deutsche Gesellschaft für Ultraschall in der Medizin e. V.
www.degum.de

Bundesverband Deutscher Pathologen e. V.
www.bv-pathologie.de

Berufsverband Deutscher Humangenetiker e. V.
http://www.bvdh.de

Berufsverband der Kinder- und Jugendärzte e. V.
www.kinderaerzte-im-netz.de

Berufsverband der Ärzte für Mikrobiologie, Virologie und Infektionsepidemiologie e. V.
www.baemi.de

Deutsche Gesellschaft für Neurochirurgie
http://www.dgnc.de

Berufsverband Deutscher Neurologen e. V.
http://www.bv-neurologe.de

Berufsverband der Fachärzte für Orthopädie und Unfallchirurgie e. V.
http://www.bvou.net

Deutscher Berufsverband der Fachärzte für Phoniatrie und Pädaudiologie e. V.
http://www.dbvpp.de

Berufsverband Deutscher Psychiater e. V.
http://www.bv-psychiater.de

Berufsverband für Kinder-und Jugendpsychiatrie, Psychosomatik und Psychotherapie e. V.
http://www.kinderpsychiater.org

Berufsverband Deutscher Rechtsmediziner e. V.
http://www.bvd-rechtsmedizin.de

Berufsverband der Rehabilitationsärzte Deutschlands e. V.
www.bvprm.de

Berufsverband Deutscher Transfusionsmediziner e. V.
http://www.bdtev.de

Bundesverband für Ambulantes Operieren e. V.
http://www.operieren.de

Berufsverband für Arthroskopie e. V.
http://www.bvask.de

Bundesverband der Belegärzte e. V.
http://www.bundesverband-belegaerzte.de

Bundesverband Niedergelassener Kardiologen e. V.
http://www.bnk.de

Hilfreiche Links

Arzt und Recht

Arbeitsrecht
www.arbeitsrecht.de
www.arbeitsrecht.org

Bundesgesetze
http://www.gesetze-im-internet.de

Forum Deutsches Recht
www.recht.de

Jura-Lotse
www.jura-lotse.de

zuRecht.de
www.zurecht.de

MedizinRecht.de
www.medizinrecht.de

Herausgeber- und Autorenverzeichnis

Rudolf Henke, MdB (Herausgeber)

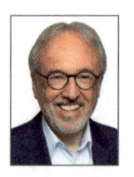

Facharzt für Innere Medizin, langjährig tätig als Oberarzt der Klinik für Hämatologie/Onkologie am St. Antonius-Hospital in Eschweiler.
Vorstandsmitglied der Ärztekammer Nordrhein sowie Bundesärztekammer. Seit 2007 1. Vorsitzender des Marburger Bund-Bundesverbandes und seit 2009 direkt gewählter Abgeordneter des Deutschen Bundestages, u. a. Mitglied der Ausschüsse für Gesundheit sowie für Bildung, Forschung und Technikfolgenabschätzung.

Dr. Andreas Botzlar (Herausgeber)

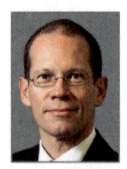

Facharzt für Chirurgie, seit 2010 an der Berufsgenossenschaftlichen Unfallklinik Murnau tätig, davor Assistenzarzt an der Chirurgischen Klinik und Poliklinik Innenstadt der Ludwig-Maximilians-Universität München.
Vorstandsmitglied der Landesärztekammer Bayern/Stellvertretender Vorsitzender des Marburger Bund-Landesverbandes Bayern und seit 2007 2. Vorsitzender des Marburger Bund-Bundesverbandes.

Armin Ehl (Herausgeber)

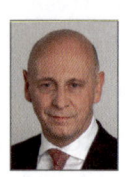

Seit 2004 Hauptgeschäftsführer des Marburger Bund-Bundesverbandes. Studium der Wirtschafts- und Organisationswissenschaften (Diplom-Kaufmann).
Vor der Verbandstätigkeit als Vizepräsident des Internationalen Katholischen Hilfswerkes missio in Aachen tätig.

Dr. Magdalena Benemann

Herausgeber- und Autorenverzeichnis

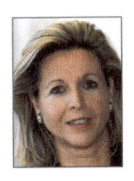

Bis 2013 Stellvertretende Hauptgeschäftsführerin des Marburger Bundes und Leiterin des Referates Krankenhauspolitik.
Studium der Volks- und Betriebswirtschaftslehre in Aachen und Bonn.
Promotion zum Dr. rer. pol.
Derzeit freiberuflich tätig im Bereich Coaching und Stellenvermittlung für Ärztinnen und Ärzte, die leitende Positionen anstreben.

Petra Benesch

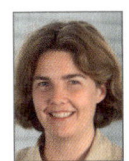

Studierte nach ihrer Ausbildung zur Versicherungskauffrau Philosophie und Literaturwissenschaften an der Münchener LMU und ist seit 2001 als Redakteurin bei der Allianz Deutschland AG beschäftigt.

Dr. Anne Bunte

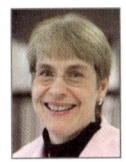

Ärztin für Öffentliches Gesundheitswesen und für Radiologische Diagnostik
Seit 2009 Leiterin des Gesundheitsamtes der Stadt Köln, zuvor Oberärztin Radiologie am Franziskus Hospital Bielefeld und Leiterin des amtsärztlichen Dienstes bzw. der Abteilung Gesundheit des Kreises Gütersloh.

Hans-Jörg Freese

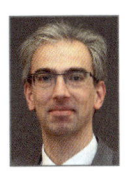

Studium der Neueren Geschichte, Politikwissenschaft und Anglistik an der Universität zu Köln (M.A.), 1995 bis 2009 stellv. Pressesprecher der Bundesärztekammer, seit August 2009 Pressesprecher und Leiter des Referates Verbandskommunikation beim Marburger Bund-Bundesverband.

Dr. Hans-Albert Gehle

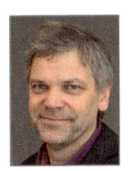

Facharzt für Anästhesiologie, seit 1992 in der Klinik für Anästhesiologie und Intensivmedizin des Berufsgenossenschaftlichen Klinikums Bergmannsheil, Gelsenkirchen, tätig.
Vorstandsmitglied der Ärztekammer Westfalen-Lippe und seit 2007 Mitglied im Vorstand des Marburger Bund-Bundesverbandes, u. a. Vorsitzender des Arbeitskreises Fort- und Weiterbildung.

Stefanie Gehrlein

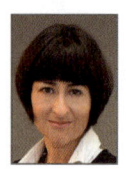

Justiziarin beim Marburger Bund-Bundesverband, Rechtsanwältin. Studium der Rechtswissenschaft an der Universität Heidelberg.
Vor der Verbandstätigkeit u. a. als Justiziarin bei der AOK Sachsen-Anhalt, Universitätsklinikum des Saarlandes, Referatsleiterin für Stationäre Versorgung und Tarifangelegenheiten Hartmannbund – Verband der Ärzte Deutschlands e. V.

Ulrike Hahn

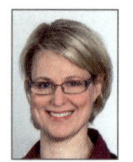

Geboren am 2. Mai 1972 in Brandenburg/Havel. Studium der Rechtswissenschaften an der Universität Potsdam, Rechtsanwältin. Seit Oktober 2004 Verbandsjuristin im Referat Tarifpolitik des Marburger Bund Bundesverbandes.

Dr. Uwe K. Preusker

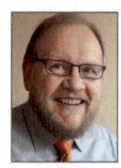

Dr. Uwe K. Preusker ist als Journalist und Publizist sowie Moderator und mit seinem Unternehmen „Preusker Health Care Ltd OY" als strategischer Berater im Gesundheitswesen tätig. Neben dem Hintergrund-Informationsdienst „Klinik Markt inside", den er seit Herbst 2003 herausgibt, gibt er auch das „Lexikon des deutschen Gesundheitssystems" heraus.

Susanne Renzewitz

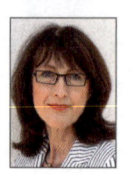

Seit 2013 Leiterin des Referats Krankenhauspolitik beim Marburger Bund Bundesverband, Rechtsanwältin.
Zuvor langjährige Verbandstätigkeit u. a. in der DKG, in der wirtschaftsrechtlichen Beratung von Gesundheits- und Sozialeinrichtungen bei der BDO AG sowie als Stabsstellenleiterin bei der Rhön Klinikum AG.

Markus Rudolphi

Studium der Humanmedizin. Transplantationsmedizin in Deutschland, USA.
Ergänzend: Qualitätsmanagement, Prozessmanagement, Medizincontrolling, healthcare management.
Zuständig für die Schnittmenge Medizin/Ökonomie mit dem Schwerpunkt stationäre Versorgung in verschiedenen Spitzenverbänden – seit 2005 für die Bundesärztekammer, Berlin.

Karl-Heinz Silbernagel

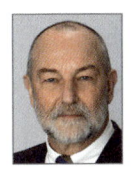

Diplom Ökonom und Freier Wirtschaftsjournalist, Stabsstelle Presse der Deutschen Ärzteversicherung, Köln

Stefan Strunk

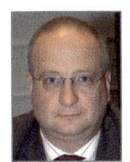

Historiker und Politologe, Geschäftsführer und Leiter der Pressestelle der Arbeitsgemeinschaft Berufsständischer Versorgungseinrichtungen e. V. (ABV), Berlin.

Christian Twardy

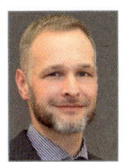

Studium der Rechts- und Verwaltungswissenschaften in Hamburg, Speyer und Wien, Rechtsanwalt.
Zunächst Referent bei verschiedenen Verbänden zuletzt beim dbb beamtenbund und tarifunion, Berlin, seit 2009 Verbandsjurist beim Marburger Bund-Bundesverband, Referat Tarifpolitik.

Roland Wehn

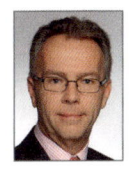

Studium der Rechtswissenschaften an der LMU München, Rechtsanwalt. 1993-2007 Justiziar der DBV-Winterthur Gruppe im Bereich medizinische Behandlungsfehler und Riskmanagement sowie Leiter der Verbandsbetreuung Fortbildungsabteilung der DBV-Winterthur Gruppe. Derzeit als Produktförderer im Bereich der ärztlichen Sachversicherung Deutsche Ärzteversicherung, Köln, Niederlassung München und als Rechtsanwalt und Partner in einer Rechtsanwaltsgesellschaft in München tätig.

Patrick Weidinger

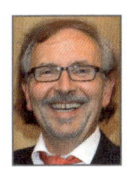

Rechtsanwalt und Abteilungsdirektor der Deutschen Ärzteversicherung, Dozent der Deutschen Anwaltakademie und der Deutschen Versicherungsakademie, Lehrbeauftragter der Hochschule Fresenius, Autor zahlreicher Veröffentlichungen wie „Die Praxis der Arzthaftung", „Der Arzthaftungsprozess", „Handbuch des Fachanwaltes Medizinrecht", „Medizinschadenfälle und Patientensicherheit" und „Die Versicherung der Arzt- und Krankenhaushaftpflicht".

Michael Wessendorf

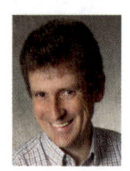

Allgemeinchirurg und Sozialmediziner. DRG-Gutachter beim Medizinischen Dienst der Krankenversicherung-Nord; Personalratsvorsitzender. Vorstandsmitglied Marburger Bund, LV Schleswig-Holstein.

Ruth Wichmann

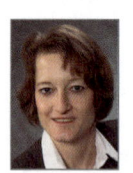

Seit September 2013 Leiterin des Auslandsreferats, zuvor 11 Jahre Auslandsreferentin des Marburger Bund-Bundesverbandes.
Studium der Sozialarbeit an der FH Köln (Dipl.-Soz. Arb.), Studium an der London Metropolitan University (PGD in Comparative European Social Studies). Vor der Verbandstätigkeit mehrere Jahre bei der Alexander von Humboldt-Stiftung und im Auslandsbüro der Konrad-Adenauer-Stiftung in Malaysia beschäftigt.